Crosslink
言語聴覚療法学テキスト

構音障害学

Functional and
Organic Speech sound
disorder

編集 南都智紀
森ノ宮医療大学 総合リハビリテーション学部 言語聴覚学科 准教授

Crosslink Textbook : Functional and Organic Speech sound disorder
(ISBN 978-4-7583-2272-0 C3347)

Editor : NANTO Tomoki

2025. 3.30   1st   ed

©MEDICAL VIEW, 2025
Printed and Bound in Japan

Medical View Co., Ltd.
2-30 Ichigayahonmuracho, Shinjyukuku, Tokyo, 162-0845, Japan
E-mail   ed@medicalview.co.jp

序文

　言語聴覚士養成教育においては，2024年に「言語聴覚士養成所指導ガイドライン」が改訂され，臨床実習のうち400時間以上は，医療提供施設で行うことが明記されました。また，近年では診療参加型臨床実習（clinical clerkship：CCS）の重要性が注目されており，今後の言語聴覚士の養成においても「患者担当型」から「診療参加型」への移行が進むと予想されます。このような状況下において，養成校の学生には，実習前から幅広い基礎知識を習得し，実践的な技術への理解を深めておくことが求められます。本書では，言語聴覚士を目指す学生を主な対象として，「機能性構音障害」，「器質性構音障害」，「運動障害性構音障害（dysarthria）」について，基礎知識と実践技術を包括的に解説しています。

　本書では，各執筆者の先生方に画像，音声データ，動画などの提供をお願いし，読者が視覚的・聴覚的に理解を深められるようにしました。また，臨床実習や実務で確実に役立つ技術を習得できるよう，症例集も収載しています。これにより，学生にとっては臨床現場を具体的にイメージしやすい内容となり，臨床経験を積んだ言語聴覚士にとってもスキル向上を支援する1冊になると考えております。なお，症例集については，学生が理解できるよう，臨床経験を基に修正した架空症例も含まれていることをご承知おきください。

　本書は，発声発語障害学に対するアプローチの内容を充実させたいという思いから，「機能性構音障害」「器質性構音障害」「運動障害性構音障害（dysarthria）」に焦点を当て，「構音障害」の領域に特化しました。これらの障害には，「構音」だけでなく，「発声」や「共鳴」などの問題を含むこと，近年発声発語障害に関する分類が変化していることから，書籍のタイトルは最も慎重に検討を重ねた部分です。本書では，学生の混乱を避けるため，国家試験の出題基準で使用されている「構音障害」をタイトルに採用したことをご理解いただけますと幸いです。

　本書の内容が，言語聴覚士を志す学生にとって基礎的な学習の指針となり，現場で働く臨床家にとっても臨床技術を高めるツールとなることを期待しています。また，本書が多くの患者のQOL向上に寄与することを願ってやみません。

　本書は，養成校の教員だけでなく，臨床現場でご活躍されている先生方にもご執筆いただき，大変充実した内容となりました。刊行にあたり，ご執筆を賜りました先生方，言語聴覚療法の発展を願って動画などを快く提供いただきました患者様やご家族様，動画等の掲載にお力添えいただきました関係者の皆様に心よりお礼申し上げます。また，不慣れな編集作業に際し，多大なご支援を賜ったメジカルビュー社の皆様に拝謝いたします。

2025年2月

南都智紀

執筆者一覧

編 集

南都智紀	森ノ宮医療大学 総合リハビリテーション学部 言語聴覚学科 准教授

執筆者（掲載順）

村上　健	北里大学 医療衛生学部 リハビリテーション学科 言語聴覚療法学専攻 講師
南都智紀	森ノ宮医療大学 総合リハビリテーション学部 言語聴覚学科 准教授
齋藤翔太	京都先端科学大学 健康医療学部 言語聴覚学科 講師
古田功士	京都先端科学大学 健康医療学部 言語聴覚学科 講師
宮田恵里	関西医科大学 耳鼻咽喉科 頭頸部外科学講座
舘　幸枝	森ノ宮医療大学 総合リハビリテーション学部 言語聴覚学科 講師
弓削明子	京都先端科学大学 健康医療学部 言語聴覚学科 准教授
岩城　忍	神戸大学医学部附属病院 リハビリテーション部
鷲見麻里	神戸大学医学部附属病院 耳鼻咽喉・頭頸部外科／ 兵庫県立尼崎総合医療センター 形成外科
武井良子	昭和大学 保健医療学部 保健医療学教育学 講師
手塚征宏	鹿児島大学大学院 医歯学総合研究科 口腔顎顔面外科学
中村祐己	医療法人メディエフ 寺嶋歯科医院
栄元一記	兵庫医科大学病院 リハビリテーション技術部
中尾雄太	大和大学 保健医療学部 総合リハビリテーション学科 言語聴覚学専攻 准教授
横山友徳	川崎医科大学総合医療センター リハビリテーションセンター
矢野実郎	川崎医療福祉大学 リハビリテーション学部 言語聴覚療法学科 准教授
田村俊暁	新潟医療福祉大学 リハビリテーション学部 言語聴覚学科 講師
田中康博	愛知学院大学 健康科学部 健康科学科
荻野智雄	国立病院機構 宇多野病院 リハビリテーション科
野村奈央	医療法人宝持会池田病院 総合リハビリテーションセンター
塚脇ゆうき	医療法人宝持会池田病院 総合リハビリテーションセンター

企画協力

中山恭秀	東京慈恵会医科大学 医学部医学科 リハビリテーション医学講座 准教授／技師長

目　次

動画・音声の再生方法 ………………………………………… x

第1章　発話の構造と機能 …………………………… 1

1　呼吸機能 村上　健　2
1 呼吸器の構造 ……………………………………………… 2
2 呼吸器の機能 ……………………………………………… 4

2　発声機能 村上　健　7
1 喉頭の構造 ………………………………………………… 7
2 喉頭の機能 ………………………………………………… 10

3　鼻咽腔機能と構音機能 南都智紀　13
1 咽頭と口腔の基本構造 …………………………………… 13
2 発話時の鼻咽腔閉鎖機能 ………………………………… 16
3 構音機能　動画 …………………………………………… 17

4　発声発語にかかわる神経基盤 齋藤翔太　20
1 神経系 ……………………………………………………… 20
2 運動系に関する神経系 …………………………………… 20
3 発声発語器官の支配神経 ………………………………… 22
4 上位運動ニューロン障害と下位運動ニューロン障害の比較 …… 23

5　音韻と構音の発達 古田功士　24
1 ヒトが話すために必要なこと …………………………… 24
2 日本語で用いる子音や母音 ……………………………… 25
3 日本語の音韻 ……………………………………………… 26
4 発声発語機能と聴覚の発達 ……………………………… 28

第2章　構音障害の概念 ……………………………… 31

1　構音障害の概念と分類 齋藤翔太　32
1 構音障害の概念 …………………………………………… 32
2 構音障害の分類 …………………………………………… 33

v

2 構音障害の臨床における基本的事項 ……………… 齋藤翔太 36

1 情報収集 …………………………………………………………… 36

2 一般的な検査 （動画） ……………………………………………… 37

第3章 機能性構音障害 …………………………………………………… 43

1 機能性構音障害の特徴 ………………………………… 古田功士 44

1 機能性構音障害の定義 …………………………………………… 44

2 構音と音韻の発達 ………………………………………………… 44

3 音の誤り …………………………………………………………… 45

4 発達途上の音の誤り ……………………………………………… 46

5 発達途上ではない音の誤り（異常構音） ……………………… 47

2 機能性構音障害の評価・診断 ………………………… 宮田恵里 50

1 発達・心理・社会的側面の検査 ………………………………… 50

2 音韻および構音の検査 …………………………………………… 52

3 機能性構音障害の訓練 ………………………………………… 60

1 訓練の原則 （動画） ………………………………… 舘 幸枝 60

2 情報収集 …………………………………………… 舘 幸枝 64

3 誤り音の自覚 （動画） ……………………………… 舘 幸枝 65

4 構音操作の訓練 （動画） …………………………… 舘 幸枝 67

5 機能性構音障害の訓練 …………………………… 弓削明子 72

6 系統的構音訓練 …………………………………… 弓削明子 73

7 構音訓練の実施と家庭学習 ……………………… 弓削明子 76

8 各音の系統的構音訓練 （動画） ………………… 弓削明子 77

9 音韻認識を促進する訓練 ………………………… 弓削明子 82

第4章 器質性構音障害 …………………………………………………… 85

1 小児における器質性構音障害 ………………………… 岩城 忍 86

1 口腔疾患による構音障害 ………………………………………… 86

2 口唇口蓋裂による構音障害 ……………………………………… 87

3 先天性鼻咽腔閉鎖機能不全症 …………………………………… 90

2 口唇口蓋裂に伴う発話特徴 …………………………………… 鷲見麻里 92

1 発語器官の形態と機能の特徴 　動画 ……………………………… 92

2 発語の特徴 ……………………………………………………………… 96

3 口唇口蓋裂に対する評価・診断 ……………………………… 岩城　忍 101

1 発語器官の検査 ………………………………………………………… 101

2 発語の評価 ……………………………………………………………… 107

4 口唇口蓋裂に伴う構音障害に対するアプローチ ……………… 112

1 口唇口蓋裂治療における言語聴覚士の役割 ……………… 武井良子 112

2 言語訓練の適応の判断 ……………………………………… 武井良子 113

3 鼻咽腔閉鎖機能不全に対する言語訓練 …………………… 武井良子 113

4 構音訓練　動画 ……………………………………………… 武井良子 117

5 外科的治療 …………………………………………………… 手塚征宏 119

6 補綴的治療 …………………………………………………… 中村祐己 121

5 口唇口蓋裂患者の社会参加 …………………………………… 鷲見麻里 128

1 長期にわたる治療に伴う問題点 ……………………………………… 128

6 頭頸部がんによる器質性構音障害 ……………………………… 130

1 がんの治療 …………………………………………………… 栄元一記 130

2 がんのリハビリテーション ………………………………… 栄元一記 133

3 外科的切除後の器質性構音障害 …………………………… 中尾雄太 137

4 舌・口腔切除 ………………………………………………… 中尾雄太 140

5 軟口蓋・中咽頭切除 ………………………………………… 中尾雄太 144

6 顎切除 ………………………………………………………… 中尾雄太 147

7 頭頸部がんに対する評価・診断 ……………………………… 横山友徳 153

1 発語器官の検査 ………………………………………………………… 153

2 発話の評価 ……………………………………………………………… 155

8 頭頸部がんに対するアプローチ ……………………………… 矢野実郎 158

1 訓練の原則 ……………………………………………………………… 158

2 機能訓練　動画 ………………………………………………………… 160

3 発話の訓練　音声 ……………………………………………………… 163

4 補綴的治療 ……………………………………………………………… 166

9 頭頸部がん患者の社会参加 …………………………………… 横山友徳 170

1 コミュニケーションの問題や合併症に対する配慮 …………………… 170

vii

第5章 運動障害性構音障害 ··· 173

1 運動障害性構音障害の定義 ·············· 田村俊曉 174
- **1** dysarthriaの定義 ······························· 174
- **2** dysarthriaの翻訳名称 ························· 175

2 原因疾患と運動障害 ······················· 田村俊曉 177
- **1** 錐体路系疾患 ··································· 177
- **2** 錐体外路系疾患 ······························· 181
- **3** 小脳系疾患 ····································· 184
- **4** 下位運動ニューロン障害 ······················ 187
- **5** 筋疾患 ··· 190

3 運動障害性構音障害の分類と発話特徴 ····· 南都智紀 194
- **1** 運動障害性構音障害の分類 ···················· 194
- **2** 運動障害性構音障害の異常所見と発話特徴 `動画` `音声` ···· 196

4 運動障害性構音障害の評価・診断 ········· 南都智紀 199
- **1** 発声発語器官の検査 `動画` ···················· 199
- **2** 発話の検査 `音声` ···························· 202
- **3** コミュニケーション能力の検査 ················· 206

5 運動障害性構音障害に対するアプローチ ···· 210
- **1** 訓練の原則 ································ 田中康博 210
- **2** 発声発語器官に対する訓練 `動画` ·········· 南都智紀 212
- **3** 発話の訓練 ································ 田中康博 218
- **4** 発話速度の調節法 ·························· 田中康博 221
- **5** AAC（拡大・代替コミュニケーション） ······ 荻野智雄 227
- **6** 体系的訓練 ································ 荻野智雄 232

6 運動障害性構音障害患者の社会復帰 ······· 荻野智雄 239
- **1** リハビリテーション医療と社会復帰 ············· 239
- **2** 復職について ··································· 239
- **3** 社会復帰を支える制度 ························· 241
- **4** 言語聴覚士として社会復帰を支援するために ······· 242

目次

症例集 ………………………………………………………………… 243

症例報告書の書き方 ……………………………………… 南都智紀　244

機能性構音障害症例① …………………………………… 弓削明子　247

機能性構音障害症例② 　動画 ………………………… 舘　幸枝　251

左片側性唇顎口蓋裂症例 　音声 ……………………… 鷲見麻里　256

舌がん半側切除症例 ……………………………………… 南都智紀　261

舌亜全摘症例 　音声 …………………………………… 横山友徳　265

神経変性疾患症例 ………………………………………… 荻野智雄　269

脳血管疾患症例① 　動画 　音声 …………………… 田村俊暁　273

脳血管疾患症例② 　動画 　音声 …………… 野村奈央，塚脇ゆうき　278

パーキンソン病症例 ……………………………………… 田中康博　283

索引 …………………………………………………………………… 287

ix

動画・音声の再生方法

　本書に掲載の内容の一部は，メジカルビュー社ウェブサイト動画・音声配信サービスと連動しています。動画ならびに音声を配信している箇所には 動画 音声 マークが付属しています。動画・音声は，パソコン，スマートフォン，タブレット端末などで観ることができます。下記の手順を参考にご利用ください。
※動画・音声配信は本書刊行から一定期間経過後に終了いたしますので，あらかじめご了承ください。

動作環境
下記は2025年2月時点での動作環境で，予告なく変更となる場合がございます。
- **Windows**
  - OS 　　：Windows 11 / 10（JavaScriptが動作すること）
  - ブラウザ：Microsoft Edge，Internet Explorer 11，Chrome・Firefox最新バージョン
- **Macintosh**
  - OS 　　：13 〜 11（JavaScriptが動作すること）
  - ブラウザ：Safari・Chrome・Firefox最新バージョン
- **スマートフォン，タブレット端末**
  2025年2月時点で最新のiOS端末では動作確認済みです。Android端末の場合，端末の種類やブラウザアプリによっては正常に再生できない場合があります。
  音声を聴く際にはインターネットへの接続が必要となります。パソコンをご利用の場合は，2.0 Mbps以上のインターネット接続環境をお勧めいたします。また，スマートフォン，タブレット端末をご利用の場合は，パケット通信定額サービス，LTE・Wi-Fiなどの高速通信サービスのご利用をお勧めいたします（通信料はお客様のご負担となります）。
  QRコードは（株）デンソーウェーブの登録商標です。

■ メジカルビュー社ウェブサイトで動画・音声一覧ページから音声を聴く方法

インターネットブラウザを起動し，メジカルビュー社ウェブサイト（下記URL）にアクセスします。

https://www.medicalview.co.jp/movies/

↓

表示されたページの本書タイトルそばにある「動画視聴ページ」ボタンを押します。
※音声は動画形式で収載しています。

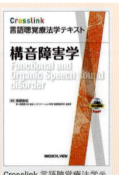

Crosslink 言語聴覚療法学テキスト
構音障害学
2025年3月29日刊行

ここを押す → 動画視聴ページ

スマートフォン，タブレット端末で視聴する場合は，下記のQRコードからメジカルビュー社ウェブサイトにアクセスします。

メジカルビュー社ウェブサイト

↓

パスワード入力画面が表示されますので，利用規約に同意していただき，下記のパスワードを半角数字で入力します。

91044563

↓

本書の動画・音声視聴ページが表示されますので，視聴したい音声のサムネイルを押すと音声が再生されます。

第1章

発話の構造と機能

1章　発話の構造と機能

1　呼吸機能

1　呼吸器の構造

- 呼吸器は，空気の出入りにかかわる気道と，ガス交換を行う肺で構成され，酸素を取り込み，二酸化炭素を排出する
- 気道は上気道（鼻腔，咽頭，上部喉頭）と下気道（下部喉頭，気管，気管支）に分けられる
- 呼吸筋は呼吸運動を行うための筋肉であり，吸気筋群・呼気筋群に分かれている

呼吸器の構造

呼吸器は呼吸に関連する器官であり，空気の出入りにかかわる**気道**と，ガス交換を行う肺で構成されている。酸素を取り込み，二酸化炭素を排出する役割を担っている。

気道

気道は，鼻腔や口腔から肺まで空気を取り入れる通路であり，**上気道**（鼻腔，咽頭，上部喉頭），**下気道**（下部喉頭，気管，気管支）に分けられる（**図1**）。

気道を形成する各器官の構造と働き

■ 鼻腔

体内に入ってくる空気（外気）を加温・加湿し，さらに異物を除去する（除塵）機能をもっている。

図1　呼吸器系の構造

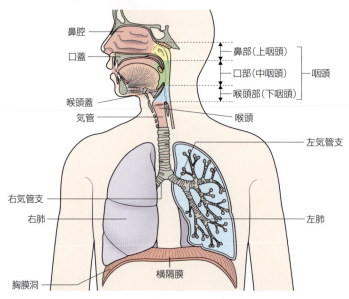

咽頭

鼻腔から食道に至るまでの空気や食物の通り道であり、上咽頭（咽頭鼻部）・中咽頭（咽頭口部）・下咽頭（咽頭喉頭部）の3つに分けられる。鼻腔同様に吸気の加温・加湿、除塵を行う。咽頭は構音や共鳴にも関与している（詳細はp.13「鼻咽腔機能と構音機能」を参照）。

喉頭

喉頭は気管の入り口に位置しており、空気の通り道である以外に下気道への異物侵入を防ぐ気道防御の役割も果たす。また、声のもと（原音）を作り出す声帯が含まれており、発声にも関与している。

気管・気管支・細気管支・肺胞

気管は、喉頭を形成する輪状軟骨から肺へと続く管であり、途中で左右に分岐する。分岐した部分を気管支とよぶ。気管支はさらに細かく分岐し細気管支となり、区間気管支、終末気管支を経て肺胞に至る。肺胞は小さな袋状の構造で、周囲には毛細血管が張り巡らされており、ガス交換が効率的に行われている。

図2 呼吸筋群（吸気筋と呼気筋）

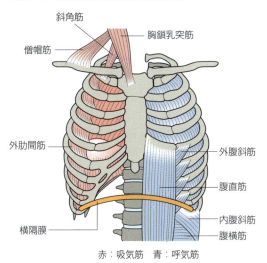

赤：吸気筋　青：呼気筋

胸郭

胸郭は、前方が胸骨、後方が胸椎、側方が肋骨からなる。内部は胸腔とよばれ、肺や心臓などを含む。胸骨と肋骨は肋軟骨で連結しており、胸椎と肋骨は関節で連結している。胸郭には、胸骨と肋骨、上下の肋骨同士、肋骨と脊椎骨をそれぞれ結ぶ筋があり、これらの筋は肋骨を挙上（胸郭を拡張）させる筋群と肋骨を下降（胸郭を縮小）させる筋群に分けられる。

呼吸筋

呼吸筋は呼吸運動を行うための筋肉であり、吸気筋群・呼気筋群に分かれる（図2、表1）。呼吸のメカニズムについてはp.4「呼吸器の機能」を参照のこと。

横隔膜

胸腔と腹腔を分けるドーム状の筋肉で、主な吸気筋の1つである。横隔膜が収縮すると下方へ移動し、胸腔が広がるため、空気が肺に取り込まれる。横隔膜が弛緩することにより、広がった胸腔が元の大きさにもどり、肺から空気が押し出される。

肋間筋

肋骨の間にある筋肉で、横隔膜と協力して胸腔を広げたり縮めたりする。外肋間筋は吸気時に肋骨を挙上させ（胸郭を拡張）、内肋間筋は肋骨を下降させ（胸郭を縮小）、呼気時に働く。

表1 呼吸筋群（吸気筋と呼気筋）

吸気筋	呼気筋
横隔膜	
外肋間筋	内肋間筋
吸気補助筋 ・胸鎖乳突筋 ・斜角筋 ・僧帽筋	腹筋群 ・腹直筋 ・腹横筋 ・内・外腹斜筋

1章　発話の構造と機能

■ 腹筋群

腹直筋，腹横筋，外・内腹斜筋からなり，努力性呼気時に働く。

> **基礎分野へのリンク**
> **呼吸器の構造と器官**
> 呼吸器は発声発語に関する重要な器官であるため，解剖と生理についても復習しておこう。
> 【参考→『Crosslink 発声発語・摂食嚥下の解剖・生理学』p.36〜44で呼吸器の構造と仕組みについて復習しよう！】

2 呼吸器の機能

- 呼吸は呼気と吸気からなり，呼吸時に肺に出入りする空気量の総称を肺気量分画とよぶ
- 安静時と発話時では呼吸様式が異なる

呼吸の機能

■ 呼吸のメカニズム[1]

呼吸は空気を吸い込む吸気と空気を吐き出す呼気で構成されている。吸気は，横隔膜と外肋間筋が収縮することで胸腔が広がり，肺内に陰圧が生じて空気が肺に引き込まれることにより生じる。呼気は，横隔膜と外肋間筋が弛緩することにより広がった胸腔が元の大きさにもどり，肺から空気が押し出されることにより生じる（図3）。

図3 呼吸時の横隔膜の動きと胸腔の変化

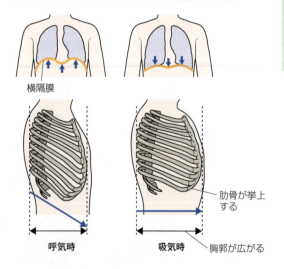

横隔膜
呼気時
吸気時
肋骨が挙上する
胸郭が広がる

■ 肺気量分画（図4，表2，3）

肺に出入りする空気量の総称で，スパイログラムともいう。肺気量分画は，全肺気量，肺活量，最大吸気量，1回換気量，予備吸気量，予備呼気量，残気量，機能的残気量からなる。そのなかでも4つの呼吸レベル（最大吸気位，最大呼気位，安静吸気位，安静呼気位）によって分けられ，重複しない肺気量をvolume（基本的4分画），組み合わせによる肺気量をcapacityという。

> **基礎分野へのリンク**
> **発声発語器官に関する呼吸調節**
> 肺気量分画については，呼気は発声に必要な運動であり，そのベースとなる呼吸調節能力を把握しておく必要がある。【参考→『Crosslink 発声発語・摂食嚥下の解剖・生理学』p.71〜81で呼吸調節について復習しよう！】

調節

■ 発声時の呼気のコントロール[2]

発声時は，呼気が声門を通過する際に声帯を振動させ，声（喉頭原音）を発生させるために，通常の呼吸筋活動とは異なる調整が行われている。通常の呼気では，声門が開いている状態で肺・胸郭の弾性収縮圧と気道抵抗に任せた自由な呼出が行われるのに対し，発声時は弾性収縮圧に

図4 肺気量分画

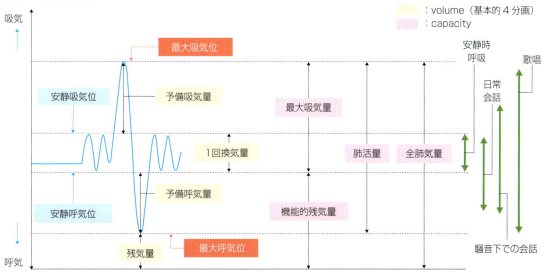

安静時呼吸後に最大吸気から最大呼気までの努力性の換気を行い測定する。

補足
実際の発声や発話と肺気量分画の関係は必ずとも一致はしないが，「歌唱」時は全肺気量に相当する。「日常会話」であれば，話しつづけるために呼気が必要となるため，1回換気量よりもやや息を吐く量（呼気位）が多くなる。さらに「うるさいところでの会話」は少し大きめの発声になるため，1回換気量よりも息を吐く量（呼気位）が多くなるだけでなく，息を吸う量（吸気位）も多くなる。

表2 肺気量分画

4分画（volume）	定義
1回換気量	1回の呼吸で肺に出入りする空気量。安静時呼吸時の空気の出入り（500 mL）。
予備吸気量	安静時吸気後にさらに吸気できる空気量（2,000 mL）。
予備呼気量	安静時呼気後にさらに呼気できる空気量（1,000 mL）。
残気量	最大に呼出した後に肺内の残存する空気量（1,500 mL）。

（　）内はおおよその目安

表3 呼吸筋群（吸気筋と呼気筋）

気量（capacity）	定義
肺活量	予備吸気量＋1回換気量＋予備呼気量
最大吸気量	予備吸気量＋1回換気量
機能的残気量	予備呼気量＋残気量
全肺気量	予備吸気量＋1回換気量＋予備呼気量＋残気量

加えて，呼気筋の収縮力，収縮速度の調整が必要となる。これにより，声量や声質，話す文節の長さなどに応じた声門下圧（＝肺・胸郭の弾性収縮圧＋呼気筋により胸郭を収縮させる圧＋声門間隙の抵抗）が作られる。安静時と発話時の呼吸様式の比較を**表4**に示す。

1章 発話の構造と機能

用語解説　声門下圧　声門の下から上に向かってかかる呼気圧のこと。

表4 安静時呼吸と発声時呼吸様式の比較

		安静時呼吸	発声時の呼吸
空気の動き	交換空気量(cm^3/sec)	500〜600	1,500〜2,400 予備吸気量や予備呼気量を使用する
	吸気時間 吸気時間＋呼気時間	0.4	0.13 安静時よりも素早い吸気になる
	平均呼吸数	16〜20	4〜20
	呼吸の様式	持続性	断続的声門下圧の上昇を伴う
運動調節	呼気筋の活動	ほとんどなし	発声の初めにはほとんどないが，発話が続くと活動開始する
	吸気筋の活動	吸気時のみ活動	吸気時および発声の初めに働くが呼気筋が働き出すと休止する
	呼吸運動の調節	胸・腹呼吸で，胸・腹筋は同期的に働く	主として胸式呼吸，胸・腹筋の間に同期的活動があり主として鼻腔を通る
	空気の経路	主として鼻腔を通る	主として口腔を通る

（文献1をもとに作成）

臨床に役立つアドバイス

胸式呼吸と腹式呼吸の違い

息を吸う（吸気）時，外肋間筋の働きにより胸郭の広がりが大きい場合を胸式呼吸，横隔膜の下がりが大きい時を腹式呼吸と分けているが，基本的には吸気時にどちらも動いている。腹式呼吸においても胸郭は動いており，胸式呼吸と腹式呼吸の違いは，肋間筋と横隔膜のどちらを優位に使っているかという違いである。どちらの呼吸になっているかを見分ける場合は，鼻から大きく息を吸ったときにお腹が膨らむ場合は腹式呼吸，肩が上がったりすくんだりしているときは胸式呼吸であることが多い。

運動障害性構音障害における発声障害には，「発声できない／発声が極端に弱々しい」，「発声の持続時間が短い」，「発声開始困難／発話が爆発的」などの問題がある。これらを改善させるためにも，外肋間筋や横隔膜，腹筋などを中心に使用する腹式呼吸が基本となるため，患者の呼吸の状態を見きわめられるようにしておく必要がある。

基礎分野へのリンク

発声発語器官における呼吸運動と呼吸調節

肺気量分画については，呼気は発声に必要な運動であり，そのベースとなる呼吸調節能力を把握しておく必要がある。
【参考→『Crosslink 発声発語・摂食嚥下の解剖・生理学』p.78〜81で発声発語に必要な呼吸調節について復習しよう！】

【引用文献】
1）廣瀬　肇，ほか：発話機構－音声信号産生時の発声・構音器官の調節－．言語聴覚士のための運動障害性構音障害学，p.44-47，医歯薬出版，2001．
2）解良武士：発声発話器官としての胸郭・呼吸筋の構造と特性．ディサースリア臨床研究，6(1)：p.34-40，2016．

2 発声機能

1 喉頭の構造

- 喉頭は4つの軟骨からなる
- 内喉頭筋は，声帯の内転と外転（声門の開閉），声帯の緊張を調節している
- 喉頭の運動や感覚の神経支配は，迷走神経（X）が主である

喉頭の構造（図1）

■ 喉頭の構造（軟骨）[1]

喉頭は，枠組みを形成する軟骨と軟部組織からなる。前方には**甲状軟骨**があり，その下にリング状の**輪状軟骨**がある。輪状軟骨上面の後方（背側）には一対の**披裂軟骨**があり，喉頭の上部には，**喉頭蓋軟骨**がある。

甲状軟骨の内部は，内面から披裂軟骨にかけて左右水平に声帯（ひだ）があり，声門を形成する。

■ 喉頭の筋肉：内喉頭筋群（図2）

喉頭の5つの内喉頭筋は，喉頭軟骨の関節運動に関与する。内喉頭筋はそれぞれの位置関係から，輪状甲状筋が**前筋**，甲状披裂筋が**内筋**，外側輪状披裂筋が**側筋**，披裂筋が**横筋**，後輪状披裂筋が**後筋**といわれる。

■ 喉頭の神経[2]（図3）

迷走神経から分岐する**上喉頭神経**と**反回神経**が内喉頭筋群を支配する。

上喉頭神経は，迷走神経が頸静脈孔を通り頭蓋から出て，節上神経節の直下に達した位置で分岐する。内外2枝に分かれ，内枝は知覚を司り，甲状舌骨膜を貫き声門上の粘膜に分布する。外枝は輪状甲状筋（前筋）に達し，その運動を司る。

反回神経は縦隔内で左側は大動脈弓，右側は

図1 喉頭の構造

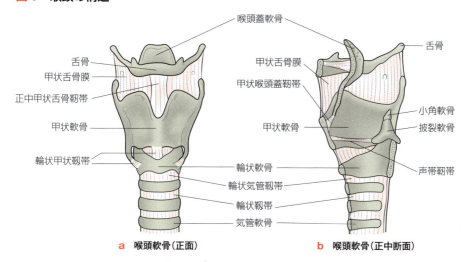

a 喉頭軟骨（正面）　　b 喉頭軟骨（正中断面）

図2 内喉頭筋

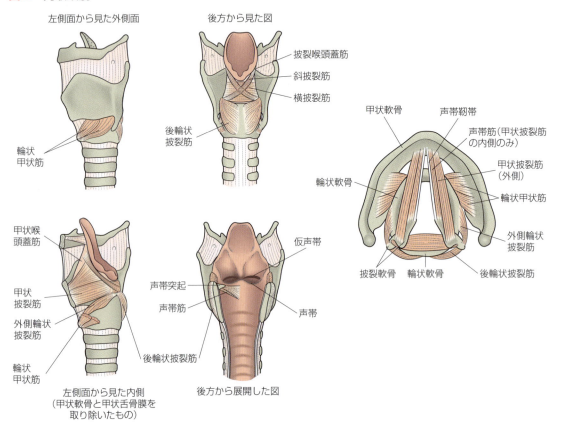

図3 喉頭の神経と動脈

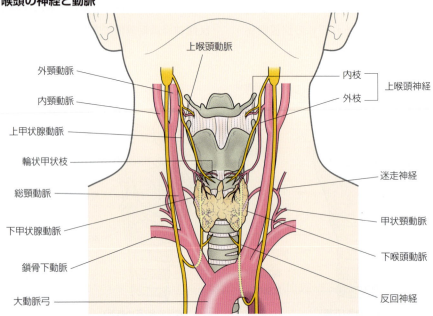

鎖骨下動脈のレベルまで迷走神経から分岐する。反回神経は各動脈の前方から後方に反回し、気管食道溝を上行して輪状甲状関節のすぐ後ろから喉頭に入る。知覚線維は声門下の粘膜に分布し、上喉頭神経内枝とガレンの吻合をなす(合流する)。運動線維は前筋を除くすべての内喉頭筋群に分布する。すなわち、後輪状披裂筋(後筋)、披裂筋(横筋)、外側輪状披裂筋(側筋)の順に枝を出し、最終枝が甲状披裂筋(内筋)に達する。

■ 喉頭の動脈(図3)

動脈は喉頭気管の左右に走行し、外頸動脈から分岐した上甲状腺動脈、甲状頸動脈から分岐した下甲状腺動脈および甲状腺へ分布する。上甲状腺動脈から分岐した**上喉頭動脈**と輪状甲状枝のうち、**輪状甲状枝**が輪状甲状膜を貫き喉頭に入る。静脈は正中および周辺に走行しており、前頸静脈、輪状甲状静脈、下甲状腺静脈がある[3]。

■ 声帯の構造(図4)[3]

声帯は組織学的に上皮、粘膜固有層、筋層の3層からなる。さらに、声帯振動の観点から、①**カバー**：上皮と粘膜固有層浅層、②移行部：粘膜固有層中間層および深層、③**ボディ**：声帯筋の3層に再分類される。声帯振動は主にカバーが担う。

■ 声帯位[4](図5)

発声時における声帯の位置は正中に内転し、声門を閉鎖する(**正中位**)。最大吸気時には、声帯は最大に外転し、声門を大きく開く(**開大位**)。安静時呼吸時には、声帯は正中位と開大位の中間に位置する(**中間位**)。

> **実践!! 臨床に役立つアドバイス**
>
> **声帯位から発声練習の可否を判断する**
>
> 声帯位は、反回神経麻痺があった場合の麻痺側声帯の固定位置を把握するために必要である。喉頭内視鏡検査などで発声時の声帯の動きを確認してみよう!
>
> 麻痺側の声帯がどの位置で固定しているか(声帯の動く範囲がどの位置までか)によって、発声練習を試すかどうかの判断ができる。声帯が中間位よりも正中位よりで固定している場合や咳払いで声門閉鎖がみられる場合は、発声練習を試みる。

> **基礎分野へのリンク**
>
> **発声発語器官にかかわる器官(喉頭)**
>
> 喉頭の構造について解剖をしっかりと復習しておこう。
> 【参考→『Crosslink 発声発語・摂食嚥下の解剖・生理学』p.23〜32で喉頭の解剖について復習しよう!】

図4 声帯の構造

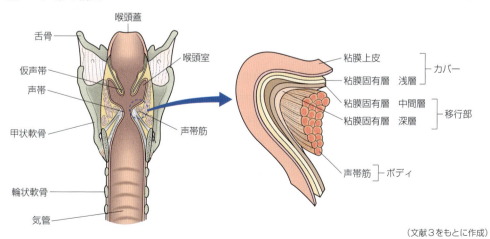

(文献3をもとに作成)

図5 声帯位

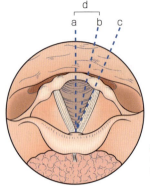

a：正中位（発声中の位置），**b**：中間位（安静時呼吸の位置），**c**：開大位（最大吸気時の位置），**d**：副正中位（正中位と中間位の間の位置）
※図は最大吸気時で，開大位に位置している。

2 喉頭の機能

- 発声発語のためには，呼吸調整と内喉頭筋の働きが不可欠である
- 発声における声帯振動は，呼気流とベルヌーイ効果が関連した自励振動である

発声発語時の喉頭調整

■内喉頭筋群の機能

内喉頭筋は輪状甲状筋（前筋）を除いて，すべて反回神経支配である。5つの内喉頭筋の役割を**図6**に示す[5,6]。

内喉頭筋の神経支配は，輪状甲状筋のみ上喉頭神経の外枝であり，他の内喉頭筋は反回神経である。内喉頭筋群のほぼすべてが声門開大筋であるのに対し，声門開大筋は，後輪状披裂筋のみである。

■声帯の振動

喉頭で声の音源を作ることを発声という。声は肺からの呼気流が左右声帯からなる声門を通過することで声帯振動を生じる。声帯振動は，声門を開く力と閉じる力が生じることによって引き起こされる。

声帯振動について具体的に説明すると，まず

臨床に役立つアドバイス

実際に発声してもらうことで，どの神経に問題があるかがわかる！

反回神経麻痺がある場合は，声門閉鎖筋（甲状披裂筋・外側輪状披裂筋・披裂筋）が運動麻痺を起こすため，息漏れの多いかすれた声（気息性嗄声）や声が長く続かない状態となる。

上喉頭神経麻痺がある場合は，輪状甲状筋の運動麻痺が起こるため，高い声（特に裏声）が出にくく，発声できる音域（声域）が狭くなる。音階を歌ってもらうとよくわかる。

左右の声帯の内転によって声門が閉じ，肺からの呼気がぶつかると，声門下圧が上昇する。声門下圧が一定の圧力を超えると閉じていた声門が開き，声門の間を呼気が上に向かって流れる。声門を通る呼気が速く流れる部分では圧力が低くなり，声帯が引き寄せられて声門が閉じる（**ベルヌーイ効果**）。声門が閉じると呼気の流れが止まり，圧力が上がって声門が再び開く。このし

用語解説
ベルヌーイ効果 空気が早く流れると圧力が低くなるという現象。空気が速く流れると，その流れの周りの空気を引きつけたり吸い込んだりしようとする力が生じる。つまり，速く流れる空気の周りは空気が引っ張られて圧力が低くなる。

自励振動 振動に同期した外力や神経からの指令がなくても，持続的に振動する現象のことを指す。ブランコに乗っているとき，初めは誰かに押してもらわないとブランコは動かないが，一度動き始めたら自分の力だけでずっと揺れ続けるようになるのと同じである。声帯振動も，肺からの呼気流により一度声帯を振動させ始めたら，そのまま呼気が止まらない限り振動し続ける。

図6 内喉頭筋の働き

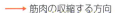
→ 筋肉の収縮する方向　→ 声帯の動き　→ 甲状軟骨の動き

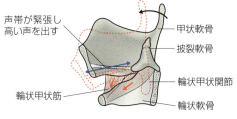

a 輪状甲状筋　　b 甲状披裂筋

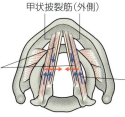

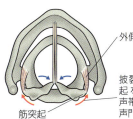

c 外側輪状披裂筋　　d 披裂筋　　e 後輪状披裂筋

くみにより声帯の動きと呼気流が相互に影響し合い，**自励振動**が起こる。この振動が喉頭原音（声の音源）となり，気管や口腔などの気道で共鳴し，口唇から放射され，ことばとなる（図7）。

> **補足**
> 声帯の振動数によって，声の高さが決まる。声帯の振動数はヘルツ（Hz）で表され，数値が高いほど高い声になる。また声帯振動を伴って発声される音を有声音，伴わずに発声される音を無声音という。

■ 正常発声に必要な条件[7]

正常発声に必要な条件は，以下の①〜⑦である。
①声門が適度に閉鎖（呼気圧の大きさに応じた閉鎖）すること。
②声帯（粘膜固有層浅層・声帯靱帯・声帯筋）が適切な容積・物性をもっていること。
③両声帯の容積・物性が左右対称であること。
④両声帯が適度に湿潤していること。
⑤声門を通過する呼気流が十分であること。
⑥共鳴腔が正常であること。
⑦心理的要因がないこと。

基礎分野へのリンク

発声発語のメカニズム（喉頭の機能）
喉頭の機能についてしっかりと復習しておこう。
【参考→『Crosslink発声発語・摂食嚥下の解剖・生理学』p.23〜32，55〜60で喉頭の解剖について復習しよう！】

実践!! 臨床に役立つアドバイス

正常発声に必要な条件が崩れた際に声質に与える影響
①声門が適度に閉鎖
　→声門閉鎖不全：気息性嗄声（かすれた声）
　→過緊張：努力性嗄声（力んだ声，咽詰めの声）
②声帯の容積・物性
　→声帯組織の層構造の破綻（軽い）：気息性嗄声や無力性嗄声（弱々しい声）
　→声帯組織の層構造の破綻（腫脹）：粗糙性嗄声（ガラガラ声）
③両声帯の容積・物性が左右対称
　→声帯ポリープなど：粗糙性嗄声（ガラガラ声）
④両声帯が適度に湿潤
　→乾燥：気息性嗄声
⑤声門を通過する呼気流が十分
　→不十分：無力性嗄声（弱々しい声）

図7　声帯の振動機序

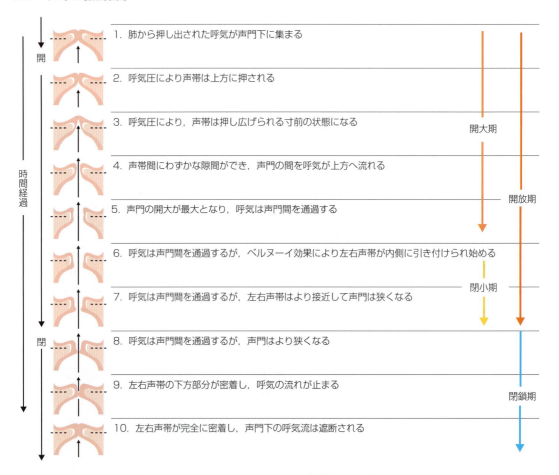

【引用文献】
1）苅安　誠：発声発語の基盤．神経原性発声発語障害 dysarthria，p.29-62，医歯薬出版，2017．
2）楠山敏行，田山二朗：頸部の解剖と生理．外科的気道確保マニュアル 第2版（日本気管食道科学会 編），p.9-17，メテオ，2023．
3）切替一郎 原著，野村恭也 監，加賀君孝 編：喉頭科学 総論．新耳鼻咽喉科学 改訂12版，p.513-530，南山堂，2022．
4）宮田恵里，ほか：声をみる いちばんやさしい音声治療実践ハンドブック，p.76，医歯薬出版，2021．
5）久　育男，日本音声言語医学会 編：発声の基礎，喉頭調整．新編 声の検査法，p.20-24，医歯薬出版，2009．
6）松村譲兒：喉頭総論 喉頭の解剖生理．病気がみえる vol.13 耳鼻咽喉科，p.274-283，メディックメディア，2020．
7）佐藤公則：所見に乏しい声帯の音声障害はどう診断するのか．耳・鼻・のどのプライマリケア，p.293-297，中山書店，2014．

3 鼻咽腔機能と構音機能

1 咽頭と口腔の基本構造

- 鼻咽腔機能や構音機能に重要な咽頭および口腔の構造を理解する
- 軟口蓋，舌，下顎，口唇の筋の名称を覚えるとともに，発話時の各筋の働きを理解する

　声帯振動から生じた音源は咽頭を介して鼻腔や口腔に伝わり，舌や軟口蓋，口唇などの口腔器官によって発話へ変換される。この際，鼻腔への気流を遮断する**鼻咽腔閉鎖機能**や下顎，舌，口唇の運動による**構音機能**は明瞭な発話を産生するうえで重要な役割を果たす。発声発語に関する咽頭や口腔については，構造と機能を十分に理解する必要がある（**図1**）。

> **基礎分野へのリンク**
> **発話時の口腔咽頭機能**
> 　鼻咽腔閉鎖不全や構音の誤りを理解するうえでは，発話時の口腔咽頭の機能を理解する必要がある。
> 　発声発語にかかわる器官や発声発語のメカニズムをさらに深く学ぶために，『Crosslink発声発語・摂食嚥下の解剖・生理学』p.61～70を確認しよう。

　口腔と鼻咽腔を遮断する鼻咽腔閉鎖においては，軟口蓋の挙上や上咽頭の収縮が重要となる。安静時に下垂している軟口蓋は，口蓋帆挙筋の収縮によって口蓋の高さまで挙上し，咽頭後壁と接触することで，鼻腔から口腔を分離する[1]。また上咽頭収縮筋は，口蓋帆挙筋とともに，鼻咽腔閉鎖時に活動する[2]。**図2**に示す口蓋および咽頭の筋については，名称や機能を十分に理解する必要がある。

> **臨床に役立つアドバイス**
> **筋の走行と異常所見**
> 　口唇口蓋裂による鼻咽腔閉鎖不全や，咽頭後壁の収縮に左右差がある場合に生じるカーテン徴候など，軟口蓋や咽頭の異常所見を理解するために，**図2**の筋の走行をしっかりと覚えよう。

図1　咽頭と口腔の構造

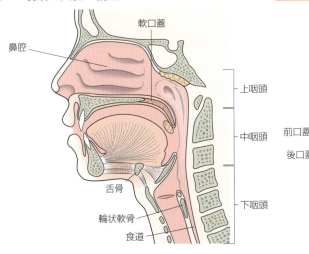
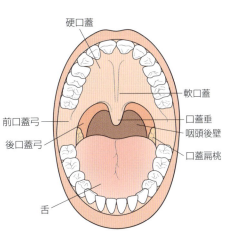

発話時には母音や子音の種類によって下顎の開口量が調整される。下顎の開口に作用する筋としては，外側翼突筋（下頭），オトガイ舌骨筋，顎二腹筋（前腹），顎舌骨筋がある。一方，下顎の閉口には側頭筋，咬筋，内側翼突筋，外側翼突筋（上頭）が作用する[3]（図3）。

構音運動における舌運動は，**外舌筋**（茎突舌筋，オトガイ舌筋，舌骨舌筋，口蓋舌筋）と**内舌筋**（上縦舌筋，舌縦舌筋，横舌筋，垂直舌筋）が重要な役割を果たす。外舌筋は主に**舌の位置変化**にかかわり，内舌筋は主に**舌の形状変化**に関連する（図4）。

顔面下部には，口輪筋を中心として口唇や頬部の運動を担う筋が放射状に集中している。口角より上方にある筋は主に上唇を上方に引き上げ，下方にある筋は下唇を引き下げる働きを担っている。口角から横方向に走行する笑筋や頬筋は口角を横に引くとともに，頬筋は口唇や頬を歯に押し付けるような作用もある[3]（図5）。

図2　口蓋周囲および咽頭の筋

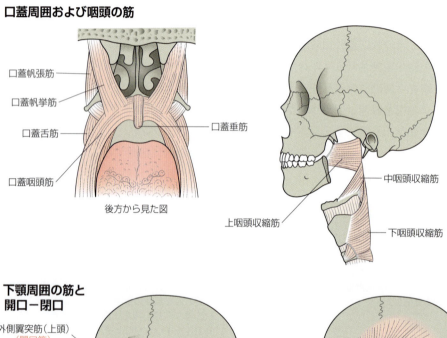

図3　下顎周囲の筋と開口－閉口

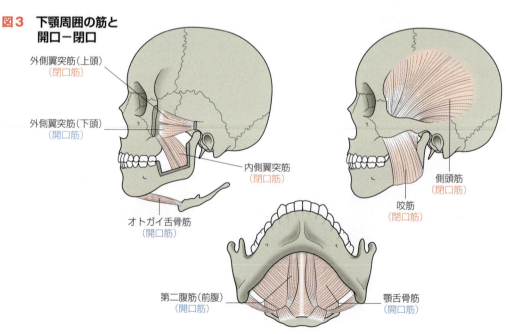

図4　外舌筋と内舌筋

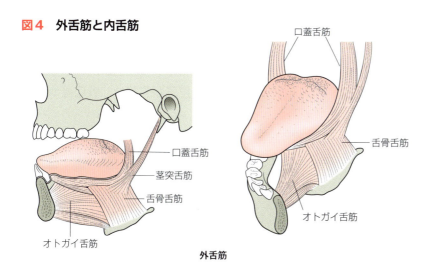

外舌筋

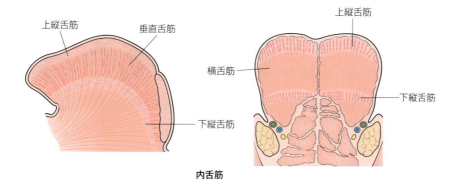

内舌筋

図5　外舌筋と内舌筋

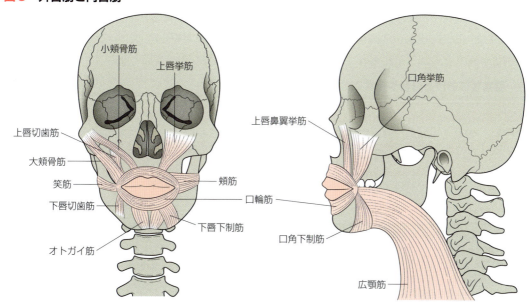

2 発話時の鼻咽腔閉鎖機能

- 呼気が鼻腔に抜ける通鼻音/m//n/などを除いて，発話時には鼻咽腔閉鎖が起こる
- 鼻咽腔閉鎖は母音や子音の種類，文章によっても閉鎖の程度が異なり，軟口蓋や咽頭壁による閉鎖パターンには個人差がある

発話時の鼻咽腔閉鎖

　母音の発声や非通鼻音の構音では，主に口蓋帆挙筋や上咽頭収縮筋の働きにより鼻咽腔閉鎖が生じるが，その閉鎖パターンについては個人差があり[3]，①軟口蓋の挙上と咽頭側壁の接近による閉鎖，②咽頭側壁のみの接近による閉鎖，③軟口蓋のみによる閉鎖，④軟口蓋の挙上と咽頭側壁および後壁の接近による閉鎖がある（詳細はp.92を参照）。

　日本語においては，呼気が鼻腔に抜ける通鼻音/m//n/などを除いて，軟口蓋や上咽頭収縮筋などの活動により鼻咽腔は閉鎖している。鼻咽腔閉鎖は母音や子音の種類，文章によっても閉鎖の程度が異なる（表1）。例えば，ナゾメーターを用いた調査では，日本語5母音のなかでは[i]で開鼻声値が高くなる傾向がある。また短文では，母音や半母音を含む文（低圧文，low pressure sentence）と比べると，破裂音や破擦音を多く含む文（高圧文，high pressure sentence）において開鼻声値が高くなることが知られている。このように発話時の鼻咽腔閉鎖の強さは音の影響によっても変化する。

> **補足**
> 発話時の鼻咽腔閉鎖機能不全を定量的に評価することができるナゾメーター（図6）では，鼻腔からの音響エネルギー（いわゆる鼻腔からの音漏れ）の割合を開鼻声値として評価することができる。

図6　ナゾメーターによる開鼻声の評価

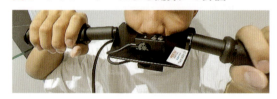

鼻咽腔閉鎖機能不全

　発話時の鼻咽腔閉鎖が不完全になると，母音での**開鼻声**や**鼻漏出**による**子音の歪み**が認められる。鼻咽腔閉鎖不全による共鳴の異常は，口蓋裂や口蓋がん術後などに伴う硬口蓋や軟口蓋，口蓋帆挙筋の器質的異常，脳梗塞や神経筋疾患[筋萎縮性側索硬化症（ALS）など]による軟口蓋の運動障害などが原因となる。

表1　健常者における母音や短文での開鼻声値

	[a]	[i]	[ɯ]	[e]	[o]
開鼻声値	24.6±9.77	39.6±25.3	18.2±14.7	25.8±13.7	16.6±9.87

	高圧文 こつこつ つくす/きつつき つつく	低圧文 うえを おおう/よういは おおい
開鼻声値	9.84±4.26	6.82±3.63

（文献3をもとに作成）

基礎分野へのリンク

鼻咽腔閉鎖と鼻音
　鼻音では，鼻腔へも空気が流入する必要があるため，鼻咽腔は完全に閉鎖しない。日本語で使用される鼻音には，有声両唇鼻音[m]，有声歯茎鼻音[n]，有声硬口蓋鼻音[ɲ]，有声軟口蓋鼻音[ŋ]，有声口蓋垂鼻音[ɴ]がある[5]。日本語でみられる鼻音の種類については，『Crosslink 音響・音声学』のp.24を確認しよう。

＊ALS：amyotrophic lateral sclerosis

3 構音機能

- 開口の程度，舌の挙上位置，円唇化の有無によって母音が変化する
- 子音は，主に声帯振動の有無，構音の位置（調音位置），構音の方法（調音方法）によって分類される

発話時の下顎，舌，口唇の機能

発話の際には下顎，舌，口唇が協調的に働き，さまざまな言語音を産生することができる。母音では開口の程度，舌の挙上位置や円唇化の有無によって母音が変化する。開口の程度が広い母音を**広母音**とよび，日本語では「あ」が該当する。また開口の程度が狭い「い」や「う」は**狭母音**とよばれる（図7）。

子音は，主に声帯振動の有無，構音の位置（調音位置），構音の方法（調音方法）によって分類される。子音では声帯振動を伴う子音を有声，声帯振動を伴わない子音を無声と分類している。舌や咽頭などの器官は，口腔内や咽頭などで空気の流れを変えたり，せき止めることにより，さまざまな子音の生成を可能としている。空気の流れを変える位置を調音点，空気の流れ方を変える方法を調音方法とよぶ。国際音声字母（IPA）では言語音で使用される母音や子音が分類されている（図7）。

図8に代表的な構音様式を示す。

破裂音：舌などで声道に閉鎖を作るため，口腔内圧が上昇する。その後閉鎖を開放することにより破裂音が生成される。
摩擦音：狭めた声道を呼気が通過することにより摩擦音が生成される。
破擦音：破裂音同様，閉鎖後に声道を開放するが，解放後も狭めを維持することにより破擦音が生成される。

発話時の下顎，舌，口唇の働きによって，さまざまな言語音が生成される。各器官の働きを理解するとともに母音や子音の分類方法について整理する。
母音：円唇（口の丸め）の有無，開口の程度，舌の山の位置
子音：有声化（声帯振動）の有無，構音の位置（調音位置），構音の方法（調音方法）

顔面下部の筋は，発話の際に口唇や頬の形状を調整することで，さまざまな母音や子音を産生することができる。例えば，口輪筋の収縮によって口唇をすぼめること（円唇化）で円唇母音[u]や[o]が産生される。一方，口唇を横に引く非円唇母音[i]や[e]では，笑筋や頬筋などの働きにより

図7　IPAの基本母音と日本語の母音

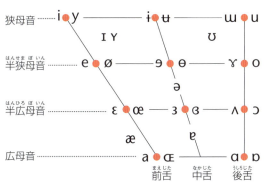

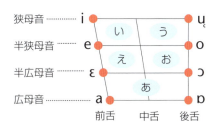

（文献5より引用）

用語解説　国際音声字母（IPA）　国際音声学協会（International Phonetic Association；IPA）が作成している世界共通の音声の記録方法。構音検査の音声の記録にも使用される。

＊IPA：international phonetic alphabet

図8 調音様式と舌の運動（破裂音，摩擦音，破擦音）

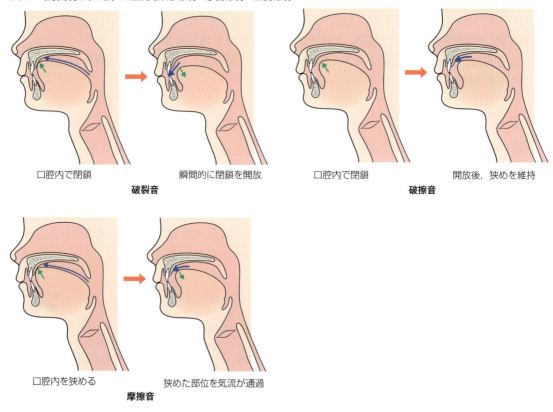

口腔内で閉鎖　　瞬間的に閉鎖を開放
　　　　　破裂音

口腔内で閉鎖　　開放後，狭めを維持
　　　　　破擦音

口腔内を狭める　狭めた部位を気流が通過
　　　　　摩擦音

口角が横に引かれる。子音においては，口唇の閉鎖－開放運動による両唇破裂音[p][b]や，口唇の接近運動による無声両唇摩擦音[ɸ]が顔面下部の働きによって産生される。さまざまな母音や子音を産生するために，口輪筋をはじめとした顔面下部の筋が協調的に働く必要がある（図9）動画1。

構音の障害

前述のように下顎，舌，口唇などの器官の形態や運動に問題が生じると構音の誤りが生じる。舌がんや下顎歯肉がんの切除後や巨舌症などの形態的問題，神経変性疾患による麻痺などは構音の障害の原因となる。

> **やってみよう**
> 鏡で自分の顔を見ながら，母音や子音を発音する際の唇の動きを実際に行ってみよう。円唇母音と非円唇母音の口唇の動きの違いや，両唇破裂音での口唇の運動を観察してみよう。

図9 構音時における顔面下部の運動

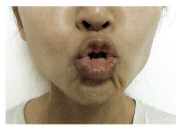
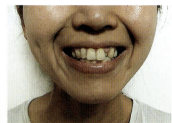
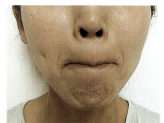

円唇母音[u]　　　　　　　　　非円唇母音[i]　　　　　　　　両唇破裂音[p]

【引用文献】
1) 舘村　卓：口蓋帆・咽頭閉鎖機能に関わる解剖学．口蓋帆・咽頭閉鎖不全 その病理・診断・治療，p.7-25，医歯薬出版，2012．
2) 廣瀬　肇：ことば産生の仕組み．言語聴覚士のための運動障害性構音障害学，p.25-83，医歯薬出版，2001．
3) Hixon TJ, et al.：Preclinical Speech Science: Anatomy, Physiology, Acoustics, and Perception. Plural Pub Inc, 2014.
4) 平田創一郎，ほか：関西方言話者におけるナゾメータ検査での日本語被検文と鼻咽腔閉鎖機能不全の評価．日本口蓋裂学会雑誌，27(1)：14-23，2002．
5) 竹内京子：分節音（単音）．Crosslink言語聴覚療法テキスト 音響・音声学，p.14-34，メジカルビュー社，2023．

1章 発話の構造と機能

4 発声発語にかかわる神経基盤

1 神経系

POINT
- 構音障害の背景にある病態を捉えるうえで，発声発語器官の神経基盤を理解しておくことは重要である
- 神経系は中枢神経系と末梢神経系に分類され，神経細胞と神経膠細胞から構成される

神経系は**中枢神経系**と**末梢神経系**に分類される。中枢神経系は脳と脊髄からなり，末梢神経系は脳と脊髄以外の神経を指す。

神経系を構成する細胞は，神経細胞と神経膠細胞である。神経細胞のことを**ニューロン**とよび，ニューロンは神経細胞体と神経突起（樹状突起・軸索）からなる。軸索の周囲には神経膠細胞が形成する髄鞘があり，跳躍伝導により伝導速度が速くなる（図1）。

図1　神経細胞（ニューロン）

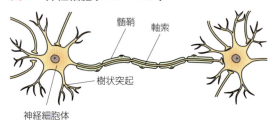

2 運動系に関する神経系

POINT
- 発声発語器官の運動に関する神経系は，運動路である上位運動ニューロン・下位運動ニューロンと，運動の制御系である錐体外路系・小脳系からなる
- 上位運動ニューロンは，大脳皮質から脳神経核までの経路，下位運動ニューロンは，脳神経核から発声発語器官の筋までの経路である

運動系に関する神経系は，運動の神経伝導路である**運動路**と，運動を制御する**錐体外路系**（大脳基底核）と**小脳系**から構成される。

運動路

運動路は，中枢神経系である**上位運動ニューロン**と末梢神経系である**下位運動ニューロン**の2本のニューロンからなる（**図2**）。上位運動ニューロンは，大脳皮質から脳幹や脊髄の神経細胞まで軸索を伸ばし，シナプスを形成する。下位運動ニューロンは，脳幹や脊髄の運動核から始まり，口唇・舌などの筋肉へ情報を伝える。上位運動ニューロンの走行経路は，大脳皮質から放線冠，内包，中脳の大脳脚を経由して脳幹に至る。

発声発語にかかわる上位運動ニューロンは，大部分が大脳皮質から脳幹の脳神経核までの経路であり，**皮質延髄路（皮質核路）**とよばれる。

 跳躍伝導　髄鞘をもつ有髄神経線維では，ランビエ絞輪（髄鞘と髄鞘の間）から次のランビエ絞輪へ跳躍するように情報（活動電位）が伝わり，髄鞘をもたない無髄神経線維と比べて伝導速度が速い。
シナプス　軸索の神経終末と他の神経細胞との接合部のこと。

図2 運動路

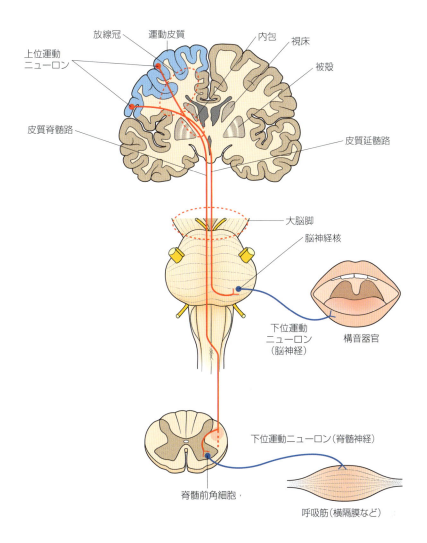

呼吸筋に関する上位運動ニューロンは，大脳皮質から脊髄の前角細胞までの経路で，**皮質脊髄路**である。

発声発語にかかわる下位運動ニューロンは，大部分が脳神経であり，脳幹の脳神経核から発声発語器官の筋までの経路である。呼吸筋に関しては，脊髄前角細胞から横隔膜などの筋までの経路である。下位運動ニューロンが筋線維とシナプスを形成している部分を神経筋接合部とよぶ。

運動の制御系

運動の制御系は中枢神経系であり，下位運動ニューロンに直接連絡していない[1]。

錐体外路系（大脳基底核）

大脳基底核は線条体（尾状核，被殻）と淡蒼球からなり，大脳皮質や視床，脳幹と連絡することで運動の制御を行っている。経路により，視床や脳幹への抑制を弱め，運動を強くする作用や，抑制を強め，運動を弱くする作用がある[2]。

小脳系

小脳は小脳脚で脳幹と接続し，大脳皮質や視床と連絡がある。小脳の運動制御に関する役割の1つは，習熟を要する随意的な筋活動を協調させ，調節することである[1]。

3 発声発語器官の支配神経

POINT
- 脳神経の多くは，両側の大脳から支配されている
- 大脳皮質からの支配の違いにより，障害された場合の運動症状は異なる

発声発語にかかわる筋の支配神経を**表1**に示す[3]。

脳神経の大脳皮質からの支配

四肢の運動伝導路である皮質脊髄路は，大部分の上位運動ニューロンが延髄で交叉するため，運動野の対側の随意運動を司る。一方で皮質延髄路は，両側の運動野から支配を受ける両側性支配を呈するものが多い（**表2**）。

中枢または末梢性障害における片側・両側性支配による運動症状の違いを**図3**に示す。

表1 発声発語にかかわる筋の支配神経

発声発語器官	筋	支配神経
下顎	閉口：咬筋，側頭筋，内側翼突筋，外側翼突筋（上頭）	三叉神経（Ⅴ）
	開口：外側翼突筋（下頭）	三叉神経（Ⅴ）
	舌骨上筋群	
	顎舌骨筋	三叉神経（Ⅴ）
	顎二腹筋（前腹）	三叉神経（Ⅴ）
	顎二腹筋（後腹）	顔面神経（Ⅶ）
	茎突舌骨筋	顔面神経（Ⅶ）
	オトガイ舌骨筋	舌下神経（Ⅻ）
口唇	口輪筋	顔面神経（Ⅶ）
舌	内舌筋，外舌筋	舌下神経（Ⅻ）
軟口蓋	口蓋帆挙筋	迷走神経（Ⅹ）（咽頭神経叢）
喉頭	内喉頭筋	迷走神経（Ⅹ）

表2 脳神経の大脳皮質からの支配

脳神経	支配
三叉神経（Ⅴ）	両側性
顔面神経（Ⅶ）	顔面上部：両側性 顔面下部：片側性
舌咽神経（Ⅸ）	両側性
迷走神経（Ⅹ）	両側性
舌下神経（Ⅻ）	片側性 （一部の筋への線維のみ両側性[4]）

図3 障害される経路による症状の違い

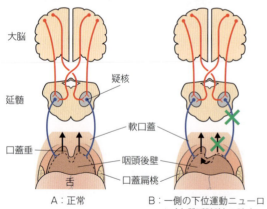
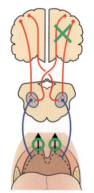
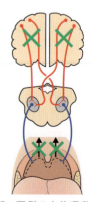

A：正常
発声時，軟口蓋は左右対称に挙上

B：一側の下位運動ニューロン（皮質延髄路）の障害
病変と同側の軟口蓋に挙上障害

C：一側の上位運動ニューロン（皮質延髄路）の障害
運動麻痺は生じない

D：両側の上位運動ニューロンの障害
軟口蓋は両側で挙上障害

a 両側性支配の場合

次ページに続く

図3 障害される経路による症状の違い(続き)

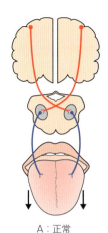
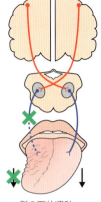

A：正常
廷舌は左右対称

B：一側の下位運動ニューロン(脳神経)の障害
病変と同側に偏位

C：一側の上位運動ニューロン(皮質延髄路)の障害
病変と反対側に偏位

b 片側性支配の場合

(文献5をもとに作成)

4 上位運動ニューロン障害と下位運動ニューロン障害の比較

- 中枢神経障害と末梢神経障害での神経症状の違いは，両者を鑑別するうえで役立つ

運動路において，中枢神経障害と末梢神経障害での神経症状の違いについて理解しておくことは，両者を**鑑別**するうえで役立つ。上位・下位運動ニューロン障害による神経症状の違いを**表3**に示す。

表3 上位・下位運動ニューロン障害の神経症状の違い

	上位運動 ニューロン障害	下位運動 ニューロン障害
運動麻痺	痙性	弛緩性
筋緊張	亢進	低下
筋萎縮	(−)	(+)
線維束性収縮(攣縮)	(−)	(+)
深部(腱)反射	亢進	低下または消失
表在反射	消失	低下または消失
病的反射	(+)	(−)

【引用文献】
1) 樋口 隆，ほか 訳：発声発語の神経学的基盤とその病理．運動性構音障害－基礎・鑑別診断・マネージメントー (Duffy JR 著，苅安 誠 監訳), p.14-50, 医歯薬出版, 2004.
2) 須貝研司：大脳基底核疾患．小児内科, 54(増刊)：380-384, 2022.
3) 北村清一郎：頭蓋と顔の筋．プロメテウス解剖学アトラス 口腔・頭頸部(坂井建雄，ほか 監訳), p.24-38, 医学書院, 2012.
4) 花北順哉 訳：脳神経．神経局在診断－その解剖，生理，臨床 改訂第5版, p.180-187, 文光堂, 2010.
5) 医療情報科学研究所 編：脳神経とその障害．病気が見える vol.7 脳・神経 第2版, 273-274, メディックメディア, 2011.

1章　発話の構造と機能

5　音韻と構音の発達

1　ヒトが話すために必要なこと

● ヒトが話す行為は，相手に伝えたい内容を思い描き，それに対して妥当なことばを選び，口などを動かして音声を発音し相手に届ける，という流れで構成されている

　一般に，ヒトが話す行為は，相手に伝えたい内容を思い描き，それに対して妥当なことばを選び，口などを動かして音声を発音し相手に届ける，という流れで構成される。図1に示したスピーチ・チェーン（ことばの鎖）[1]の図は，「話す」という一連の行為について特に音声を発音することを中心に示している。

　図中には3つの段階が挙げられている。まず**言語学的段階**として大脳でイメージした物をどのようなことばで表現するのかを決め，それを基に**生理学的段階**としてその音声を生み出すために口や喉などの諸器官が動く。そして，**音響学的段階**として発音された音声が音波として空気中を伝播して聞き手の耳へ届く。それと同時にその発音の正誤を自らの聴覚を経由してチェック（**フィードバック**）する。ヒトが話すうえで，発音のための運動に加えて，フィードバックの環も重要な役割を担う。そして，新生児が大人のように円滑に会話するためにはスピーチ・チェーン全体を支持する器官や能力の発達が求められる。

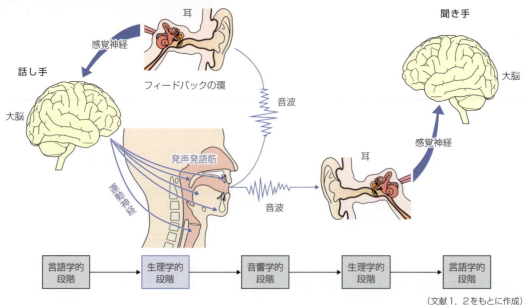

図1　スピーチ・チェーン（ことばの鎖）

（文献1，2をもとに作成）

24

2 日本語で用いる子音や母音

● 日本語を話すときの口や喉の動きを示す日本語の音声の記述方法として，IPAを覚えておくことが必要である。

構音とは

　前述のスピーチ・チェーンで示した生理学的段階で行われる発音を担う諸器官のことを**発声発語器官**といい，それは**体幹**（**胸郭や腹腔**），**喉頭**，**咽頭**，**口腔**，**鼻腔**など身体の広い範囲に及ぶ。発音のためにはその発声発語器官にある**肺や声帯**，**舌**，**口唇**，**軟口蓋**，**下顎**，**声道**などの動きや，歯列などの構造物も大切な役割をもつ。そして，これらの器官が目的の音声を発音するために協働することを「**構音**」とよぶ。構音の発達は発声発語器官それぞれの発達とともに進む。

日本語の構音の種類

　国際音声学会（International Phonetic Association）[3]によって，世界中の音声を記述するための記号として**国際音声字母**（IPA）が提案されている。IPAはその音声を発音しているときの構音の特徴を記述することにより，その音声を記述する試みである（IPAのフルバージョンは国際音声学会のホームページを参照）。日本語で用いられやすい子音や母音などのIPAを**表1**，**図2**に示す（詳しくは文献4を参照）。

　日本語を話せるようになるということは，これらを構音することが可能になるということである。

表1　日本語で用いる子音のIPA（一部抜粋）

子音（肺気流）

	両唇音	唇歯音	歯音	歯茎音	後部歯茎音	そり舌音	硬口蓋音	軟口蓋音	口蓋垂音	咽頭音	声門音
破裂音	p b			t d		ɖ		k g			ʔ
鼻音	m			n			ɲ	ŋ	ɴ		
ふるえ音											
たたき音又は弾き音				ɾ							
摩擦音	ɸ β			s z	ʃ ʒ		ç	x ɣ			h
側面摩擦音											
接近音				ɹ			j	ɰ			
側面接近音				l							

※表の横軸は，声門～両唇（声道）中で音が作られる場所（構音位置）を示す。縦軸は，構音位置での音の作り方（構音法）を示す。
枠内で記号が対になっている場合，右側の記号が有声を，左側の記号が無声音を表す。網掛け部分は，不可能と判断された調音を表す。

その他の記号	ɕ ʑ	歯茎硬口蓋摩擦音
	w	有声両唇軟口蓋接近音

破擦音と二重調音は，必要な場合連結記号でつないだ2つの記号で表す。　t͡s　k͡p

補助記号	ʲ	（硬）口蓋化	̥	無声化	̃	鼻音化
	ʷ	唇音化				

（文献3をもとに作成）

＊IPA：international phonetic alphabet

図2　日本語で用いられやすい母音

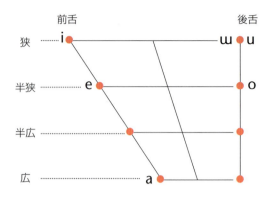

3　日本語の音韻

- 発音された音声には，「あ」や「か」など，音韻を知覚する
- 音韻と同等の単位としてモーラ（拍）がある
- 日本語の音声と音韻の関係を理解する

音韻とモーラ

　構音と密接な関係をもつ音声の知覚レベルの単位として**音韻**がある。例えば「あ〜い〜う〜え〜お〜」とゆっくり口の形を変えながら途切れないように発音してみる。そのひとつながりの音には途中，「あ」から「い」の間に中途半端な「あ」などがあるはずであるが，それらはあまり意識されず，日本語の「あいうえお」という5つの母音という枠組みでの知覚が優先される。このように発音された音声のなかに日本語のことばとして知覚する枠組みを**音韻**（または**音節**）といい，それを知覚することを**音韻知覚**という。また，その音韻と同等の単位として**モーラ（拍）**があり，言語聴覚の分野では音韻の数を指摘する際に用いられる。例えば「たいこ」という語は「た」「い」「こ」という3つの音韻で構成されており，3モーラ語という。これはいわゆる俳句の文字数を5・7・5・7・7とカウントする感覚であり，日本語話者はこの1モーラの時間が同じように感じられる傾向がある（**モーラの等時性**）。

　構音によって発音される音は各器官の運動効率から複数の音が連続することもあり，また時にはとても短い音になることもある。われわれはそのような音をそのまま知覚するのではなく，その音の特徴から日本語の「あ」や「か」のような音韻（モーラ）として知覚することにより，語や文としての意味へとつなげるのである。『Crosslink言語学・言語発達学』p.167**表11**にあるように，そのような音韻認識は定型発達児においておおよそ4歳くらいで意識される傾向にある。その後，より複雑な音韻操作（逆唱や拗音や促音などの認識）へと発達していく。

日本語の音韻体系

　表2に日本語の音韻とそれに対応する構音（音声）の関係の典型例を一覧した。

「あ」—[a]（非円唇・前舌・広母音）
「さ」—[sa]（無声・歯茎・摩擦音＋非円唇・前舌・広母音）

　また音韻と音声の関係は一対一ではないこと

も多い。例えば、「が」という音韻は[ga]（有声・軟口蓋・破裂音）でも[ŋa]（有声・軟口蓋・鼻音）でも[ɣa]（有声・軟口蓋・摩擦音）でも知覚される[5]。つまり、「が」という音韻は調音法よりも、軟口蓋音で有声性を伴うことが必須なのである。

「が」—┬— [ga]（有声・軟口蓋・破裂音）
　　　├— [ŋa]（有声・軟口蓋・鼻音）
　　　└— [ɣa]（有声・軟口蓋・摩擦音）

　このように、その音韻として認識するために必須となる**音声学的な特徴**を他の音韻との**弁別素性（弁別的要素）**という。すべての音韻はそれぞれに弁別素性をもつことで、それ以外の音韻と**対立**している（「じ」と「ぢ」、「ず」と「づ」は日本

語の表記としての書き分けこそあれ、音声の対立はない[6]）。日本語のことばを話すためには、各音韻が弁別素性に正しく対応した構音で発音される必要がある。

補足

誤り音と音韻・構音の関係

　例：「た」と「さ」の子音は両方とも無声音で調音位置は同じだが調音法が異なる。つまり、調音法を弁別素性として対立している。例えば「た」の発音時に口蓋に舌が届かず、摩擦音として構音してしまった場合、「さ」として知覚されることになり、「た」としては認識されずに誤り音となる。

「た」の子音—[t]（無声・歯茎・破裂音）
「さ」の子音—[s]（無声・歯茎・摩擦音）

　これと比較して前述の「が」の場合、有声軟口蓋音であることが弁別素性であるため、「た」と「さ」のように調音法が破裂音から摩擦音に変化した程度では、多少の歪み程度はあるとしても「が」の範囲として知覚される。つまり、誤り音として聴取されるというのは、音韻の弁別境界を構音の間違いが超えたときと解釈できる。

表2　日本語の音韻と対応する構音（音声）の関係の典型例

	直音					拗音		
ア行	[a]	[i]	[ɯ]	[e]	[o]	—	—	—
カ行	[ka]	[kʲi]	[kɯ]	[ke]	[ko]	[kʲa]	[kʲɯ]	[kʲo]
ガ行	[ga]	[gʲi]	[gɯ]	[ge]	[go]	[gʲa]	[gʲɯ]	[gʲo]
	[ŋa]	[ŋʲi]	[ŋɯ]	[ŋe]	[ŋo]	[ŋʲa]	[ŋʲɯ]	[ŋʲo]
サ行	[sa]	[ɕi]	[sɯ]	[se]	[so]	[ɕa]	[ɕɯ]	[ɕo]
ザ行	[za]	[ʑi]	[zɯ]	[ze]	[zo]	[ʑa]	[ʑɯ]	[ʑo]
	[dza]	[dʑi]	[dzɯ]	[dze]	[dzo]	[dʑa]	[dʑɯ]	[dʑo]
タ行	[ta]	[tɕi]	[tsɯ]	[te]	[to]	[tɕa]	[tɕɯ]	[tɕo]
ダ行	[da]	[dʑi]	[dzɯ]	[de]	[do]	[dʑa]	[dʑɯ]	[dʑo]
ナ行	[na]	[ɲi]	[nɯ]	[ne]	[no]	[ɲa]	[ɲɯ]	[ɲo]
ハ行	[ha]	[çi]	[ɸɯ]	[he]	[ho]	[ça]	[çɯ]	[ço]
バ行	[ba]	[bi]	[bɯ]	[be]	[bo]	[bja]	[bjɯ]	[bjo]
パ行	[pa]	[pi]	[pɯ]	[pe]	[po]	[pja]	[pjɯ]	[pjo]
マ行	[ma]	[mi]	[mɯ]	[me]	[mo]	[mja]	[mjɯ]	[mjo]
ヤ行	[ja]	—	[jɯ]	—	[jo]			
ラ行	[ra]	[rʲi]	[rɯ]	[re]	[ro]	[rʲa]	[rʲɯ]	[rʲo]
	[la]	[lʲi]	[lɯ]	[le]	[lo]	[lʲa]	[lʲɯ]	[lʲo]
ワ行	[wa]							

※[　]内は、IPAである。
※音韻は通例として、/ka/のように/　/とアルファベットで表記されるが、本項では割愛した。
※[ʃ]を[ɕ]、[ʒ]を[ʑ]と記載する。

4　発声発語機能と聴覚の発達

● 構音とは，発声発語器官が音声産出のために協働する運動と考えることができる

本節では発声発語器官の発達について概略を述べる。

頭頸部の構造的な差異

まず乳児と大人では一見してわかるように咽頭，口腔，舌の位置，鼻への角度などさまざまな点で異なる（図3）。このような形状的な差異があるため，乳児が大人と同じ構音を行うことは不可能である。発声発語器官が徐々に成長を遂げていくなかで，構音が実現できる環境となることにより，発音される音が日本語話者として共通した水準へと調整されていく。

頸部や体幹支持の発達

新生児は，口腔や咽頭の形状的差異があることに加えて，頭を保持することができず，座っていることも困難である[8]。首が座り，安定して座位がとれることは，**頭頸部の安定**と胸郭を含む**体幹の支持**を得たことを示し，肺や喉，口腔など発声発語器官の動きを安定させるために必要な発達である（詳細は文献8などを参照）。

随意的な運動能力の発達

発声発語器官で特に重要な部位として口唇や舌が挙げられる。これらは例えば「さ」と「た」の違いなど個々の音声の特徴を形作ることに影響し，細かく，素早く動くことが求められる。これらの部位についても身体運動の発達と同じように段階的に発達していく（表3）。

実際，「きたかぜとたいよう」という発音をする際，1秒程度の発話の間に目標の構音位置へ舌が高速で動く必要がある。そのような構音の動きと表中の随意運動では，その速度や動き方に明らかな違いがあるが，同じ器官を用いる目的的な操作の発達として留意すべきである。

声帯および声道の発達

声帯の成長は音声の音程に影響し，また**声道**

図3　成人と乳児の頭頸部の構造の違い

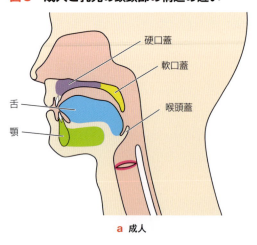

a　成人

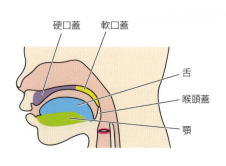

b　乳児

（文献7より転載）

の成長はそれぞれの母音の特徴に影響する(**図4**)[10]。図中の**第1フォルマント(F1)**と**第2フォルマント(F2)**とは,各母音の構音に対応する周波数(声道の共鳴周波数)である(詳しくは文献4を参照)。子どもは声道が短いためF1,F2が高周波数となるが,身体の成長に伴って声道が長くなり,周波数は低くなる傾向にある。各母音の特徴となるF1,F2の周波数とそのバランスは声道の発達とともに大きな変化が生じることになるが,母音の獲得の乱れは子音に比べ少ない。このあたりも発声発語器官の発達・成長のうえで進んでいく構音の発達の興味深い側面である(詳細はp.45**表1**ならびに文献11を参照)。

聴覚の必要性と発達

これまで構音の動きの側面から述べてきたが,スピーチ・チェーン(**図1**)では,聴覚が自分の音声の正誤を**フィードバック**する役割をもっていることを示した。ときに**聴覚障害**をもつ児が音声の獲得に困難を示すことからも,聴覚が音声を発音することにおいて重要な感覚器であることはいうまでもない[12,13]。

また詳細は文献13を参照いただきたいが,聴覚伝導路における神経の完成時期について,例えば視覚の伝達路の完成と比べて遅い傾向が示されている。発声発語はそのような聴覚の器質的な発達とも並走しながら,より明瞭な音として獲得されていく。

1章 発話の構造と機能

表3 改訂版随意運動発達検査 (顔面,口腔の随意運動の項目)

検査項目		90%通過年数
a-1	口唇をとがらす	3:6
a-2	両頬を膨らます	3:3
a-3	両頬を左右交互に膨らます	5:9
b-1	舌をまっすぐ前に出す	2:2
b-2	舌で下口唇をなめる	2:11
b-3	舌を出したり入れたりを交互に繰り返す	2:8
b-4	舌を左右の口角にまげる	3:3
b-5	舌を左右に曲げ,左右口角に交互につける	3:7
b-6	舌で上口唇をなめる	3:10
c-1	/pa, pa, pa/	2:2
c-2	/ta, ta, ta/	2:3
c-3	/ka, ka, ka/	2:8
c-4	/pa-ta-ka/	3:5
c-5	/pa-ta-ka/を繰り返す	5:0

(文献9より引用)

図4 成人男女および子どもを対象とした日本語5母音のフォルマント周波数の分布

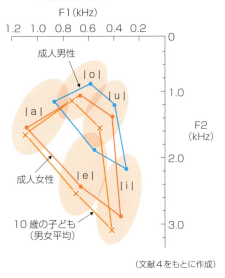

(文献4をもとに作成)

以上,構音とそれを支える発声発語器官の発達,そして構音と音韻の関係について述べた。多くの点で概略した内容とならざるを得ないが,文献や各分野の成書なども参考にしていただき,視野を広げた理解をされることを望む。

【引用文献】

1）ピーター・B・デニシュ，ほか 著，切替一郎，藤村 靖 監，神山五郎，戸塚元吉 共訳：第1章 ことばの鎖．話し ことばの科学，p.2-9，東京大学出版会，1966.

2）Denes PB, Pinson EN：The speech chain；the physics and biology of spoken language. Bell Telephone Laboratories, 1963.

3）THE INTERNATIONAL PHONETIC ALPHABET (revised to 2020). 国際音声学会ホームページ (https://www.internationalphoneticassociation.org/IPAcharts/IPA_chart_orig/pdfs/IPA_Kiel_2020_full.pdf) (2024年11月3日閲覧)

4）竹内京子，ほか 編：Crosslink言語聴覚療法学テキスト 音響・音声学，メジカルビュー社，2023.

5）東京外国語大学モジュール＞IPA国際音声字母（子音）(https://www.coelang.tufs.ac.jp/ipa/consonant_pulmonic.php#)(2024年11月3日閲覧)

6）沖森卓也，ほか：第3章 文字・表記．図解日本語，p.60，三省堂，2006.

7）今井智子：構音（音韻）の発達．Crosslink言語聴覚療法学テキスト 発声発語・摂食嚥下の解剖・生理学，p.82-86，メジカルビュー社，2022.

8）関 勝男：幼児の運動発達について．理学療法のための運動生理，9(4)：215-221，1994.

9）山根律子，ほか：改訂版 随意運動発達検査．音声言語医学，31(2)：172-185，1990.

10）荒井隆行：音響学．言語聴覚士テキスト 第3版，p.210，医歯薬出版，2012.

11）麦谷綾子，ほか：子どもの声道発達と音声の特性変化．日本音響学会誌，68(5)：234-240，2012.

12）城間将江，ほか：聴覚の機能．標準言語聴覚障害学 聴覚障害学 第3版，p.5，医学書院，2021.

13）加我君孝：発達変化と加齢性変化の基礎知識 聴覚．JOHNS，39(12)：1429-1434，2023.

第2章

構音障害の概念

2章 構音障害の概念

1 構音障害の概念と分類

1 構音障害の概念

- 話しことばとして発話が実現される過程が障害されるのが構音障害である
- 構音障害の概念には，発音の問題のみならず呼吸や発声，プロソディーの問題も現状では含まれている

発話の過程

発話が作られる過程は，認知過程，言語学的過程，運動過程が連続して成り立っている（**図1**）[1]。

まず，相手に伝えたい内容を考える認知過程がある。この過程の障害に対応するのは認知症や精神遅滞である。認知過程で作られた概念は，言語学的過程において，単語や文章への変換，音韻操作などの符号化が行われる。この過程の障害に対応するのが失語症や言語発達遅滞である。運動過程では，まず個々の音に必要な発話動作の神経指令化（プログラミング）が行われ[2]，この過程に起因する障害が発語失行である。そして，企画された発話動作が実行され，話しことばとしての発話が実現される。この過程が障害されることを構音障害という。

図1　話しことばがつくられる過程

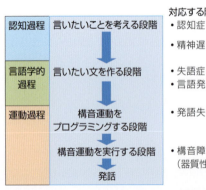

（文献1をもとに作成）

構音

構音とは，話しことばにおける発音のことであり，音を作り出す運動のことを**構音運動**という。発声発語器官により声道内で狭めを作り，音（喉頭原音）を共鳴させることで，正確な発音（構音）が可能となる。医学では「構音」とされるが，言語・音声学では「調音」とよばれる。何らかの原因により，正常な言語音生成から逸脱することを**構音障害**という。

構音障害の原因は，構音器官を含む発声発語器官の形態的異常，構音運動の運動障害，原因が明らかでないものなどに分類される。

「構音障害」という概念には注意が必要である。「構音」とは母音と子音を産生することであるが，構音障害の原因によっては，呼吸障害や発声障害，プロソディー（リズムやイントネーション）障害などを伴うことがあり，それらが発話の障害に影響を与えることが少なくない。西尾[3]は，発話を構成する要素について，①呼吸，②発声，③構音，④プロソディーを挙げており（**図2**），「発話」と「構音」を同義として扱うことは誤用である，と指摘している。現状では，「構音障害」という概念に，厳密な「構音」以外の要素（呼吸，発声，プロソディーなど）の障害が含まれていることについて留意しておく必要がある。

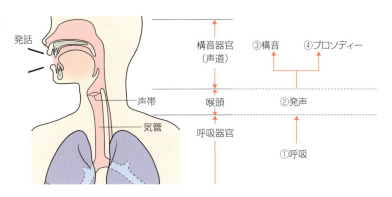

図2 発話を構成する要素

2 構音障害の分類

- 構音障害は，原因により，①機能性構音障害，②器質性構音障害，③運動障害性構音障害に分類される
- 発話に関する問題を「発話障害」として，広い概念で捉える分類がある

わが国における一般的な分類

構音障害は原因により分類され，一般的にはKussmaul（クスマウル）の分類に基づき，①**機能性構音障害**，②**器質性構音障害**，③**運動障害性構音障害**に分けられる（**表1**）。

機能性構音障害は，構音器官の形態や機能，聴力，知的能力，言語発達に問題がなく，**特定の原因が明らかでない**構音障害と定義される[4]。

器質性構音障害は，舌や口蓋などの発声発語器官における**構造の問題**（欠損など）で，発話の実行過程に生じる構音障害である。

運動障害性構音障害は，**神経・筋系の問題**に起因する発声発語器官の**運動障害**による構音や発話の障害である。

小児の構音障害

■ 機能性構音障害

言語獲得途上の構音障害であり，発達途上の構音の誤りや特異な構音操作の誤り（**異常構音**）を伴うことがある。原因が特定できないとされるが，構音獲得過程で獲得を妨げるなんらかの要因（構音器官の運動の拙劣さ，語音弁別能力など）が影響し，誤って学習されたものと考えられている[5]。

■ 器質性構音障害

口唇口蓋裂や先天性鼻咽腔閉鎖不全症など先天性の器質性疾患に伴う構音障害である。前述のような鼻咽腔閉鎖機能に関連するものと，舌

表1 一般的な構音障害の分類

構音障害の種類	原因疾患
機能性構音障害 　発達性の構音障害が多い	特定の原因は不明
器質性構音障害 　発声発語器官の形態異常や欠損が原因	口蓋裂 口腔がん　など
運動障害性構音障害 　神経経路の損傷による発話運動の障害が原因	脳血管疾患 神経・筋疾患　など

小帯短縮症のように鼻咽腔閉鎖機能に関連しないものに分類される。

■ 運動障害性構音障害

脳性麻痺などにより発声発語器官に運動の制約がある状態で，発話運動を習得していく過程において，代償的な運動や誤学習が生じる[6]。構音機能に加え，呼吸・発声機能の障害や身体的な運動制限などにも留意する必要がある。

成人の構音障害

■ 器質性構音障害

口腔がんや中咽頭がんに対する外科治療後の構造変化に伴う構音障害である。外科治療による切除範囲が広く大きくなるほど，構音障害の程度は重度となる[7]。

■ 運動障害性構音障害

脳血管疾患や神経・筋疾患により，発話に関する神経経路に損傷が生じた場合に起こる発話の障害である。中枢・末梢神経系，錐体外路系など，損傷部位の違いによりDarley（ダーレー）の分類を基に7つのタイプに分類される[8]（表2）。発話症状として，構音障害に加え，呼吸・発声障害やプロソディー障害を呈することが少なくないことから，運動障害性「構音障害」とせず，原語であるディサースリア（dysarthria）とよばれることも多い。

> **補足**
> **ASHAによる発話障害の分類**
> 米国音声言語聴覚学会（ASHA）では，発話に関する問題をspeech sound disordersと捉え，わが国よりも広い概念で分類している[9]（図3）。構音障害に加え，音韻障害や発語失行，聴覚障害による発話の問題も含めて，発話の障害と広く捉えていることが特徴である。特に小児の構音の誤りによるspeech sound disorderに対しては，DSM-5では語音症/語音障害の名称が使用されている。

表2 運動障害性構音障害のタイプ分類

構音障害のタイプ	神経経路において損傷される部位	代表的な原因疾患
弛緩性構音障害	下位運動ニューロン 神経筋接合部・筋	ギラン・バレー症候群 重症筋無力症・筋疾患
痙性構音障害	両側上位運動ニューロン	多発性脳梗塞
失調性構音障害	小脳系	脊髄小脳変性症
運動低下性構音障害	錐体外路系	パーキンソン病
運動過多性構音障害	錐体外路系	ハンチントン病
一側性上位運動ニューロン性構音障害	片側上位運動ニューロン	脳卒中
混合性構音障害	上記のうち複数	筋萎縮性側索硬化症

図3 ASHAによる発話障害の分類

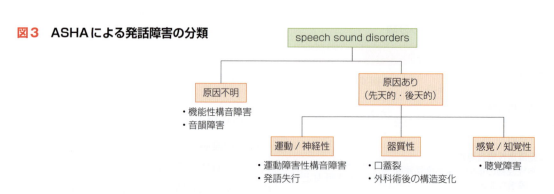

＊ASHA：American Speech-Language-Hearing Association

【引用文献】

1) 藤原百合, ほか 訳:運動性発話障害の考え方. 運動性発話障害の臨床－小児から成人まで－(伊藤元信, ほか 監訳), p.2, インテルナ出版, 2004.

2) 小澤由嗣:成人の発話障害の原因と分類. 発声発語障害学 第3版, p.137-143, 医学書院, 2021.

3) 西尾正輝:ディサースリアの定義. ディサースリア臨床標準テキスト 第2版, p.2-3, 医歯薬出版, 2022.

4) 今井智子:小児の構音障害－多様性への対応－. 音声言語医学, 57(4), 359-366, 2016.

5) 廣瀬 肇 監:小児の構音障害. 発話障害へのアプローチ－診療の基礎と実際－, p.10, インテルナ出版, 2015.

6) 椎名英貴:脳性麻痺による発話障害. 発声発語障害学 第3版, p.225-235, 医学書院, 2021.

7) 熊倉勇美:構音障害のリハビリテーション. 口腔・中咽頭がんのリハビリテーション 構音障害, 摂食・嚥下障害(溝尻源太郎, ほか), p.90, 医歯薬出版, 2000.

8) 苅安 誠:運動性構音障害の定義, 理解, 分類. 運動性構音障害－基礎, 鑑別診断, マネージメント－(Duffy JR 著, 苅安 誠, ほか 監訳), p.9-12, 医歯薬出版, 2004.

9) ASHA(American Speech-Language-Hearing Association) ホームページ. (https://www.asha.org/practice-portal/clinical-topics/articulation-and-phonology/#collapse_4)(2024年6月29日閲覧)

2章 構音障害の概念

2 構音障害の臨床における基本的事項

1 情報収集

- 情報収集では，個人・疾患・発話に関する情報を診療録やインテーク面接などから収集する
- 収集した情報をICFの視点に準じてまとめることにより，対象者の全体像を把握しやすくなる

初回評価に向けて，診療録や他職種から以下について**事前に情報収集**を行う．加えて**インテーク（初回）面接**にて必要な情報収集を行う．原疾患の特徴や対象者の背景を踏まえ，起こりうる問題点や評価するべき項目を予測して初回評価に臨むことで効率的な検査および対象者の負担軽減につながる．

> **補足**
> インテーク面接は，質問内容をある程度決めておき，対象者の反応に応じて質問を追加する半構造化面接を用いることが多い．

個人に関する情報

対象者の言語活動に関する背景や発話障害の予後を見据えるうえで，年齢は重要な情報である．また，家庭生活や社会生活のなかで発話の機会がどの程度あるかを把握することは，リハビリテーションのゴールを設定するうえで必要な情報となる．リハビリテーションを進めていくうえで，対象者本人が障害をどのように捉え，訓練に対するモチベーションがどの程度あるか把握しておく必要がある（**表1**）．

疾患に関する情報

構音障害は，原疾患によって症状が異なるため，医学的診断名から，大まかな発話特徴を予測することができる．どのように発症し，どのように経過しているのか，発話症状の経過を捉えるためにも必要な情報である．脳血管障害や神経筋疾患であれば，脳画像や神経学的所見から，損傷されている神経系を判断することができる．また脳画像からは，認知症や失語症，発語失行など構音障害以外の症状と鑑別を行う必要性があるかどうか推察できる．構音障害の改善度が原疾患の経過から影響を受けることもあるため，原疾患の治療方針や投薬内容についても把握しておく必要がある．外科的治療が行われる場合には，術式や切除範囲，神経切断の有無，再建方法などを確認することにより，術後の発話症

表1 個人に関する情報収集

収集すべき項目	具体的内容
一般的情報	氏名，性別，年齢，住所
生活，社会面の情報	家族構成，生育歴，職業歴，教育歴，生活習慣，キーパーソン
心理面の情報	障害受容，訓練に対する意欲

表2 疾患に関する情報収集

収集すべき項目	具体的内容
原疾患の情報	医学的診断名，現病歴，予後
過去に関する情報	既往歴
検査結果	画像所見，神経学的所見
治療の情報	治療方針，投薬

状を事前に予測することが可能である（**表2**）。また，発達途上にある子どもの場合，生育歴や運動発達，言語発達などの情報も収集しておかなければならない。

■発話に関する情報

言語訓練を行うにあたり，主訴（何で困っているか）は必ず確認する。現在の発話を対象者本人がどのように捉えているのか，病前の発話と比べ，何が変化したかを確認する。発話の変化に対して，対象者本人の捉え方と家族の感じ方にずれが生じることもあるため，家族からも聴取したほうがよい（**表3**）。

■ICFに基づいた情報収集

リハビリテーションの領域において訓練プログラムを立案する際には，国際生活機能分類（ICF）の視点に基づいて評価をまとめることが多い。情報収集の段階でICFに準じて情報をまとめることにより，対象者の全体像を把握しやすくなる（**表4**）。標準ディサースリア検査[1]では，一般的情報をICFに基づいて体系的に記載し，整理できるようになっている。

表3　発話に関する情報収集の具体的内容

- 主訴，希望
- 障害認識
- 障害に対する家族の理解

表4　ICFに基づいた情報収集の例

ICF	内容
心身機能・身体構造	身体機能（運動麻痺や錐体外路症状など）
	失語症やほかの高次脳機能障害の合併の有無
	発声発語器官の構造異常（欠損など）の有無
活動と参加	病前の言語習慣，現在のコミュニケーション状況，職業や社会活動　など
環境因子	家族構成，家族の理解と協力，職場や家庭での言語環境，経済状況　など
個人因子	訓練意欲，性格，教育歴，趣味　など

2　一般的な検査

● 一般的な構音の評価には，呼吸・発声・共鳴・発声発語器官・発話に関する評価がある

構音障害の評価では，発声発語器官の検査と発話の検査を行うのが一般的である。すべての検査項目を行う必要はなく，情報収集した内容を基に，各対象者に必要な項目について実施する。

以下に一般的な評価を紹介するが，詳細な評価については各検査のマニュアルや手引きを参考にしてほしい。

発声発語器官の検査

■呼吸機能の評価

①呼吸数

目的

呼吸機能の評価で最も簡便に行えるのが呼吸数の評価である。呼吸障害の有無について評価を行う。

方法

臥位あるいは座位で，安静時の1分間の呼吸

---

*ICF：international classification of functioning, disability and health

数を測定する。呼吸数を測定していることを意識させないように留意する。25回/分以上が頻呼吸，9回/分以下が除呼吸とされる[2]。

②最長呼気持続時間

目的

肺活量や呼吸筋の筋力低下を推定する。胸郭の可動域制限や呼吸筋の協調運動障害，鼻咽腔閉鎖不全がある場合にも低下する。

方法

最大吸気をさせた後に，無声摩擦音[ɸ][s][ɕ]のいずれかをできるだけ長く持続させ，時間を計測する。鼻咽腔閉鎖不全を認める場合には，鼻閉した状態でも計測する。

> **やってみよう**
> 最長時間や最大筋力を測定するときは，最大努力を促すよう声かけをしてみよう。

> **補足**
> 機器を用いた評価：呼吸機能検査（スパイロメトリー）を行うことで，肺活量（VC）や予測肺活量（%VC），1秒率（$FEV_{1.0}$%）などを評価することが可能である。

■ 発声機能の評価

①最長発声持続時間（MPT） 動画2-1

目的

MPTは，肺活量や呼吸筋が低下が低下している場合や，声門閉鎖不全がある場合にも低下する。最長呼気持続時間と比較し，呼吸機能もしくは喉頭機能の問題なのかを推察する。

方法

最大吸気をさせた後に，話声位での母音発声をできるだけ長く持続させ，時間を計測する。MPTが10秒以下となると日常会話に支障をきたす。

②聴覚心理的検査（GRBAS尺度）

目的

嗄声の程度を聴覚的に評価し，主に喉頭レベルの問題を推定する。

方法

5母音を1音ずつ，自然な高さ・大きさで2～3秒程度持続発声させる。G（総合的な嗄声度），R（粗糙性），B（気息性），A（無力性），S（努力性）について0点（正常）～3点（重度）でそれぞれ評定する（例：G2 R0 B2 A1 S0）。

> **補足**
> 喉頭機能の障害が疑われた場合には，喉頭内視鏡検査にて声帯の可動性や器質的な問題を直接的に評価することができる。

■ 共鳴機能の評価

①口腔内の視診（図1）

目的

安静時や発声時の軟口蓋の様子を視診することにより，鼻咽腔閉鎖機能を評価する。

方法

大きく開口させた状態で，安静時の軟口蓋に左右差がないか視診する。開口させた状態で大きな声で母音を発声させ，軟口蓋が挙上する程度や左右差について評価する。軟口蓋に一側性の麻痺があった場合，麻痺側の軟口蓋は挙上した健側に引かれる。

> **やってみよう**
> 舌圧子で舌を押し下げると，軟口蓋を視診しやすい。舌圧子の位置によっては嘔吐反射を誘発するため注意しよう。

図1 口腔内の視診

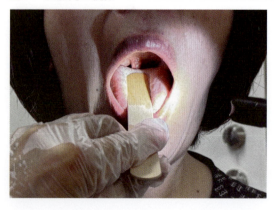

* VC：vital capacity　* FEV：forced expiratory volume　* MPT：Maximum Phonation Time
* GRBAS：grade, rough, breathy, asthenic, strained

②**鼻息鏡検査（図2）** 動画2-2

目的

鼻孔からの呼気の漏れを鼻息鏡で測定する。発声時に加え，口腔内圧が高まるブローイング時の鼻漏出についても評価する。

方法

母音発声時，もしくはブローイング時に，鼻の下に鼻息鏡を当て，鼻漏出の量を測定する。鼻漏出を認めた場合，鼻息鏡の曇った目盛りの数を左右に分けて記録する。

> **やってみよう**
> 鼻息鏡検査を行う前に，鼻呼吸を指示したうえで鼻息鏡を当て，鼻閉がないことを確認しよう。

> **補足**
> **機器を用いた評価**
> ナゾメーターを用いて鼻腔からの音声と口腔からの音声を記録し鼻音化率を計測することにより，開鼻声の評価が可能である。設備のある施設は限られる。

図2 鼻息鏡検査

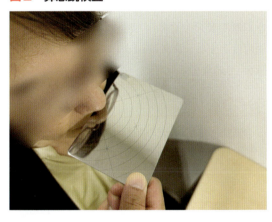

■**発声発語器官の構造**

目的

発声発語器官の構造的な異常，欠損がないか評価する。

方法

顎，口唇，歯，舌，硬口蓋，軟口蓋の形態や左右差，粘膜の状態を観察する。

■**発声発語器官の運動の評価**

顎，口唇，舌の運動範囲・筋力・運動速度・筋緊張を測定し，麻痺や筋力低下，協調性の低下を評価する。発声発語器官の運動障害を通じて，神経学的な病態，発声発語器官の運動発達などを推察する。

①**運動範囲**

目的

発声発語器官の可動域制限の有無を評価する。

方法

下記の運動において最大範囲での運動が可能か確認する。

　　顎：開口―閉口
　　口唇：突出―引き
　　舌：突出―後退，挙上，左右の側方運動

> 📣 **実践!!**
> **臨床に役立つアドバイス**
> **言語機能や認知機能低下を伴う場合の評価**
> 従命が困難な場合は，発話時や食事時などの行動から観察し，評価しよう。

②**筋力**

目的

発声発語器官の筋力低下の有無を評価する。

方法

下記の運動に対し，舌圧子もしくは徒手的に抵抗を加え，抵抗に抗って最大運動範囲まで動かせるか評価する。

　　顎：開口―閉口
　　口唇：口唇閉鎖
　　舌：突出，挙上，左右の側方運動

③**運動速度**

目的

発声発語器官の運動速度・協調性の低下を評価する。

方法

下記の運動について交互反復課題をできるだ

2章 構音障害の概念

け速く行わせる。回数のほか，リズムについても評価する。

> 顎：開口—閉口
> 口唇：突出—引き
> 舌：突出—後退，左右の側方運動

④筋緊張

目的

筋の緊張異常の有無を評価する。

方法

下記の運動に対し，他動運動時の抵抗の程度から，筋緊張の亢進あるいは低下の有無を評価する。

> 顎：他動による下顎の開閉
> 口唇：他動による口唇の伸長
> 舌：他動による舌の突出

■ 発話の検査

①明瞭度

コミュニケーションにおいて，聞き手が話しことばを理解している程度について，明瞭度で表される。明瞭度は単音節，単語，会話レベルそれぞれで異なる尺度により判定される。

a）発話明瞭度

目的

会話レベルでの明瞭度における構音障害の重症度は，発話明瞭度が指標とされることが多い。「会話明瞭度評定法」[3]では5段階の評価であった

が，伊藤ら[4]によって改変された「発話明瞭度」は，各段階の中間点を含む9段階で評価され，標準ディサースリア検査にも採用されている。

方法

自由会話や短文・長文の音読，情景画の説明などで得られた対象者の発話を9段階で評価する（**表5**）。短文や長文，情景画のサンプルは標準ディサースリア検査に含まれている。

実践!!

臨床に役立つアドバイス

発話明瞭度評価時の工夫

まずは5段階の会話明瞭度評定法で評価し，判断に悩む際に9段階の発話明瞭度を用いると評価しやすい。

---

b）100単音節発語明瞭度検査

目的

単音節レベルの明瞭度を評価する。

方法

日本語100音節のリスト（**表6**）を1音節約2秒の間隔で音読させ，録音する。複数名（5名）の聴取者が聴こえたとおりに書き取り，正しく聞き取れた音節を百分率で示し，その平均を音節明瞭度とする。詳細はp.86〜の「4章 器質性構音障害」で紹介する。

やってみよう

聴き取れなかった音の特徴を，構音点や構音方法，後続母音などについて解析してみよう。

表5 発話明瞭度と発話の自然度

発話明瞭度		発話の自然度	
1	よくわかる	1	全く自然である（不自然な要素がない）
1.5	1と2の間		
2	時々わからない語がある	2	やや不自然な要素がある
2.5	2と3の間		
3	聞き手が話題を知っていればわかる	3	明らかに不自然である
3.5	3と4の間		
4	時々わかる語がある	4	顕著に不自然である
4.5	4と5の間		
5	全く了解不能	5	全く不自然である（自然な要素がない）

（文献1より引用）

表6　100単音節発語明瞭度検査

	1	2	3	4	5	6	7	8	9	10
I	べ	みゅ	る	ず	の	ぽ	ちょ	せ	れ	ぎゅ
II	す	お	よ	ね	ぷ	ぱ	ちゅ	ぎゃ	ひ	ら
III	ぬ	しょ	ぞ	ぴゅ	ぴゃ	が	ご	ぼ	にゃ	む
IV	あ	ぴ	か	きゅ	じゃ	だ	ふ	そ	な	き
V	きゃ	じゅ	りゅ	びょ	は	わ	み	しゅ	ろ	ひゃ
VI	え	び	く	し	ひゅ	り	じ	びゃ	さ	め
VII	ゆ	ぴょ	へ	ぎ	こ	しゃ	ち	ひょ	ど	ちゃ
VIII	みょ	ほ	も	ぐ	りょ	にゅ	きょ	ぜ	け	ば
IX	びゅ	に	げ	た	じょ	い	みゃ	ま	や	と
X	ざ	つ	りゃ	て	ぎょ	ぺ	う	ぶ	で	にょ

c）単語明瞭度検査

目的

単語レベルの明瞭度を評価する。

方法

2～5モーラ語120語の単語リストを音読させ，録音する。複数名（3名）の聴取者が聴こえた通りに書き取り，正しく聴き取れた単語を百分率で示し，その平均を単語明瞭度とする。単語リストは伊藤らによって公表されている[5]。

②自然度

目的

プロソディーは明瞭度では評価しきれないため，発話の自然さについて「自然度」として評価する。

方法

発話明瞭度と同様に，対象者の発話から，自然度を5段階（**表5**）で評価する。

③構音の検査

a）オーラルディアドコキネシス（O-DDK）　動画2-3

目的

単音節の交互反復運動をできるだけ速く行わせて，構音器官の運動速度と規則性を評価する[6]。

方法

/pa//ta//ka/をそれぞれ5秒間できるだけ速く反復させ，1秒当たりの反復回数を測定する。発話速度に加え，リズムの乱れや構音の歪みについても評価し，構音点の違いによる比較も行う。

やってみよう

> 対象者が発話し始めてから時間と回数の計測を始めると，より正確に評価できる。

【引用文献】
1）西尾正輝：標準ディサースリア検査，インテルナ出版，2004.
2）日本臨床検査医学会包括医療検討委員会，ほか：臨床検査のガイドライン2005/2006，p.24，日本臨床検査医学会，2005.
3）田口恒夫 編：新訂言語障害治療用ハンドブック，日本文化科学社，1996.
4）伊藤元信：単語明瞭度検査の感度. 音声言語医学，34（3）：237-243，1993.
5）伊藤元信：成人構音障害者用単語明瞭度検査の作成. 音声言語医学，33（3）：227-236，1992.
6）西尾正輝，ほか：Dysarthriaにおける音節の交互反復運動. 音声言語医学，43（1）：9-20，2002.

＊O-DDK：oral diadochokinesis

第3章

機能性構音障害

3章 機能性構音障害

1 機能性構音障害の特徴

1 機能性構音障害の定義

- 器質性構音障害，運動障害性構音性障害と比べて，機能性構音障害はその原因が明確ではないことが特徴である

　機能性構音障害は，阿部[1]によると，「構音器官に構音障害の原因になるような形態的異常や神経・筋などの異常が認められないにもかかわらず構音に誤りが認められるもの」とされており，今井[2]は「構音器官の形態や機能，聴力，知的能力，言語発達において問題がなく，特定の原因が明らかでない構音障害」としている。白坂ら[3]は，そのように原因が明らかでないにもかかわらず，「構音の獲得が遅かったり，誤った音を獲得してしまったりする場合」だとしている。つまり，機能性構音障害は，「年齢などを考えると一般的には認められない音の誤りを認めるが，一方で，その原因について明確に指摘することが難しい構音障害」であるといえる。主に発音を獲得していく途上で指摘され，その誤り音は**発音**の**未熟さ**や**誤学習**によるものと考えられている。

臨床に役立つアドバイス

臨床現場での機能性構音障害
　今井[2]によると，臨床現場における機能性構音障害は，「境界領域の知的障害，発達障害，舌小帯短縮症・咬合異常など軽微な器質的異常を伴う子どもなどが取り込まれているのが現状」とされている。また弓削ら[4]は聴覚入力，語音弁別，音韻認識，構音器官の運動などをその要因として検討している。つまり，機能性構音障害は原因が不確定とされるが，なんらかの要因（複数要因の重複含む）が関与することにより生じていると考えられている。臨床現場ではより広い視野でクライアントとかかわることが重要である。

2 構音と音韻の発達

- 発声発語器官の発達に伴い，徐々に構音が獲得されていき，それと並行するように，音韻知覚も整っていく

構音の発達順序

　第1章に示したように，正しい構音の発達とは，発声発語器官の発達とともに日本語の音韻（おおよそ100種類以上）を区別して発音することである。母音は子音と比べて3歳ごろには獲得される傾向にあるが，子音の獲得にはある程度の順序があると指摘されている（**表1**）。口唇の動きを目で見て取れる［m,p,b］などの両唇音や［t,d］は比較的早期に獲得される傾向があるが，［k,h,ç］や［s,ɕ］や［ɾ］などはそれよりも遅い。そして，

[ts][dz]は最も遅い獲得となる傾向がある。対象児の現状を評価する際には，個人差も含めて構音獲得の順序を考慮する必要がある。

音韻知覚

構音によって発音された音声を日本語のことばとして認識するためには，そこに**音韻**を知覚する必要がある。例えば，[so]から日本語の「そ」という音韻を，[ɸɯ]から日本語の「ふ」という音韻を知覚しなければならない。またそのように個々の音韻知覚が確立することによって，その音声がいくつの音韻(**モーラ数**)で構成されている語であるかを認識できるようになる([taiko]=「た，い，こ」，[maru]=「ま，る」など)。

音声に対して正しい音韻知覚が行われているかどうかは，しりとり遊びやモーラ数に応じて手を叩く，一歩進むなどのことば遊びの可否から判断できる。**撥音「ん」**や**促音「っ」**，**長音「ー」**や2つの母音が連続する音声は普通の音韻と比べてその知覚が不安定となる傾向があるが[7]，おおよそ4歳あたりを目安に獲得されると考えられている。

表1　子音の獲得時期(90％以上正しく構音される時期)

年齢(歳：カ月)	高木ら	野田ら	中西ら
3：0～3：5	w, j, m, p, b, t, d, g, tɕ(tʃ), dz(dʒ)	j, h, m, t, tɕ(tʃ)	―
3：6～3：11	f, n	p, k, g, dz(dʒ)	―
4：0～4：5	ç, h, k	h, ç, n, r	w, j, h, ç, p, b, m, t, d, n, k, g, tɕ(tʃ), dz(dʒ)
4：6～4：11	―	w, d	ɕ(ʃ)
5：0～5：5	―	s	s, ts
5：6～5：11	dz	ɕ(ʃ), ts, dz	dz, r
6：0～6：5	*	―	―

＊s, ɕ(ʃ), ts, rは6歳半までには90％以上正とはならない
編集部注：文献6では旧表記ʃ, tʃ, dʒが使用されているため，ɕ(ʃ), tɕ(tʃ), dz(dʒ)と現在の表記とともに記載した。
(文献5, 6をもとに作成)

3　音の誤り

- 3つの誤り方のタイプがある
- すべての誤りが異常ではなく，正常範囲内の誤りもある

音の誤りの様相は以下の**表2**の3つの分類により記述される。またこのような音の誤りについて，その背景を考慮して2つの観点で解釈する(**表3**)。

3章　機能性構音障害

表2　音の誤り

種類	特徴	例
省略	子音部分が省略される。 その結果，母音のみに聞こえる。	/ta/ → /a/，/si/ → /i/
置換	子音部分が他の子音に置き換えられる。 その結果，他の音韻に聞こえる。	/ta/ → /sa/，/si/ → /hi/
歪み	発音しているが，その音を日本語の音韻として聞き取れない。	/ta/ → ?，/si/ → ?

※これらは通例，聴取者（言語聴覚士）の聞こえを基にして分類される。

表3　音の誤りの解釈の観点

発達の途上で生じた一般的な誤り	未熟構音（「幼児語」，「赤ちゃんことば」など）といわれる。自然に改善していく傾向がある。
特異な構音操作を誤学習した誤り	日本語の構音・音韻では用いない構音を行うなど，通常の構音発達から逸脱している状態。異常構音という。

4　発達途上の音の誤り

- 音の誤りのうち，正常発達のなかでみられ，自然と消失する誤りがある
- 構音レベルでは，未熟構音，音韻レベルでは音韻配置の誤りという

未熟構音

子どもたちは発声発語器官の発達に伴って自身の構音を操作して，日本語を母国語として話すための構音と音韻の関係を体系的に捉えていく。その途上においては，部分的な構音の**省略**や既知の音との**置換**，構音の不安定さによる**歪み**が存在する時期がある。そのような発達途上の誤り音には**表4**のような傾向がみられる[8]。椅子[isɯ]を「いしゅ」[iʃɯ]，「つみき」[tsɯmiki]を「ちゅみき」[tʃɯmiki]，机[tsɯkɯe]を「ちゅちゅえ」[tʃɯtʃɯe]などである。

多くの場合，これらは年齢が上がるにつれて自然と消失していく傾向にあるため，発展途上の一時的な様相であり**未熟**として捉える。ときに年齢に比べて残存してしまうことがあり，機能性構音障害として扱われることがある。

音韻配置の誤り

一方，音韻レベルでの誤りも散見される（**表5**）。これらは未熟構音のような構音（発声発語器官の動き）の誤りではなく，**音韻配置**のエラーとされ，**脱落**や**付加**，**配列の誤り**（**音位転換**）などがあるとされる。通例，発達に伴って消失する傾向にある。

表4　発達途上の構音の誤り

音	誤り方
s	t, tʃ, ʃへの置換
ts	t, tʃへの置換
dz	d, dʒへの置換
ʃ	tʃへの置換
r	d, j, wへの置換，省略
k	t, tʃへの置換
g	d, dʒへの置換
h, ç, ɸ	省略

（文献8より引用）

表5　音韻配置の誤り

脱落	シートベルト → シーベルト
付加	さかむけ → さかさむき まっかっか → まかまか
配列の誤り (音位転換)	エレベーター → エベレーター ヒマラヤ → ヒマヤラ あいかわらず → あいからわず ぎゅうにゅう → にゅうぎゅう

5　発達途上ではない音の誤り(異常構音) [1, 9, 10]

● 音の誤りのうち未熟構音や音韻配置の誤りではなく，異常構音として指摘される構音がある。それぞれの構音の様相について概略をおさえる

声門破裂音(glottal stop)

　IPAでは[ʔ]で示される音である(**図1**)。この[ʔ]自体は母音間の促音「っ」や語頭母音の明確化の役割として正常例でも使用している。しかし，例えば「た」のための[t]（無声歯茎破裂音）を声門破裂音で行うと，対話者が「た」を知覚できない。聴覚的な印象としては喉で力んで作る破裂音であり，両唇や歯茎，軟口蓋での破裂音を喉で代償的に構音する形で出現する。そのため，本来の発音で予定された口唇や舌の動きが少ない。

咽(喉)頭摩擦音，破擦音，破裂音(図2)

　咽(喉)頭摩擦音(pharyngeal fricative)はIPAにあり，言語によっては使用する音である。日本語においても[ho]などを強めて発音される際に見受けられる。しかし，咽(喉)頭摩擦音含め破擦音(affricative)，破裂音(plosive)ともに日本語の音韻と対応していない音であるため，発音しても明確な音韻は知覚されない。聴覚印象としては喉で力んだような音となり，歪んだカ行音，ガ行音として聴取される。構音位置が舌根や喉頭蓋あたりと咽頭後壁の間へ移行しているため，

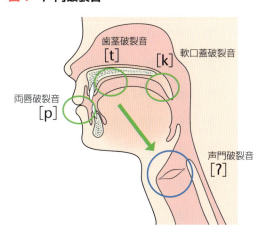

図1　声門破裂音

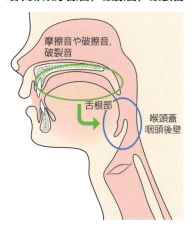

図2　咽(喉)頭摩擦音，破擦音，破裂音

発音時に舌尖部があまり動かず、舌は後方へ引かれる傾向がある。

側音化構音（lateral articulation）

IPAでは摩擦音と接近音にそれぞれ側面摩擦音、側面接近音があり、舌の正中ではなく側面を用いて発音する記号がある（図3）。異常構音としての促音化について阿部[1]は、「舌の後方の舌縁で音がつくられるが、舌が口蓋に接しているためその音声や呼気が口腔の中央から出られず側方から出る歪み音である」としている。聴覚印象としては呼気が側方を通過することによる歪み音とともに調音位置が口腔後方へ移行した音として聴取される傾向がある（表6）。舌位が高くなる [i] に伴うことが多く、拗音や [s,ts,dz] に生じやすい。

発音時に代償的に口角や下顎が側方へ偏位（偏倚）することもあり、鼻息鏡を口唇直前に構えて発声させることにより、側方の呼気流出を確認することができる。

口蓋化構音

構音位置が硬口蓋のほうへ移動している状態を口蓋化構音（palatalized articulation）とよび、IPAでは「(硬)口蓋化」という記号 [ʲ] で示される。日本語にもこの口蓋化は子音のイ段および拗音に生じている。一方、異常構音としての口蓋化構音（図4）は、そのような通例の口蓋化よりも大きく調音位置の移動が生じた状態を指す。聴覚印象としてタ行音（歯茎音）がカ行音（軟口蓋音）に、ダ行、ラ行、ナ行（有声歯茎音）などがガ行音（有声軟口蓋音）に、サ行（歯茎摩擦音）がハ行音（声門摩擦音）に近い音へ聴取されることもある。発声時には歯茎音を操作する舌先の動きに乏しく、舌背の挙上が観察される。

鼻咽腔構音

鼻咽腔構音（nasopharyngeal articulation）はIPAに該当する記号がなく、どの言語においても使用しない構音といえる。軟口蓋あるいは口蓋垂を用いて上咽頭部（鼻腔と咽頭を分けるあたり）で摩擦音、あるいは破裂音を生成する構音であるとされ（図5）、呼気あるいは音は鼻腔から

表6　側音化による音の置換

ターゲット音と構音位置		側音化後の聴覚印象と構音位置	
シ	歯茎	ヒ	硬口蓋音
チ	歯茎〜硬口蓋	キ	軟口蓋音
ジ	歯茎〜硬口蓋	ギ	軟口蓋音

図3　側音化構音

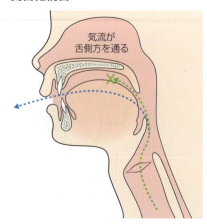

図4　口蓋化構音

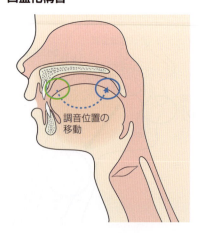

放出される(詳細は文献11を参照)。聴覚印象としては特徴的な鼻音となり,「ン」や「クン」などとして聴取される。イ列音,ウ列音およびサ行,ザ行に多い傾向があり,促音化構音と同様に口腔内の狭小化に刺激された異常構音とも考えられる。発音時に鼻渋面を伴うことがある(筆者の経験からも正常構音と比べむしろ発音が難しい)。

未熟構音が残存し,ある程度習慣化されている場合が多い。異常構音としては側音化構音が最も多い傾向があり,また声門破裂音や咽(喉)頭摩擦音,破擦音,破裂音,口蓋化構音もみられる。

冒頭の定義で述べたように,機能性構音障害は器質的な異常や神経・筋などの明確な原因を伴わないため,多くの症例にその改善を期待できると考えられる[1-3, 9, 10]。

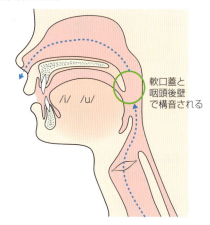

図5　鼻咽腔構音

軟口蓋と咽頭後壁で構音される

【引用文献】

1) 阿部雅子:構音の臨床基礎知識と実践マニュアル 改訂第2版,金原出版,2008.
2) 今井智子:小児の構音障害 多様性への対応. 音声言語医学,57(4):359-366,2016.
3) 白坂康俊,熊田政信:言語聴覚士のための機能性構音障害学,医歯薬出版,2012.
4) 弓削明子,吉村貴子:小児の機能性構音障害の要因に関する文献的考察. 健康医療学部紀要,5,1-10,2020.
5) 中西靖子,ほか:構音検査とその結果に関する考察. 特殊教育研究施設報告,1:1-41,1972.
6) 今井智子:構音(音韻)の発達. Crosslink言語聴覚療法学テキスト 発声発語・摂食嚥下の解剖・生理学,p.82-86,メジカルビュー社,2022.
7) 伊藤友彦,辰巳　格:特殊拍に対するメタ言語知識の発達. 音声言語医学,38(2):196-203,1997.
8) 加藤正子,ほか 編著:第4章 機能性構音障害児の評価と指導. 特別支援教育における構音障害のある子ども理解と支援,p.64,学苑社,2012.
9) 今井智子:XI 発声発語障害学 2 小児構音障害. 言語聴覚士テキスト 第3版,p.210,医歯薬出版,2012.
10) 緒方裕子:第3章 発話障害(構音障害と発語失行) 2 発話障害の評価と訓練. 標準言語聴覚療法学 発声発語障害学 第3版,p.144-155,医学書院,2021.
11) 阿部雅子:鼻咽腔構音(いわゆる鼻腔構音)の病態 —音の分析と構音動態の観察—. 音声言語医学,28(4):239-250,1987.

3章 機能性構音障害

2 機能性構音障害の評価・診断

1 発達・心理・社会的側面の検査

- 構音障害の評価では，構音の評価のみならず，情報収集の要となる問診，構音に関連する発達・心理・社会的側面の検査，聴力検査などを施行し，病態を正確に把握することに努める必要がある
- 問診は多くの情報を収集できるだけでなく，家族や対象児とのラポート形成にも重要な役割をもつ．慎重にかつ丁寧に行うことが望ましい

問診

問診では家族からの情報収集に加え，対象児とのフリートークからも多くの情報を収集することができる．

家族から収集すべき情報としては，主訴，現病歴，既往歴，発達歴（始語や2語文，歩始の時期，これまでの哺乳や摂食などの状態など），家族構成，同居家族に難聴者や言葉に問題を抱える家族がいるか否か，などがある（表1）．

対象児とのフリートークでは，主訴となる構音障害のチェックに加え，発話明瞭度や共鳴の状態，プロソディー，嗄声の有無，通常の声の大きさで聴き取りは可能か，言語のみでコミュニケーションが成立するか否か，会話の際に視線は合うか，着席などの指示に従うことができるか，などを観察するとよい．また同時に色や数，動物が書かれた絵本などを使用し，呼称やポインティングなどを行うことにより，さらに多くの情報を収集できる．対象児とのフリートークは，情報を収集する以外にも，対象児の緊張をほぐし，ラポートを形成するために重要である．

また，入室時から対象児の行動や親子間でのやりとりなども注意深く観察するとよい．さらに，対象児本人が発音の誤りに気付いているか，友達から指摘されたりからかわれたりするなどの経験がないかも確認する．周囲からの指摘を親

表1 家族から収集すべき情報

①主訴
②現病歴
③既往歴
④発達歴：始語，2語文，始歩，これまでの哺乳や摂食などの状態
⑤家族構成：同居家族に難聴者やことばに問題を抱える家族がいるか否か

実践!! 臨床に役立つアドバイス

嗄声を見逃さないようにしよう

機能性構音障害の精査加療目的で言語聴覚士に紹介される対象児のうち，小児声帯結節を認める症例も少なくない．嗄声を認める場合は可能な限り耳鼻咽喉科医師に喉頭内視鏡検査を依頼し，声帯の状態を確認するとよい．小児声帯結節を認めた場合は，適宜音声訓練を行う．

補足

小児の機能性構音障害の訓練では，同時期に歯科矯正が開始されることも少なくない．そのため，問診では歯科の通院状況なども聞き取っておくとよい．矯正器具の種類によっては訓練に影響を及ぼすこともあるため，筆者は適宜歯科医と情報を共有しながら，構音訓練の進捗状況に応じて歯科矯正の時期を決めてもらうようにしている．

に話していない対象児もいるため，必ず親だけでなく，対象児自身にもそのようなエピソードがないか確認する。

発達・心理・社会的側面の検査

　構音障害の評価では，構音の誤りが発達途上の誤りによるものか，言語発達の遅れや知的な遅れによるものか否かを判定する必要がある。そのため，言語発達の遅れや知的な遅れが疑われる場合は，適宜，知能検査や発達検査，心理検査などを行う。また，構音障害を主訴に来院する対象児のなかには，随意的な運動発達に問題を抱える症例が存在することが少なくない。随意運動発達検査を施行することにより，随意運動の発達の状態を分析することが可能である。

　心理・社会的側面の検査のうち，代表的な検査を**表2**に示す。知能検査としてWISC-V知能検査，発達検査として新版K式発達検査，言語発達検査として国リハ式＜S-S法＞言語発達遅滞検査やPVT-R絵画語い発達検査，心理検査として改訂版随意運動発達検査などがある。

■ WISC-V知能検査

　Wechsler児童用知能検査（WISC）の最新日本版である。5歳0カ月～16歳11カ月の子どもの知能を測定する検査で，特定の認知領域の知的機能を表す主要指標得点と全般的な知能を表す合成得点，子どもの認知能力およびWISC-Vの成績について付加的な情報を提供する補助指標得点について算出する。

■ 新版K式発達検査

　0歳～成人を対象とする検査で「姿勢・運動領域」「認知・適応領域」「言語・社会領域」「全体的領域」の4つの領域における発達年齢と発達指数を求める検査である。

■ 国リハ式＜S-S法＞言語発達遅滞検査

　言語発達レベル1歳前後～小学校就学前までを対象とするが，言語記号未修得児の言語習得以前の検査も可能である。言語行動を「言語記号」「コミュニケーション態度」「基礎的プロセス」の3側面から捉えており，言語行動全体の包括的な評価として成り立っている。

■ PVT-R絵画語い発達検査

　3歳～12歳3カ月を対象とする検査で，基本的な語いの理解力の発達度を短時間で測定する検査である。4コマの絵のなかから，検査者の言う単語にふさわしい絵を選択させる手法を用いる。

■ 改訂版 随意運動発達検査

　2歳0カ月～6歳11カ月を対象とする検査である。検査者が運動パターンを幼児に掲示し，それを模倣させることによって随意運動の発達特徴を評価する検査である。「手指」，「顔面・口腔」，「躯幹・上下肢」の各領域について，意図的に身体部位を操作する運動機能の発達状態を調べる。課題ごとに健康児の90％が通過する基準年齢が示されており，課題の可否によって健常発達からの逸脱傾向をつかむことができる。検査結果は領域別に記入できるため，領域間差の検討が可能である。

表2　心理・社会的側面の検査

	検査名
知能検査	WISC-V知能検査
発達検査	新版K式発達検査
言語発達検査	国リハ式＜S-S法＞言語発達遅滞検査
	PVT-R 絵画語い発達検査
心理検査	改訂版 随意運動発達検査

＊WISC　Wechsler intelligence scale for children

聴力検査

構音の評価を行う際，聴力障害の有無について調べることも重要である．初回評価時に耳鼻咽喉科医師の診察と標準純音聴力検査を施行することが望ましい．軽度・中等度の難聴では日常会話が可能で，難聴が見過ごされている症例も存在するので注意が必要である．

> **補足**
> 軽度の難聴であっても，/s/など高音域の音は聴き取りづらく，発音に影響を受けることがある．発音の問題を主訴に筆者の施設を受診した就学後の対象児に高音域の難聴が発見され，補聴器装用につながった症例もある．難聴が見過ごされている症例を発見するためにも，初診時に聴力検査を行っておくことが望ましい．

2　音韻および構音の検査

- 構音の検査では，構音の誤りの有無を評価するだけでなく，誤りが正常な構音発達の範疇に入るか否かを評価し，自然治癒の可能性や言語聴覚士介入の必要性について判断する必要がある
- 構音検査では，検査後に結果を解析し，構音訓練の方針について具体的な方針を定めることが重要である

音韻処理能力の検査

音韻処理能力には，音の弁別，音の同定，音韻の分解，音韻数の把握，音の位置の把握などがあり，これらの能力を獲得していることが機能性構音障害の訓練の必須条件である[1]．通常，機能性構音障害で音韻処理過程に問題を生じることは少なく，これらに問題がある場合は言語発達の遅れが原因であることが多い．よって，本項では臨床場面でよく用いられる音の弁別および音の同定の検査について述べる．

■音の弁別検査

音の弁別とは，提示された2つの音を聴き，その音が同じか別の音か判断する能力のことである．

> **目的**
> 目的の音と誤って産生されている音とのペアで評価を行い誤りを認めた場合，音の弁別訓練を行う必要があると判定する．

> **方法**
> 例：/hasami/が/hatami/になる場合，以下の要領で/s/と/t/のペアを用いて評価を行う．
> ①対象児に提示された2つの音が同じか否かを答える課題であることを理解させる．
> ②「〇」「×」と記載された紙を用意し，言語聴覚士が音を提示する．
>
> 音節や語レベルでは目的の音素以外の部分はまったく同じ対（ミニマルペア）である必要がある．
>
> 音素レベル：/s/　/t/
> 音節レベル：/sa/　/ta/
> 語レベル：/saka/　/taka/
>
> ③提示された音が同じであれば「〇」を，異なれば「×」を指さしてもらう．

■音の同定検査

音の同定とは，聴いた音を同定する能力のことである．臨床では，音の弁別検査に先行して，音の同定検査を行うことが多い．

目的

前述の音の弁別検査を行う。

方法

①言語聴覚士が発音した音に該当する文字を指さす課題であることを対象児に理解させる。
②言語聴覚士が発音した文字に該当する文字を指さしてもらう。

　文字を未習得の場合は、言語聴覚士が発音する文字を単語に変え、絵カードを提示する形で対応するとよい。

発声発語器官の検査

　機能性構音障害では、発声発語器官に器質的な異常がないことを確認する必要がある。

■ 形態異常の鑑別（表3）

　鼻や口唇、舌に形態異常がないかを確認し、硬口蓋や軟口蓋は瘻孔の有無について確認しておく。また、上顎歯列弓の変形や歯牙の欠損、反対咬合などの咬合異常も確認しておくことが望ましい。粘膜下口蓋裂の形態的な特徴である**軟口蓋筋層の断裂、二分口蓋垂、硬口蓋の骨欠損（Calnanの3徴候**[2]**）**も必ず確認しておく。

■ 運動障害の鑑別（表3）

　口頭による指示のみでは検査課題の遂行が困難なことが多いため、言語聴覚士が見本を提示しながら評価を行うとよい。

目的

　鼻呼吸が可能か否か、口唇の運動では口唇の突き出し・横引きの動作、舌の運動では挺舌や挙上および左右口角への接触について評価を行う。

方法

　舌の挙上を評価する際は、下顎で舌の運動を代償している場合があるので、開口した状態で舌のみを挙上させるように注意する。特に舌は挺舌させた際に下口唇を越えるか、舌尖がハー

表3　形態異常，運動障害の鑑別

形態の評価	運動機能の評価
鼻	鼻呼吸は可能か
口唇	口唇の突き出し，横引き
舌	挺舌，挙上，左右運動
硬口蓋	
軟口蓋	発声時の軟口蓋の挙上の状態
歯（上顎歯列弓の変形，歯牙の欠損，咬合異常など）	

ト型になっていないかなど、**舌小帯短縮症**の特徴を呈していないかどうか確認しておく。

　軟口蓋の運動では/a/と発声させた際の軟口蓋の挙上（硬口蓋後端の高さまで軟口蓋が挙上するか否か）も評価する。鼻咽腔閉鎖機能は、**ブローイング検査（ソフトブローイング，ハードブローイング）**と、**鼻息鏡**を使用して発声時の呼気の鼻漏出をチェックする方法がある。

> **補足**
> 　機能性構音障害を主訴に受診した症例であっても、器質的構音障害も視野に入れた評価を行うことが重要である。筆者は、機能性構音障害で紹介された就学後の症例で、粘膜下口蓋裂が見過ごされていた症例を経験したことがある。評価の際はさまざまな疾患を考慮して慎重に行う必要がある。

> **学習の要点**
> 　粘膜下口蓋裂は軟口蓋の粘膜下における口蓋帆挙筋の断裂として定義されており、Calnanが提唱した3徴候が典型的な粘膜下口蓋裂の臨床所見として知られている[3]。

構音検査

　わが国で広く用いられている**新版 構音検査**[4]は、日本音声言語医学会と日本聴能言語学会（現：日本コミュニケーション障害学会）の検査法委員会で作成された構音検査法である。

目的

　「言語臨床の場で構音障害の評価・診断・構音訓練の適応を判断し、構音訓練の内容について具体的方針を得ることを目的とする」[4]。

方法

検査は，①会話の観察，②単語検査，③音節検査，④音検査，⑤文章検査，⑥構音類似運動検査の順に実施する。

①会話の観察

会話における構音の特徴および声・プロソディー，会話明瞭度を評価する。被検者と簡単な会話を行い評価する（**図1**）。構音の特徴，声・プロソディー，会話明瞭度，その他，気になった点があれば記述する。

②単語検査（図1）

単語レベルで構音の状態を評価する。自発による反応で評価することが望ましい。自発での呼称が難しい場合は復唱で行う。音の正誤に加え，誤りの種類や誤り音における構音操作の特徴および語内位置による誤りの起こり方や誤り方の一貫性をみる[4)]。検査語は50語で構成されており，絵カードで提示し評価する。

③音節検査（図2）

音節レベルでの構音の状態を評価する。単語検査で誤りを認めた音を中心に評価を行う。音

節単位で復唱させて評価する。

④音検査（図2）

音節検査で正しく産生されなかった音について評価を行う。音に注意を向けた状態で復唱させ，正しく産生できるか否か（被刺激性の有無）についても確認する。

⑤文章検査（図3）

文レベルでの構音の状態を評価する。自然な発話速度で聞かせた後に復唱させる。用いる文章は被検者の状態に合わせて，①の文と②の文の両方あるいはどちらか1つを用いて行う。文章は区切らずに提示するが，聴覚把持力に合わせて区切って行ってもよい。区切った場合は，区切った箇所に印をつける。復唱に応じない場合は付録の文章検査用絵カードを提示して復唱させる。

⑥構音類似運動検査（図4）

目的の音の構音操作に類似した構音器官の構えや動作を随意的に行うことが可能か評価する。評価の対象は音ではなく，構音器官の構えと動作である。単語検査，音検査および音検査で

図1　単語検査

新版　構音検査		

氏　　名：	1．会話の観察
実　　施：　　年　　月　　日	① 構音の特徴
生年月日：　　年　　月　　日	② 声・プロソディ
年　　齢：　　歳　　月	③ 会話明瞭度（ 1　2　3　4　5 ）
検　査　者：	④ その他

2．単語検査

1 paNda	2 poketto	3 basu	4 budo:	5 mame	6 megane	7 mikaN	8 taiko
9 toke:	10 terebi	11 deNwa	12 naiteru	13 neko	14 niNdʑiN	15 kani	16 koppu
17 ke:ki	18 kutɕi	19 kiriN	20 gakko	21 gohaN	22 gju:nju:	23 sakana	24 sora
25 semi	26 suika	27 tsukue	28 dzo:	29 dzuboN	30 ɕiNbuN	31 tɕo:tɕo	32 tɕi:sai
33 dzaNkeN	34 dzu:su	35 dziteNɕa	36 Φu:seN	37 ɕiko:ki	38 happa	39 hasami	40 rappa
41 robotto	42 re:dzo:ko	43 riNgo	44 jakju:	45 jukidaruma	46 aɕi	47 aɕiru	48 eNpitsu
49 usagi	50 inu						

特記事項：　器質性要因　運動性要因　聴覚性要因　発達障害　知的障害

【千葉テストセンター】シート1

（文献4より転載）

図2 音節検査，音検査

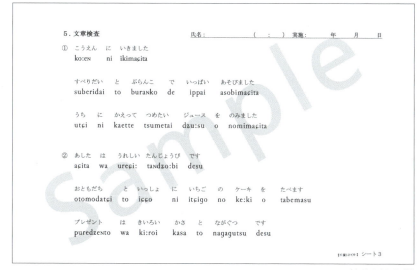

3．音節検査　　氏名：　　（　：　）　実施：　　年　　月　　日

	破裂音（無声）	構音操作	破裂音（有声）	構音操作	鼻音	構音操作
唇	pa po pe pu pi pja pjo pju		ba bo be bu bi bja bjo bju		ma mo me mu mi mja mjo mju	
舌先 歯茎	ta to te		da do de		na no ne nu ni nja njo nju	
奥舌 軟口蓋	ka ko ke ku ki kja kjo kju		ga go ge gu gi gja gjo gju			
	摩擦音（無声）		破擦音（無声）		破擦音（有声）	
舌端 歯茎	sa so se su		tsu		dza dzo dze dzu	
前舌 歯茎硬口蓋	ɕa ɕo ɕu ɕi		tɕa tɕo tɕu tɕi		dʑa dʑo dʑu dʑi	
唇	Φu		弾音		接近音	
前舌 硬口蓋	ça ço çu çi		ra ro re ru ri		唇 wa	
声門	ha ho he aha oho ehe uΦu içi		舌先 歯茎 rja rjo rju ara oro ere uru iri		前舌 硬口蓋 ja jo ju	
					母音	
					a o e u i	

4．音検査

音声見本	反応	音声見本	反応

【千葉テストセンター】シート2

（文献4より転載）

図3 文章検査

5．文章検査　　氏名：　　（　：　）　実施：　　年　　月　　日

① こうえん　に　いきました
ko:eɴ　ni　ikimaɕita

すべりだい　と　ぶらんこ　で　いっぱい　あそびました
suberidai　to　buraɴko　de　ippai　asobimaɕita

うち　に　かえって　つめたい　ジュース　を　のみました
utɕi　ni　kaette　tsumetai　dzu:su　o　nomimaɕita

② あした　は　うれしい　たんじょうび　です
aɕita　wa　ureɕi:　taɴdzo:bi　desu

おともだち　と　いっしょ　に　いちご　の　ケーキ　を　たべます
otomodatɕi　to　iɕɕo　ni　itɕigo　no　ke:ki　o　tabemasu

プレゼント　は　きいろい　かさ　と　ながぐつ　です
puredzeɴto　wa　ki:roi　kasa　to　nagagutsu　desu

【千葉テストセンター】シート3

（文献4より転載）

正しく産生された音に該当する課題は施行しなくてよい。

補足

被刺激性

正しい音を聴かせる，言語聴覚士の構音操作に注目させる，構音操作を説明するなどして構音に変化が生じるか確認する。正しく発音できた場合は「被刺激性あり」とする。筆者は単語検査や音節検査でも被刺激性を確認している。音検査以外でも被刺激性について適宜確認することで，より多くの情報を得ることができる。

図4　構音類似運動検査

構音位置	音		課題と実施方法	評価項目の結果	課題の判定結果 1回目	2回目
口唇	φ	1	検者の手のひらを吹く	口唇の狭め(できる・できない)、呼気流出(できる・できない)		
	p・b	2	口唇を閉鎖して、呼気をため破裂させる	口唇閉鎖(できる・できない)、呼気ため(できる・できない)、両唇で破裂(できる・できない)		
		2-1	2ができない場合、頬をふくらませる、ふくらませた頬を自分で押して破裂させる	頬をふくらます(できる・できない)、両唇で破裂(できる・できない)		
	m	3	口唇をとじて、そのまま声を出す(ハミング)	口唇閉鎖(できる・できない)、鼻音(できる・できない)		
舌	s・ɕ	4	上下顎前歯の間から舌を平らに出し、舌と上顎前歯の狭めを作り、呼気を正中から出す	舌挺出・舌平ら(できる・できない)、舌と上顎前歯の狭め(できる・できない)、正中からの呼気流出(できる・できない)		
		4-1	4ができない場合、上下顎前歯の間から舌を平らに出し狭めをつくる	舌挺出・舌平ら(できる・できない)、舌と上顎前歯の狭め(できる・できない)		
		4-2	4-1ができない場合、上下顎前歯の間から舌を平らにだし、維持する	舌挺出・舌平ら・維持(できる・できない)		
	t・d	5	上下顎前歯の間から舌を平らに出し、閉鎖を作り破裂させる	舌挺出・舌平ら(できる・できない)、舌と歯(茎)の破裂(できる・できない)		
		5-1	5の破裂ができない場合、上下顎前歯の間から舌を平らに出して閉鎖をつくり、下顎を連続開閉する	舌挺出・舌平ら・維持(できる・できない)、開閉2回以上(できる・できない)		
		5-2	5-1ができない場合、上下顎前歯の間から舌を平らに出し、維持する	舌挺出・舌平ら・維持(できる・できない)		
	n	6	上下顎前歯の間から舌を平らに出し、閉鎖した状態で声を出す	舌挺出・舌平ら(できる・できない)、鼻音(できる・できない)		
	r	7	開口したまま舌先を挙上させ、舌先を上顎前歯の裏につける	開口(できる・できない)、舌先の挙上(できる・できない)		
	k・g	8	開口したままで[シー]をいう	開口維持(できる・できない)、奥舌の挙上(できる・できない)		
喉頭	h	9	開口して「ハーッ」と強く息をはく	「ハーッ」と強く息をはく(できる・できない)		

6. 構音類似運動検査　氏名：　　　（　；　）　実施：　年　月　日

【千葉32トセケト】シート4

（文献4より転載）

■音の誤りの種類および記述方法

構音検査の結果は，国際音声学会（International Phonetic Association）によって制定された国際音声字母（IPA）を用いて記載する。音の誤り方には，省略・置換・歪みなどの誤り，特異な構音操作による誤り，語の音の配列の誤りなどがある。

①省略・置換・歪み

構音検査で，省略，置換，歪みを認めた場合，検査用紙には以下のように記載する。

a）省略

子音が抜けて後続の母音のみが聴取される。

記載例：[t]の省略　たいこ[taiko]→[taiko]

b）置換

音が他の音に変わって聴取される。

記載例：[k]の置換　たいこ[taiko]→[taiko]

c）歪み

省略，置換のいずれにも分類されない誤り。

記載例：[k]の歪み　みかん[mikaɴ]→[mikaɴ]

tに近い歪み

②特異な構音操作による誤り（異常構音）

a）声門破裂音

b）咽（喉）頭摩擦音・破擦音

c）咽頭（喉）破裂音

d）口蓋化構音

e）側音化構音

f）鼻咽腔構音

各異常構音の詳細はp.44「機能性構音障害の特徴」を参照。

③語の音の配列の誤り

音韻発達の未熟さから，語の音の配列や音節構造の誤りを認めることがある。これは，個々の音が産生できない構音の誤りとは異なり，以下のようなものがある。

a）音位転換

b）音の同化

c）音節の脱落

d）音の付加

④無反応の場合

対象児が無反応の場合は「NR」と記載する。

＊IPA：international phonetic alphabet

■実施場所および記録方法

静かな場所で実施する。被検者の注意を乱すものがないような場所で実施し，評価の再確認のためにも録音や録画をすることが望ましい。

■結果の分析

検査後は結果を分析し，構音障害の診断，構音訓練の適応，訓練計画立案のための具体的指針を得る。まず単語検査の分析を行い，その結果を他の検査結果と併せて分析し，まとめるとよい。

①単語検査の分析

単語検査まとめ1（図5），単語検査まとめ2（図6）のシートを用いて結果を分析する。具体的には，誤りの有無や誤り音の種類，誤り方，**正誤の一貫性**と**誤り方の一貫性**，正誤および誤り方と音声環境，誤り音にみられる特異な構音操作，音声学的特徴を分析する[4]。

②単語検査の結果と音節検査，音検査，文章検査との比較

単語検査の結果と音節検査，音検査，文章検査の結果を比較する。

③単語検査と構音類似運動検査結果との比較

単語検査と構音類似運動検査の結果を比較する。

④総まとめ

①～③の結果および会話の観察，発達の視点からの特徴，発話の明瞭性，その他の情報（その他の発話特徴，関連要因，検査時の様子，態度など）を総合的に検討し，方針を立てる[4]（図7）。

■検査時の留意点

①検査の際は，音の正誤のみでなく，調音位置や調音点などを目視で確認することも重要である。

例：側音化構音の症例：発音の際に口唇の運動に注目する。

図5 単語検査まとめ1

単語検査まとめ1　　氏名：　　　（　：　）実施：　年　月　日

破裂音（無声）

	pa	po	pe	pu	pi
唇	1	2			
	38			16	48
	40				

	ta	to	te
舌先/歯茎	8	9	10
	2	12	
	41	35	

	ka	ko	ke	ku	ki	kju
奥舌/軟口蓋	15	16	17	18	19	
	7	8	2	27		44
	23	13	9		37	
	26	20	33		45	
	37					
	42					

破裂音（有声）

	ba	bo	be	bu	bi
唇	3				4
	29	30	10		
	41				

	da	do	de
舌先/歯茎			11
	1	4	
	45		

	ga	go	ge	gu	gi	gju
奥舌/軟口蓋	20	21				22
	6	43		49		

鼻音

	ma	mo	me	mu	mi
唇	5		6		7
	45	5		25	
	39				

	na	no	ne	nu	ni	nju
舌先/歯茎	12		13		14	
	23	6	50	15	22	

摩擦音（無声）

	sa	so	se	su
舌端/歯茎	23	24	25	26
	32	36	3	
	39		34	
	49			

	ça	ço	çu	çi
前舌/歯茎硬口蓋			30	
	35		46	

	Φu
唇	36

	ça	ço	çu	çi
前舌/硬口蓋			37	
			47	

	ha	ho	he
声門	38, 39		
	21		

破擦音（無声）

	tsu
舌端/歯茎	27
	48

	tça	tço	tçu	tçi
前舌/歯茎硬口蓋			31	32
			31	18

	ra	ro	re	ru	ri
舌先/歯茎	40	41	42		43
	24		10	12	19
				45	
				47	

	a	o	e	u	i
母音	46, 47	48	49	50	
		27		8	26
				12	32

破擦音（有声）

	dza	dzo	dze	dzu
舌端/歯茎			28	29
			42	

	dʑa	dʑo	dʑu	dʑi
前舌/歯茎硬口蓋	33		34	35
				14

接近音

	ja	jo	ju
前舌/硬口蓋	44		45

	wa
唇	11

-N	7	14	19	21	29	30	33	36
-N-	1	11	14	30	33	35	43	48

シート5

（文献4より転載）

機能性構音障害

図6 単語検査まとめ2

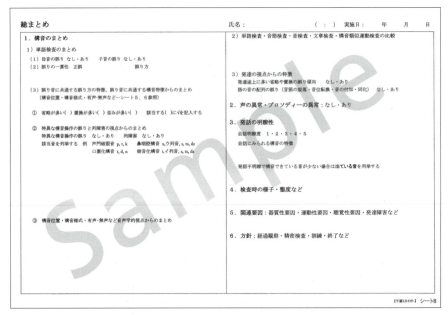

（文献4より転載）

図7 総まとめ

（文献4より転載）

②**被刺激性**の有無や，音の誤り方に一貫性があるか否かについても評価を行うことが重要である。誤りに一貫性がなく**浮動性**がある音や，被刺激性を認める音は自然治癒する可能性があるため，予後予測や訓練方針の立案（訓練でアプローチする音の順序を決定する際のヒン

58

ト)に役立つ。

③音の誤りが語内位置（語頭，語尾，語中）によって変化するか否かを評価することも必要である。語尾や語中に位置する場合は前後の音の調音位置に影響を受けるため，語頭に比べて難易度が増す。

④単語検査では正しく発音できない音でも，音

節レベルで正しく発音できる場合，自然治癒する可能性がある。そのため，単語検査と音節検査の結果を比較し確認することも重要である。

⑤対象児が音を誤った際に誤りの自覚があるか否か，自己修正をするか否かを確認しておくと訓練を行う際に役立つ。

【引用文献】
1) 白坂康俊：音韻処理能力の検査. 言語聴覚士のための機能性構音障害学，p.113，医歯薬出版，2012.
2) Calnan J：Submucous cleft palate. Br J Plast Surg，6(4)：264-282，1954.
3) Gosain AK, et al.：Submucous cleft palate: diagnostic methods and outcomes of surgical treatment. Plast Reconstr Surg, 97(7)：1497-1509, 1996.
4) 構音臨床研究会 編：新版 構音検査 新装丁版10刷，千葉テストセンター，東京，2021.

3章　機能性構音障害

3 機能性構音障害の訓練

1 訓練の原則

- 「発達途上の構音の誤り」と「それ以外の誤り」を区別するために，聴力に問題はないか，器質的な問題はないか，運動・神経学的な問題はないかを確認する必要がある
- 構音訓練開始年齢は，構音完成年齢だけでなく，対象児をとりまく状況を総合的に考慮して判断する
- 構音の誤りを生じる原因には，①構音器官の随意運動能力，②音韻認識能力，③構音運動などがある。これらの問題は独立して存在する場合もあれば，併存する場合もある

構音器官の運動と音韻の認識

　われわれが正しい発音で話すまでには，肺に取り込んだ空気を喉頭に送り，喉頭にある声帯を振動させ，声（音源）を作り出し，その音を口腔や鼻腔に共鳴させる。同時に構音器官（下顎や舌，口唇，軟口蓋）の動きが組み合わさって初めて，ことばを作るための個々の音が産生できる。

　また，われわれは自身や他者が話すとき，自身が出している音（話すときに使う音）も他者が発した音（相手が話すときに使う音）も同時に自身の耳で聞いており，耳から入ってきた音情報は常に分析され続けている。

　しかし，しっかりと音を聴くことができる聴力があり，構音器官の機能や運動に明らかな問題がないにもかかわらず，構音完成年齢になっても正しい構音を作ることができない子どもがいる。この原因としては，主に①正しい音を作るために構音器官を動かす「構音器官の運動」や，②音（音韻）を認識（分解・抽出）するなどの「音の分析」がうまくできないことなどが挙げられる。このどちらかまたは両方がうまくできない場合，「発達途上の構音の誤り」や「特異的な構音の誤り」

が生じる。なお，それぞれの構音の誤り方の詳細はp.46を参照のこと。

> **補足**
> **構音の誤り**
> 　「その他の誤り」として，「タ」を「パ」に誤る（例：「たべる」→「ぱべる」）など，歯茎音を口唇音に誤る場合や，母音の誤り（歪み）などがある。

訓練を始める前に区別すべき問題

　機能性構音障害は，構音障害が生じている原因に明らかな問題を認めない構音障害である。ここでいう明らかな問題とは，①聴力の問題②構音器官の器質的な問題③運動・神経学的な問題，の3点である。各問題の詳細について**表1**に示す。

> **臨床に役立つアドバイス**
> **視診の重要性**
> 　臨床場面では，う蝕の有無や口蓋の形状など，口腔内を注意深く，折に触れて確認する。また，口呼吸による鼻疾患の有無や，口蓋扁桃肥大に伴う共鳴の問題が出ていないかなど，構音に影響するその他の問題についても確認しておく。

表1　機能性構音障害と区別すべき問題

①聴力の問題	難聴，言語獲得期に反復する中耳炎など
②器質的な問題	口蓋裂，粘膜下口蓋裂，瘻孔，鼻咽腔閉鎖機能不全（図1b），歯列や咬合の問題，舌小帯短縮症（図1c）など
③運動／神経学的な問題	運動障害性構音障害（dysarthria），脳性麻痺など

図1　器質的な問題

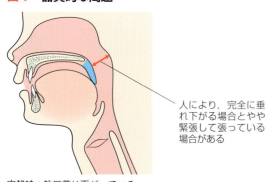
安静時：軟口蓋は下がっている

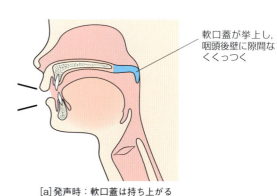
[a]発声時：軟口蓋は持ち上がる

a　正常な軟口蓋

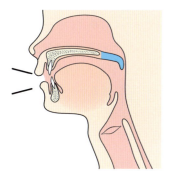
[a]発声時：軟口蓋が持ち上がるが長さが足りない

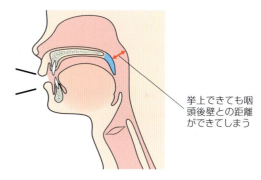
[a]発声時：軟口蓋の長さはあるが，持ち上がりが弱い

b　鼻咽腔閉鎖機能不全

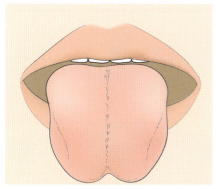
c　舌小帯短縮症（挺舌時）

臨床に役立つアドバイス

聴力の評価

聴力の評価の際にオージオメーターがない場合は，ささやき声で音声模倣させ，小さい音への反応を確認したり，対象児には見えないところから提示した太鼓やカスタネット，鈴などの楽器音を利用して音の高低への反応の違いを観察するとよい（動画3-1）。発達障害を併存していると音への反応が乏しい場合があるため，ビニール袋や菓子袋を用いた音への反応や，おはじきをこすり合わせるような音，スマートフォンを使って本人が好む音（音楽）を提示して反応を見ることなどにより，おおまかな聴力を確認できる。

訓練の開始時期を考える

心身の成長段階にある子どもは，構音も発達の途中段階にある。すなわち，子どもの年齢によっては，その後も構音が自然に発達する余地が大きく残されていることも多い。構音の完成時期は一般的に6歳ごろとされる（**表2**）[1]。しかし，音によって習得時期は異なり，個人差も大きいため，すべての子どもが一概に6歳で構音を習得するとはいえない。構音を主訴に言語聴覚士の元に来る子どもはすでにことばでコミュニケーションを取っている。加えて，子どもを取り巻く環境や個々の状況は異なるため，構音の誤りがコミュニケーションに影響を与えることもある。それは子ども自身や周囲の人々の不安につながるため，構音完成時期を待たずに積極的な訓練介入を行うことがある。言語聴覚士にはその判断のための評価と必要に応じた支援を行うことが求められる。また，多くの子どもたちの音韻認識能力ができ始めるのが4歳後半ごろであり，このころになると，成長に伴う自然治癒の割合は減少し，誤りも固定化する。このころから訓練を開始できることが望ましいが，運動面が顕著に遅れている場合をはじめ，「構音の誤りに自然治癒が見込みにくい」場合は，より早期に，準備段階として遊びや生活動作を通して運動面へ介入し，その後系統的な構音訓練を進めていく。訓練開始時期は，年齢だけでなく，さまざまな点を考慮して決定する。以下には構音完成時期を待たず，介入することが望ましいと考えられるケースを記載する。

■ 発達障害が併存する場合

行動面や対人面，言語面の問題がある場合は構音訓練期間が長期化する可能性が高い。長期化する原因として，課題への取り組み姿勢を継続することが難しい場合や，構音訓練に必要とされる言語能力に達していない場合などがある。

■ 音韻障害が認められる場合

4歳後半ごろに音韻意識が伸び始める[2]が，その時期に音韻分解ができない（例：「カラス」は3つの音からできている，ということばを構成する音の数がわからない），音の抽出ができない（例：カラスの「カ」がどこにあるかわからない）場合は，自身や他者の構音に使用されている「音」を認識することが難しく，構音運動だけではなく，

表2 90％以上正しく構音される時期（拗音を除く）

年齢（歳：月）	高木ら		野田ら		中西ら	
3：0～3：5	10名	w, j, m, p, t, d, g, tʃ, dʒ	50名	j, b, m, t, tʃ		
3：6～3：11	16名	f, n	50名	p, k, g, ʒ		
4：0～4：5	22名	ç, h, k	50名	h, ç, n, r	230名（人）	w, j, h, ç, p, b, m, t, d, n, k, g, tʃ, dʒ
4：6～4：11	28名		50名	w, d	303名	ʃ
5：0～5：5	21名	b	48名	s	281名	s, ts
5：6～5：11	16名	dz	50名	ʃ, ts, z	270名	dz, r
6：0～6：5	20名		50名		380名	
6：6～6：11			30名		225名	
備考	s, ʃ, ts, rは6歳半までには90%以上正とはならない。		ʒとdz, zとdzは区別せずʒ, zとしている。		単語で検査を目的とした音の初発反応による。	

※現在，tʃ, ʃ, dʒは新表記ではtɕ, ɕ, dʑで表されている。

（文献1をもとに作成）

早い段階で音韻意識や獲得を促すかかわりが必要となる。

■随意運動障害など運動の問題が認められる場合

顔面・口腔の随意運動は，一部を除き4歳までにできる動作が多い[3]。明らかな運動障害を認めないにもかかわらず4歳の時点で顔面・口腔の随意運動が困難な場合は，構音訓練が長期化する可能性があり，早い段階から顔面・口腔の随意運動を促すかかわりが必要となる。顔面・口腔の随意運動の検査項目の詳細はp.29を参照のこと。

■日常生活における支障が大きい場合

子どもの精神発達や運動発達，コミュニケーション能力に明らかな遅れを認めない機能性構音障害では，家庭や保育園，幼稚園など，日常生活のなかで伝わらない経験が多くなることにより二次的な問題を引き起こす可能性がある。その場合は，早期に専門職がかかわることにより，対象児たちは相手にうまく伝えられる経験が増え，また訓練を通して得た情報は環境調整やその後の訓練の手がかりともなる。

「誤学習」をさせずに正しい動作を誘導

機能性構音障害の訓練対象は，対象児のなかでもより年少者のケースとなる。音韻学習，運動学習のいずれにおいても，課題の目的（対象児にやってほしいこと）は，対象児が理解しやすい言葉および伝え方で説明する。また，対象児が実際に行った練習の結果は，対象児が反応した（動作した）直後に，わかりやすくかつ目に見える形でフィードバックし，対象児のモチベーションを維持することも重要である。

構音訓練で大切なことは，「正しい構音動作（運動）」を強化することである。そのため，長時間の訓練を行うよりも，いかにして正しい動作（運動）を引き出す課題を設定するか，課題を達成したときに報酬をどのように提示するが重要となる。また，1回の実施時間は短くても，訓練頻度や家庭での練習頻度を確保することは，習慣化を図るうえで重要である。家庭学習は，保護者に大きな負担とならず，対象児にも苦にならない量や方法を取り入れるよう考慮する。このとき，保護者に正しい構音の指導方法を説明するとともに，言語聴覚士による説明や実施場面の動画を保護者に撮影してもらうなど，正しい手順で家庭学習を行えるように準備しなければならない。正しい構音動作を数回繰り返しても導くことができない場合は，モチベーション低下につながる可能性があるため，可能な限り早い段階で別の手法に切り替えるほうがよい。

臨床に役立つアドバイス

低年齢で相談を受けた場合

構音の誤りを自覚できるようになる前に受診した子どもの場合，その後の発達によって改善が十分に期待できる場合も多い。しかし，保護者の不安が強い場合は，構音の発達段階の説明を行い，生活場面や遊びのなかでできる家庭での取り組みを伝える。また定期的な経過チェックの機会を設けることにより安心する保護者も多い。

2 情報収集

- 構音の誤りの原因は多岐にわたるため，直接対象児とかかわるなかで，言語面や対人・情緒面，行動面で気になることは書き留めておく
- 下顎，口唇，舌，軟口蓋は摂食嚥下にもかかわるため，食事場面の様子についても情報を収集する

　前述の「1 訓練の原則」で説明したが，訓練の開始時期や効率的な訓練方法を考えるためにも，機能性構音障害とそれ以外の問題を区別をしておくことや，多角的な視点から情報を集めておくことが重要である。

　対象児によってはその場ですぐに構音検査を実施できない場合がある。対象児の構音について保護者に尋ねても，「普段（保護者が/対象児が）どのように舌を使っているか」ということを意識して対象児の構音を説明できる保護者はほぼいない。構音に関する問診のみでは，構音の全体像が見えにくいことも多いため，口腔構音器官や構音に関連する物事に対しても情報を得ておくことは，構音訓練のプログラム立案の助けとなる。

　対象児の生活に関する保護者の話や対象児自身の言動から得られる情報は非常に重要である。日ごろの生活のなかでの呼びかけへの応答，保育園や幼稚園での様子などから，構音発達や言語発達，対人・社会面などに関する情報を得ることができる。

基本的な情報収集項目

①**主訴**：保護者や本人の訴えを確認する。
②**現病歴等の確認**
- 現病歴：「構音」について，どのような症状か，その症状はいつごろから始まったのか，症状が始まってから変化はあったかなどを確認する。
- 既往歴：生まれる前から今までに何か病気や問題があったか確認する。構音は心身の全般的な発達，言語発達とも関連が強いため，定頸・始歩・初語・2語文など，運動発達および言語発達についても確認をしておく。
- 家族歴：家族構成や姉妹兄弟に関する情報，姉妹兄弟の構音障害の既往なども併せて確認しておく。本項目には教育歴を記載することもある。

　その他，紹介状があればその内容を参照する。また，耳鼻咽喉科や小児科の所見があれば併せて記載しておく。

> **実践!!　臨床に役立つアドバイス**
>
> **情報収集の仕方とまとめ方**
> 　母子手帳には新生児聴覚スクリーニングの結果も含め，妊娠時から対象児が6歳までの情報が記載されているため，受診時に持参してもらうことで発達の経過を追いやすくなる。主要な問題が発達障害である場合，本項で「既往歴」に含まれるような全般的な発達や言語発達については，「発達歴」として別項目でまとめることもある。また，過去から現在にわたり，療育等も併用している場合は，「教育歴」として保育園や幼稚園と並行して記載するとまとめやすい。

日常生活場面の情報収集

　保護者に生活場面から構音器官の運動を確認することに加え，待合室や訓練室での様子，対象児の視線，保護者とのコミュニケーションの様子など，初回評価前に得られる情報を見落とさないように心がける。表3には，保護者に確認すべき生活場面の様子について，具体例を記載する。

表3　保護者に確認する生活場面

①聴力	呼びかけに対する反応，隣の部屋から呼びかけたときの反応，ささやき声への反応など．発達障害が疑われる場合は，好きな番組が始まったときにはテレビの前に行く，お菓子の袋の音がすると振り返るなど，限定された音への反応がないかを確認する．
②軟口蓋	乳児期に「ブー」と口唇を震わせて音を出して遊んでいたか．ストローでブクブク吹いて遊ぶか，鍵盤ハーモニカや笛を吹くことができるか．
③口唇・頬・(舌)	口に飲み物をためて遊べるか，頬に水をためてすすぐことができるか（ブクブクうがい），シャボン玉を吹くことができるか（大きいシャボン玉・小さいシャボン玉），流涎はないか．
④舌	アイスクリームや飴をなめとることができるか，口の端などについた食べ物をなめとることができるか，ガラガラうがいはできるか．
⑤歯・(舌)	食事時間が異常に長くないか，噛んで飲み込むまでに時間がかからないか，柔らかいものばかりを好んで食べていないか，噛み切って食べることができるか．
⑥読み書き	読み書きはできるか，書き誤りはないか．
⑦言語発達	各年齢の言語発達レベル相応のコミュニケーションをとることができるか，しりとりをして遊ぶことができるか．
⑧運動	各年代でできる粗大運動・手先の動作ができるかどうか．
⑨対人関係	友人（同年代）とのやりとりはどうか，「初めての人や場所」への対応はどうか．
⑩その他	発話速度が極端に遅くないか．

臨床に役立つアドバイス

効率的な情報収集のための準備

　運動面は粗大運動，手指の動作，言語発達や対人面の発達まですべてを質問することはできず，母子手帳に記載されている項目にも限界がある．各年代に応じた項目ごとのマイルストーン（指標）をいくつか事前に準備しておくことにより，スムーズに情報を収集できる．

3　誤り音の自覚

- 構音障害をもつ子どもは，自身の構音の誤りに気付いていないことも多い
- 誤り音の存在を認識することで，早期に構音訓練に取り掛かることができる
- 音韻認識能力が正しい構音習得に重要である

音韻認識能力

　さまざまな情報収集を行うにあたり，「誤り音の自覚の有無」も大切な要素である．誤り音の自覚があれば，それ自体が訓練の動機付けにもつながる．しかし，誤り音の自覚がない場合，「音韻認識能力」に問題をもつ子どももいる．この場合は構音運動の練習をどれだけ行っても正しい構音の習得に至りにくい．

　音韻認識能力とは，1つのまとまりのある有意味語を，あえて1つずつの音としてばらばらにすること（音韻的側面）へ意識を向ける．言い換えると，その語を構成している「音韻の」要素を1つ1つ取り出し，1つ1つの音韻を認識する作業であり，この力は就学前から自制的に形成され[4]，文字学習（読み書き）の基礎ともなる．

　「音韻認識」には大きく分けて①音韻分解と②音韻抽出がある．

①音韻分解

モーラ数の同定ができることを音韻分解という。例えば音韻分解ができるようになるとりんごは「り」「ん」「ご」の3つの音で構成されることを認識し、音と同じ数だけ手拍子をしたり、おはじきを並べることができる。口頭で応答できる場合は口頭で答えてもらってもよい。（**図2a**）。

②音韻抽出

語の中から指定した音を抽出することを音韻抽出という。例えば、カラスのイラストとモーラ数を示す○を呈示すると、音韻抽出の発達により、「カ」の位置を指さしたり、絵カードを利用して、「カラス」と同じ音をもつのは「カエル」と答えることができるようになる。（**図2b**）。

主に4歳後半から語頭音で音韻抽出ができ始め、5歳を過ぎるとしりとりができる子どもが出てくる。これは、子どもが音韻的側面に意識を向け、さらに音韻認識能力が向上して1つ1つの音を「頭の中で操作する」ことが可能となり、音韻的構造が把握できるようになった結果である。この段階になると、「しりとり」ができる。

詳しくは、p.52「音韻および構音の検査」で音の弁別・同定の方法を参照のこと。

> **実践!! 臨床に役立つアドバイス**
>
> **言語発達の遅れがある対象児の対応**
>
> 生活年齢が4歳を過ぎていても、言語発達年齢が4歳以下の場合は音韻弁別訓練を中心に行うよりも、言語発達を促すかかわりや運動を含めた全般的な発達促進を並行または中心にして行う。それにより、言語発達が促され、構音発達につながるケースも多い。また言語訓練を通して、訓練課題に取り組む姿勢が形成され、その後の構音訓練へスムーズに移行できることも多い。訓練では何の課題をどのように配分し行うかを常に考えながら対象児とかかわることが大切である。

図2　音韻分解と音韻抽出

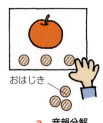
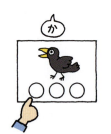
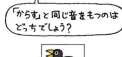

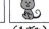

a　音韻分解　　b　音韻抽出

> **実践!! 臨床に役立つアドバイス**
>
> **段階的な音韻分解能力の確認**
>
> 対象児によっては「音の数」を具体的にイメージすることは難しい。
> ①言語聴覚士と一緒に声に出しながら、1音に対して1文字を指すことができるか（例：カラスと言いながら、3つの丸を音に合わせて1つずつ指さしていく）（**図3a**）、②丸で音の数を示したカードを選択することができるか（例：「カラス」は○が3つか5つか）（**図3b**）、など、どの段階であれば対象児が楽しんで取り組むことができるかも併せて探っておく。ただし、言語訓練を併用する対象児の場合、課題自体が難しい可能性もあるため、手遊び歌などで音楽に合わせて「ここで3回手を叩く」など遊びやリズムを利用し、「拍」を意識できるかを確認しておくと、その後の音韻訓練の手がかりとなる。

図3　音韻分解の段階的確認

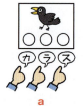
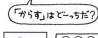

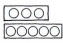

a　　　b

臨床に役立つアドバイス

音韻抽出の確認

対象児によって「音韻抽出（同じ音を見つけること）」は難しい場合もある。文字学習が始まっている場合はかるたやしりとり，反対ことばなどの「言葉遊び」ができるかを確認しておく。年齢の低い対象児や言葉の遅れがある対象児であれば，語頭の文字の色を変えるなど視覚的な違いを使用しながら，語頭が異なる単語はどれか（仲間はずれ探し）などができるかを確認しておくことにより，音韻抽出訓練の手がかりを見つける（図4）。

図4　音韻抽出の確認

（文字ありまたは文字なし）

補足
音韻処理能力

本項における音韻認識能力と同様の意味を示す。「音韻」に関するさまざまな処理を行う過程であり，①音の同定，②音の弁別，③音韻の分解，④音韻数の把握，⑤音の位置の把握（音韻の抽出）などがある。
①音の同定：聞いた音と「同じ」であるとわかる能力
②音の弁別：2つの音が「異なる」ことがわかる能力。構音の誤り（置換など）がある場合に，正しい音と間違っている音の違いが弁別できるかを評価する。
③音韻の分解：聞いた言葉が「何の」音からできているかがわかる能力
④音韻数の把握：聞いた言葉が「いくつの」音からできているかわかる能力
⑤音の位置の把握（音韻抽出）：聞いた音が単語の「どこに」あるかがわかる能力
このような場合，①と②ができることは③音韻の分解ができることにつながり，さらに③と④ができることは⑤音の位置の把握（音韻抽出）につながる。
音韻処理能力は音韻にかかわる複数の要素がかかわり合って成立している。「誤り音の自覚」では，音の同定および弁別ができることが重要であるため，構音評価の1つとして行う音韻評価のなかでは多く用いられる。

4　構音操作の訓練

- 構音に必要な運動要素を考え，目的の動作を達成するうえでどの部分ができていないのかをしっかりと観察する
- 訓練は対象児と一緒に楽しみながら行う

　対象児たちは言語聴覚士の動作の見本を真似しようとするが，うまくいかないことも多い。努力をした結果「できない」ということは，対象児たちのモチベーション低下の原因につながる。対象児たちが極力失敗経験をしないように言語聴覚士が工夫をして「できるところを探してあげる」ことが大切である。対象児に合わせた効率的な訓練を立案するにあたり，前述のような情報収集や音韻認識能力の確認を丁寧に行う必要がある。

　構音検査の項目に，「構音類似運動検査」がある。これは正しく構音ができなかったとき，正しい構音を産生するための「基本的な（類似した）動作」ができるかどうかを調べる検査である。そこでうまくできなかった動作がある場合，どのように誘導すればよいかを1つずつ考えていく。なお練習中は，全身に力が入らないようリラックスした姿勢で取り組む。

口唇の訓練

● [φ]音の産生の訓練　`動画3-4`

目的
　口唇を「適度に」すぼめる，もしくは狭め口から呼気を出せるようにする。うまくいかないケースでは，口唇の閉鎖が強くなり，[b]となる場合が多い。また鼻咽腔から呼気が漏れている対象児のなかには，口のすぼめを作ることができなかったり，口から呼気が出てこないことがある。

方法
❶口唇の閉鎖が強い場合
　まず，口唇の力を抜く。「ぽかん」と軽く口があいている状態から，少しだけ閉じるよう促す方法や，力を入れずに「軽く」つけようと促す方法でできる対象児もいる。「軽く」口唇を閉鎖する形を視覚的に確認できる状態で実施することが重要である。「軽く」口唇が接触している状態でそのまま細く呼気を出すように促すことで「ぷふー」という小さい音（空気）が漏れる。

❷口唇閉鎖はできるが鼻咽腔から呼気が漏れる場合
　自身で鼻をつまむ，または保護者や訓練者が鼻をつまむことで口腔側に呼気が流れるようにする。

> **！ ここに注意！**
> 　鼻をつまむという動作に抵抗があったり，鼻をつまむことで動作の全体が見えなくなったりする対象児もいるため，両手の指で両側から鼻孔を軽く押さえる方法でもよい。

❸口のすぼめ（狭め）ができない場合
　口の形を作ることができない対象児もなかにはいる。その場合は，まずその口の形に自然になるようにストローのような細い筒状のものをくわえ，そこから呼気を出してティッシュや的を飛ばす動作などから始める。慣れてきたところでストローをはずし，同じようにティッシュや的を吹いて飛ばす動作につなげる。この時点で[b]になりがちであるが，その場合は黒い紙を用いて唾が飛ばないように「そっと吹いて」という声掛けを入れるなど，視覚的なフィードバックを使用する。

● [p・b]音の産生の訓練　`動画3-5`

目的
　呼気を口腔内にためて，口唇で破裂させることができるようにする。このとき口唇閉鎖以外の部位に力が入らないように注意する。頰を膨らませて呼気を口腔内に溜めるため，①口唇をしっかりと閉じる，②頰を緩め，空気を入れる（同時に舌背が持ち上がる）という2つの動作を同時にできるようにする。

方法
　頰を膨らませることができない場合，口唇にしっかりと手を当てることで口唇閉鎖を補助し，頰に呼気を送るだけの状態にすると誘導しやすい。数度繰り返すと手を離してもできる場合が多い。

> **！ ここに注意！**
> 　口唇閉鎖を補助しても鼻腔へ呼気が流れる場合は，対象児のタイミングに合わせて瞬間的に鼻孔を押さえ，頰に空気が入る感じを経験させる方法もある。まず，頰に空気がたまるという感覚のフィードバックを入れる。このときに同時に鏡を使用することで，自身の頰が膨らむ様子を確認できるとよい。
> 　ただし，鼻孔を長く押さえることにより対象児へ与える不快感や，急激な鼻腔内圧の上昇による耳への影響に注意する。頰に空気を入れるイメージをつけるところから，慣れたら自身で鼻をふさぐ方式にするなど，動作の習得に合わせて課題を移行する（その場合にも急激に過剰な呼気が入らないよう配慮する）。

頬を膨らませることができるようになると，自身で頬を押さえて呼気を出す練習に移行することができる。動作に慣れ始めると頬を押さえなくても「ププッ」と空気の音のみを出す練習ができる。

● [m]音の産生の訓練　動画3-6

目的
口を閉じてそのまま声を出せるようにする。比較的実施しやすい子音である。

方法
口呼吸を行っている場合は，アレルギー性鼻炎による鼻づまりなどがないことを確認してから実施する。呼気を鼻から出す方法がわからない場合，鼻息鏡や手鏡などを鼻の下に当てて，曇る様子を確認してもらうことで視覚的に鼻から息が出ていることを感じることができる。

口を閉じて自然に呼吸をしているところから，[m]音に変化させていく（口唇を閉じることが難しい場合には口唇に手を当てるなどで鼻からの呼気を誘導する）。

舌の訓練

● [s・ɕ]音の産生の訓練　動画3-7

目的
舌の脱力が必須となるため，顔や喉のどこにも力が入らない状態を作った状態で，舌を前方で固定し，そこに呼気を通すことができるようにする。舌を大きく出す必要はなく，舌の脱力を優先する。

方法

❶口唇周囲に力が入っている場合
口唇を横に引きながら舌を出すケースがある。この場合，首から顎，口唇周囲にかけて力が入る状態となる。「う」または「お」の形で口角から頬側を指で押して，「ここの力を抜く」と伝える方法で脱力を促す。うまく脱力できると，口腔側に指が沈む感覚がある。その状態で口をそっと閉じるように促す。

❷舌の脱力ができていない場合
正しい舌の状態を提示する際には「ホットケーキのような形の舌」という表現が用いられることが多い。正しく脱力できていると，口の形に沿って広がった状態となる（図5）。

奥舌まで脱力している状態を維持するために，最初は軽く開口して舌の力を抜く状態から軽く口を閉じていく。このときに空気を鼻から吸って，口から息を出す。この状態で安定した呼吸ができていると脱力した状態を維持しやすい。

図5　舌の脱力の確認

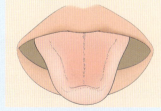
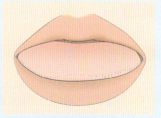

a　脱力していない舌　　b　脱力した舌

ここに注意！
　フィードバックとして，鏡を用いることで舌の形を作ることができる対象児と，意識しすぎるあまり，力が入る対象児がいるため，鏡は対象児の状況を見ながら使用する。

❸ 呼気を正中から出す
　脱力した状態のまま呼気を出す [θ] の音を作る。脱力した舌を作ることができているとき，頬側も力が抜けており頬のほうへ空気が漏れる場合がある。脱力の状態はうまくできているため，その場合はそっと頬側に手を当てることで頬の位置を修正し，口腔内の正中から呼気を出すことができる。

 ここに注意！
　ストローなど細い筒状のものを用いて呼気の通路を作るが，重要なことは「脱力した状態の舌の上にストローを載せても舌に力が入らない」こと（脱力した状態）である。特に側音化構音では，安定して舌が脱力していないと，その後の構音訓練が進みにくい。

● [t・d] 音の産生の訓練　動画3-8

目的
　舌が脱力した状態で，舌前方部での破裂音の動作をできるようにする。

方法
　脱力させた状態で，単純に顎を上下させても舌に力が入らないことを確認する。クチャクチャという小さい音を出せることを確認した後，空気を出す動作を促す。脱力した舌の土台ができている場合は破裂を誘導しやすい。

● [n] 音の産生の訓練　動画3-9

目的
　舌が脱力した状態で固定できるようにする。

方法
　脱力した舌を上下の歯で軽く挟んだ状態を作る。鼻を指で示し，鼻音を出すことで通鼻音の産生を促す。

● [r] 音の産生の訓練　動画3-10

目的
　舌尖を歯茎裏まで挙上してから，弾くように舌を下ろす動作ができるようにする。

方法
　舌の挙上が苦手な対象児では，下顎の代償動作が認められることが多い。歯の生え変わりなどで歯のぐらつきがないこと，う蝕による痛みがないことを事前に確認しておく必要がある。
　軽く開口を保持できる状態を作るため（代償動作の抑制）に綿棒やスポンジ状のバイトブロックなどで空間を作る。

70

鏡を使用しながら，上唇の部分をなめてもらうように示すとその部分に舌が上がってくることも多い。そのまま動かしてほしい部分を指示するために軽く細い綿棒などで触れる。

> **⚠ ここに注意！**
>
> 　対象児の対面に座って指導した場合，言語聴覚士の動作は対象児からは反対方向の動きに見える。鏡の理解が未熟な対象児の場合，/r/の構音動作で，舌の挙上後に後方に舌を動かすケースもある。そのため，「舌を口の外に出して」など舌を動かす方向をわかりやすくことばでも示すことが大切である。

思った方向に舌を動かせない対象児の場合は，自宅で飴や綿菓子などを口唇の外側でなめる（なめとる）ような目的的な動作を取り入れることにより，舌を大きくさまざまな方向に動かす機会を増やす。

● [k・g・ŋ]音の産生の訓練 　動画3-11

　情報収集の段階で，うがいができるかどうかを確認しておく。「うがいができる」場合でも，正面を向いたうがいに類似した動作にとどまっているケースもあるため，少し上を向いて実際にうがいができているかを確認しておく。また，舌を自ら後方に引く動作が出るかを確認する。
口を開けた状態で，口腔内に綿棒を入れ，綿棒が舌に触れないように舌が後方に動くかどうかを確認しておく。

方法
①「いびきのまね」（「怪獣のまね」「うがいのまね」）などで[ŋ]を引き延ばして提示する。
②**重力を使った動作**
　上を向いた状態で（力を抜いておく），「いびきのまね」（「怪獣のまね」「うがいのまね」）をさせる。この段階で[ŋ]が引き出せず[a]となった場合は，その動作からは[ŋ]音を導きにくい。
③**うがいから導く**
　うがいをする際に次第に水の量を減らしていく。水の少ない状態でうがいをした直後に，水がない状態でうがいのまねをさせる。
④**口を閉じた状態から開けた状態にかけて[n :]を言う**
　口を軽く閉じた状態で[n :]の音を出し，少しずつ口を開いていっても同様に[n :]の音が出るようにする。最終的に軽く口を開けた状態で[n]の構音時に奥舌が挙上していることを確認できれば，後続に[a]をつけ，[a]で奥舌が下がるかを確認する。

● [h]音の産生の訓練 　動画3-12

目的
　開口した状態で呼気のみを出せるようにする。ケースの多くは母音化することが多い。無声音で提示していても有声音として認識している場合が多い。「息のみを出す」ために生活場面での動作を取り入れる。

方法
　手を温めるために手に息を吐きかける動作を行うことにより誘導できる場合が多い。それでも難しい場合は，[φ]ができるケースであれば，ティッシュや的に息を吹きかけて飛ばす動作を数回繰り返し，その後に[h]で息を吹きかけて飛ばす動作を行わせるなど，「息」に重点を置くと誘導しやすい。

> **補足**
> **口腔筋機能療法（MFT）**
> 　健全な歯列・咬合を維持し，正しい嚥下や口唇の閉鎖，構音異常の改善を獲得することを目的に[5]実施されるものであるが，舌への働きかけのみでは構音を修正することは困難である。直接的な構音訓練として実施するものではなく，構音訓練前に動作練習として取り入れることがある。

*MFT　oral myofunctional therapy

5 機能性構音障害の訓練

POINT
- 誤り音を自覚させる（語音の弁別を促す）
- 正しい構音操作の獲得を目指し，練習する
- 正しい音を日常生活に般化させる

訓練の内容

訓練のプログラムは，**誤り音の自覚，正しい構音操作の獲得，正しい音の習慣化**，の3段階からなる[6,7]。

■ 誤り音の自覚

外的弁別（他者音の弁別）と**内的弁別（自己音の弁別）**を行う。阿部[6]はこの段階にあまり時間をかけず，正しい音節を作るために時間を使い，正しい音節ができた時点で改めて良い音と悪い音を理解させたほうが，誤り音を早く確実に自覚することができる，と述べている。誤り音の自覚が十分にできていなくても正しい構音操作の獲得に進み，音の産生練習をしながら弁別課題も取り入れていくとよい。

表4　正しい構音操作の獲得方法

方法	内容
構音器官の位置づけ法	目標音の構音位置・構音操作を教示し，正しい音を導く。音操作のモデルや口形を示す，構音位置を図示する，鏡を用いて視覚的にも説明する，などの方法がある。
漸次接近法	構音可能な音から，徐々に目標音に近づけていく。[ke]+[i]から[ki]に近づける，などがある.
聴覚刺激法	聴覚的・視覚的刺激を与えて目標音を模倣させる。被刺激性がある場合や，無声子音から有声子音を導くときなどに用いる。
鍵となる語を使う方法	正しい構音が出ているキーワードを利用して音の獲得を行う。
ほかの音を変える方法	すでに獲得している音を利用して目的音の学習を促す。

（文献7-9をもとに作成）

■ 正しい構音操作の獲得

表4に示すような方法で，正しい構音操作を獲得させる。誤りに**一貫性**があり，**被刺激性**がない場合は，構音器官の位置づけ法が有効なことが多い[6]。詳細はp.67「構音操作の訓練」を参照。

■ 正しい音の習慣化

正しい音が日常生活においても習慣的に使えるようにする方法の1つに系統的構音訓練（**表5**）がある[6]。段階的な練習で，**正しい構音操作の習慣化，自動化**を行い，**会話への般化**を目標に行う。詳細を以下に示す。

実践!!

臨床に役立つアドバイス

外的弁別と内的弁別
- **外的弁別**：対象児の誤り音に対して，音節や有意味語のミニマルペアで弁別を行う。
  音節やミニマルペアを音声刺激で提示し，異同弁別を行う方法もあるが，低年齢では難しいため，「○・×」のマークを指さしてもらう，絵カードを指さしてもらう，などの方法で実施する。
  例：/sa/を[ta]に誤る場合
  　音節：「サ」と「タ」
  　ミニマルペア：「サイ」と「鯛」，「サル」と「樽」など
- **内的弁別**：対象児が音を産生した直後に，「今の音はいい音だった？」などと質問し，対象児自身が自己の音声の正誤を判断（モニタリング）できるようにする。これができるようになると自己修正が可能となり，般化がスムーズに進む。

補足
般化
般化は「キャリーオーバー」などともいわれ，獲得した正しい構音動作が，完全に無意識的動作として定着した段階のことをいう[10]。日常会話で笑っているとき，怒っているとき，泣いているとき，いずれにおいても獲得した正しい構音動作を習慣的に自動的に言えるようになった時点で訓練は終了となる。

6 系統的構音訓練

- 系統的構音訓練は，正しい音を日常生活でも習慣的に使えるようにする方法の1つである
- 正しい音の獲得に向けて課題を段階的に実施する

系統的構音訓練の流れ

系統的構音訓練の概要を**表5**に示す。

■ 単音の練習
①課題設定

詳細は**表5**を参照。

②注意点

呼気の流れを手の平やティッシュを使って感じる，鏡を見ながら対象児自身の構音器官の操作を確認しながら行う，など視覚，触覚刺激も利用するとわかりやすい。

■ 音節の練習
①課題設定

表5の「方法と留意点」に示すとおり。

②注意点

子音部分と母音部分の間が途切れて別々の音にならないように，呼気の流出を持続させて音節を作る。言語聴覚士の音声モデルの提示は重要であり，課題でモデルを提示する前に，十分な練習を行う。

練習課題をノートに平仮名で表記すると，目標音を語音と認知することで誤って学習していた構音操作が誘発されることがある。新しく学習した構音操作が崩れることがあるため[9]，マークや音声記号などで示し，新しい音であることを意識させる。

■ 無意味音節列の練習
①課題の設定

表5の「方法と留意点」に示すとおり。

②注意点

訓練音の前後に母音以外の音節，例えば子音＋母音（例：[pa][ba]など）をつける方法もあるが，さまざまな音環境の練習は有意味単語のなかで実施できるので，この段階では母音を使うことが多い。徐々に連続音の中で滑らかに調子よく正しい音を出せるようにする[6]。

■ 単語の練習
①課題の設定

日常生活でよく使う高頻度語，対象児が日常生活でよく使う高頻度語や親しみの単語を用いて練習する。訓練音を語頭に含む単語，訓練音を語尾に含む単語，訓練音を語中に含む単語を，それぞれ20〜30単語練習する。

②注意点

a) **モーラ数**：最初は訓練音を含んで2モーラから開始し，その後3モーラ，4モーラ，5モーラと増やす。

b) **訓練音の音環境**：訓練音以外の音節のなかに，対象児にとって未習得の音（訓練を必要とする音が複数ある場合，訓練中，または訓練をまだ始めていない音）は含めないのが原則である[10]。拗音，撥音は特に気にすることはないが，それがたまたま未習得の音である場合には，未習得音として配慮する[10]。

訓練音の前後の音を選ぶ際には，似た構音位置や構音様式の音だと混乱しやすい。また，訓練音が置換する誤り音（例えば，[t]を[k]に誤る場合は[k]）も混乱しやすいので初期の課題からは除外する。

表5　系統的構音訓練の段階と内容

訓練の段階	目的	方法と留意点
1. 単音の練習	母音または子音部分を作る。	母音または子音の構音操作を習得させる。 構音器官の位置づけ法や漸次接近法など**表4**の方法で音を作る。
2. 音節の練習	日本語の仮名で表記できる音節を作る。	子音の後ろに母音を後続させ，音節を産生する。 後続母音をどの順にするかは子音によって異なる。子音と口形が似ている母音から練習する。 ＊この段階では練習ノートには平仮名表記などは用いずに，マークや音声記号などで記載し，新しい音を作っていることを意識させる。
3. 無意味音節列の練習	音節の後や前，前後に母音をつけ，無意味音節列のなかで正しい音が産生できるようにする。	連続音のなかで訓練音を正しく産生する練習(訓練音が[su]の場合の例) ①音節の後ろに母音をつける(例：θɯa, θɯi, θɯɯ, θɯe, θɯo)。 ②音節の前に母音をつける (例：aθɯ, iθɯ, ɯθɯ, eθɯ, oθɯ)。 ③母音の前後に母音をつける(例：aθɯa, iθɯi, ɯθɯɯ, eθɯe, oθɯo)。　　補足 　この段階では練習ノートには平仮名表記などは用いずに，マークや音声記号などで記載し，新しい音を作っていることを意識させる。
4. 単語の練習	意味のある単語のなかで正しい音が産生できるようにする。	意味のある単語のなかで音節を　補足 安定して産生できるようにする。 ①訓練音を語頭に含む単語 ②訓練音を語尾に含む単語 ③訓練音を語中に含む単語 　練習ノートの表記は平仮名で示し，訓練音が日本語の語音であると認識させながら行う。 　言語聴覚士は単語を音声提示し，訓練音がどの位置にあるかを対象児に同定させながら産生訓練を行う。

一つ音節が単語の段階まで進んだら次の音節を作る。それと並行して，作った音節は単語練習を繰り返す。通常の速さで言えるようになったら，2回連続して言う，「○○と△△」のように2つの単語を続けて言う課題を練習する。誤ったときには「今の音はどうだった？」と判断を求め，自己音への傾聴，自己モニタリングを促す。
　すべての誤り音が単語の練習まできたら，次の段階に進める。

訓練の段階	目的	方法と留意点
5. 短文の練習	訓練音のすべてを多く含む短い文のなかで正しい音が安定して産生できるようにする。	すでに練習した単語を使って2～3語文を作り練習する。3語文ができたら4語文以上で誤り音を多く含む文を練習する。 初めはゆっくりした速さで練習し，徐々に日常の会話と同じ通常の速さでも言えるようにする。
6. 歌・系列語・文章などの使いこなしの練習	歌や系列語，文章などのなかで練習音すべてを自然な速さ，イントネーションで産生できるようにする。	歌や系列語（例：1～10に「回，歳」など訓練音を含む助数詞をつけて数える），文章（絵本などを音読・復唱，または暗唱）のなかで練習したすべての音を自然な発話のなかで安定させる。
7. 会話練習	日常会話のなかですべての訓練音が誤りなく，自動的に産生できるようにする。	最初は訓練中の会話のなかで話題を決めて短い時間から始める。徐々に会話時間を延ばしていき，最終的にはすべての会話で誤り音が出ないようにする。 家庭学習でも，初めは時間を決めて実施する。徐々に時間を延ばし，日常会話すべてにおいて誤り音が出ないようにする。

(文献6, 9, 11をもとに作成)

　未習得音が多い場合は，これらの条件を厳密に守ると課題にできる有意味語がなくなるので，その場合は未習得音を含んだ課題を実施しても構わない。しかし，そのときは未習得音については，誤ったまま構音しても修正したりしな

い[10]。

c) **実施**：初めはゆっくりとしたスピードでもよいが，音節ごとに区切ったような発話にならないように，滑らかで自然な抑揚となるように実施する。その後徐々にスピードを上げて

いきながら，日常会話レベルの速さでも言えるようになることを目指す。また，対象児には，訓練音の語内位置を同定させながら実施していく。

■ **短文の練習**
① **課題の設定**

訓練音を複数含む短文を課題とする。短文課題を導入した最初は，長い文で訓練音が複数ある文よりも，2～3文節文で訓練音が2～3カ所含まれる文がよい。

> 例）[s]の練習：「スーパーで　すいかを　かった」
> 　　　　　　　「やさいサラダに　ソースを　すこし　かけた」

2～3文節文を通常の速さでよいリズムで言えるようになったら，さらに長い文で訓練音が複数含まれる文の練習を行う。

> 例）[s]の練習：「サッカーせんしゅの　サインを　もらって　ピース！」
> 　　　　　　　「リュックサックに　すいとうと　ポテトチップスを　いれて　えんそくに　いく」

② **注意点**
a) **実施**：復唱または音読でも行うことができる。

復唱は課題文を言語聴覚士が音声提示をして復唱を促す。対象児には音声提示から訓練音の位置を同定させる。課題の導入初期や，対象児が誤った場合は訓練音を強調して音声提示をする。

文字が読める対象児の場合は，音読でも実施できる。文字を見ながら訓練音の位置を同定した後，音読してもらう。訓練音に○をつけて意識させてもよい。文字の音読が逐次読みの場合は会話の速さでリズムよく言えないため，言語聴覚士の復唱で実施したほうがよい。

また，常に音読で正しく言える状態では，文字のヒントがある状態のため，数回音読して覚えたら復唱で言える，あるいは自発的に言える段階まで練習しておくと，次の段階へと進みやすい。

■ **歌・系列語・文章などの課題**
① **課題の設定**

すべての訓練音を無意識に，自動的に使えるように練習する。文章の場合は絵本，状況絵，系列絵（図6）などが教材として使える。行事の写真やチラシなどを見て説明してもらうのもよい。絵本は家庭学習（後述）で実施してもらうと次の回では覚えている対象児も多く，この場合は言語聴覚士と交互にセリフを言うなど，劇のようにしてもよい。

状況絵や系列絵の説明以外にも，なぞなぞを出し合う，3ヒントゲームなどを用いてもよい。

② **注意点**

この段階は訓練音（構音）を意識して発話するよりも，課題や言語聴覚士とのやりとりを楽しみ，構音への意識が向いていないなかでも正しく構音できるよう促す。したがって，楽しく発話量が多くなるような課題がよい。

構音に誤りがあった場合は，「今のは上手に言

図6　系列絵・状況絵の例

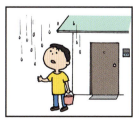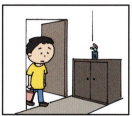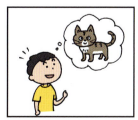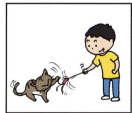

系列絵のカードを並べ，ストーリーを説明させる。ストーリーを考えながら，かつ構音にも気をつけて話す課題である。初めは2～3枚を提示して短い文で説明させ，それができたら4～6枚など枚数を多くして，文章でも構音の誤りがないように練習する。

えたかな？」と対象児に聞いて自己音のモニタリングを促したり，「上手なほうで言ってみて」と正しい構音を促す。それでも難しい場合は正しい発話モデルを示し，復唱を促す。

■ 会話の段階
① 課題の設定
　絵や文字などは特に使わずに，言語聴覚士と会話をする。
・初めは言語聴覚士の簡単な質問に答える。
・テーマを決めて話す（例：「夏休みのこと」「好きな恐竜のこと」など）。
・質問やテーマを限定せず，自由に会話をする。
など，段階的に話す時間や発話量を多くしていき，最終的には訓練時間全体で気を付けなくても正しい音を産生できるようにする。

② 注意点
　誤り音が出たときは，聞き返したり，「上手なほうで言って」と正しい音の産生を促す。それでも難しい場合は正しい発話モデルを示し，復唱を促す。

7　構音訓練の実施と家庭学習

● 言語聴覚士は，1回の発話に対してそのつど適切な正誤反応と具体的な改善方法を示す
● 保護者には家庭学習に協力してもらう

課題の実施

　「単音〜短文」の練習の段階では，対象児に発話を求める際，先行して毎回言語聴覚士がモデルを提示する。そして，1つの課題を10回繰り返し，これを1セットとして行う[10]。つまりこの場合，言語聴覚士も対象児も10回ずつ交互に発話する。通常の発話に近い速さで言えるようになるまで，数セット実施する。目安として9割程度がリズムよく言えるようになると，構音の操作が安定してくる。

　言語聴覚士は発話の正誤を1回ずつすぐに判断して対象児に伝える。各段階で目標としている音が産生できている場合は，頷く，「いいよ！」「OK！」「そうそう」「上手！」などとほめ，うまく産生できなかった場合は，「もう少し舌を出して」「舌は動かさないよ」「息をしっかり出してね」「息が途切れないようにね」など具体的にどう改善すればよいかを指示する。ことばだけで理解できない場合は，図に示す，手の平で呼気を感じさせる，強調したモデルを示す，などで理解を促す。

臨床に役立つアドバイス

課題の実施
　各訓練の段階において9割以上課題を達成できる状態にならないと，安定して正しく構音することができない。十分に構音が安定しない場合は前の訓練段階に戻すことになるが，それによりかえって訓練期間が長くなったり，対象児のモチベーションが下がる可能性もある。それを避けるためには，着実に各訓練段階の課題を達成できるように進めていくことが重要である。

家庭学習（ホームワーク）

　構音訓練は通常週1回40分程度行うが，これだけでは新しい構音操作を獲得するには不十分であるため，次の訓練までの間に家庭で

復習課題を行ってもらう。そのため訓練には保護者にも同席してもらい，課題の目的，モデルなどの提示方法，実施方法などを理解してもらう。歯間音などは保護者にもモデルが作れるように，訓練の最後に保護者と短時間練習することもある。

訓練と同じ課題を家庭でも実施してもらうが，課題以外のところでは正しい構音を求めたり修正したりしないように保護者に伝えておくことが重要である。

また，家庭学習の課題がうまく進まない場合も想定し，どのような場合には家庭学習を中止するかも伝えておく。

ことばの練習用ノートを用意して，毎回ノートに練習内容や注意事項を具体的に書き，家庭学習の徹底を図ることが重要である。**図7**はノートの一例である。訓練時や家庭学習時には，練習が上手にできたらご褒美としてシールを貼るなど，子どものモチベーションを保つように配慮する。

図7　ことばの練習用ノートの例

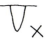

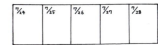

3章　機能性構音障害

8　各音の系統的構音訓練

POINT
- 破裂音では［t，d］，［k，g］の訓練を行うことが多い
- 摩擦音では［s］の訓練が最も多く，歯間音［θ］から誘導することが多い
- 破擦音は破裂音と摩擦音の訓練後に練習する
- 弾音も訓練する機会が多い子音である

破裂音の産生訓練

■［p，b］の訓練

破裂音の構音障害は，純粋な機能性構音障害ではきわめて少ない[8]。

単音の練習は口唇を閉じて子音部分の［p］を作り，後続に母音をつけて音節を作る。［p］の場合は最初に［u］をつける。無意味音節列以降は，**表5**のように段階を変えて課題を実施する。［b］は［p］が安定していれば自然に産生が可能になる場合が多い。難しい場合は聴覚刺激法で模倣を促すとよい。

補足

［p］の後続母音の最初は［u］

単音［p］の産生の後，そのまま口形を変えない母音を最初に後続させたほうが練習しやすい。その後は［a，o，e］の順に後続させ，［i］は口形が狭くなるので最後に作ったほうがやりやすい。

例：［pɸːuː］と［p］の破裂から呼気が途切れないように留意し，母音を後続させる。ゆっくりと産生できたら徐々に速くしてモデルを［puː］に，そして［pu］と音節にする。［pu］が産生できたら，［pɸːaː］など後続母音を変えてほかの音節を作る。

77

■[t，d]の訓練

　[k，g]への置換の誤りが多い[6]が，純粋な機能性構音障害でもみられることが多いとはいえない[10]。訓練の進め方は**表6**を，会話の段階は**表5**やp.76を参照のこと。

■[k，g]の訓練

　発達途上にみられる誤りとしては，/k/は[t]に，/g/は[d]に置換することが多く[12]，訓練する機会は少なくない。他の破裂音とは異なり，有声音の[g]から練習し，その後，無声音[k]の練習を行う。詳細は**表7**に示した。会話の段階は**表5**やp.76を参照のこと。

表6　[t, d]の産生訓練 `動画3-13`

訓練の段階	言語聴覚士の教示とモデル	留意点
1. 単音[t]の練習	モデルを見せて模倣させる。	舌尖を上歯裏につけて閉鎖を作り，唾を飛ばすように閉鎖を解放する。 これが難しい場合は,舌を平らにして歯列より少し出した状態にして，舌を軽く歯で挟んで上歯と舌で閉鎖を作り（歯間音の構え），開口すると破裂を作ることができる。 歯間音の構え
2. 音節[ta]の練習	[ta]の音声モデルを示し，模倣を促す。	[t][a]と後続母音が区切られないように1つの音節にする。　**補足**　最初の後続母音は[a]とする。[a]は舌を挙上させた後でも下ろすだけで自然に産生できるため，最初の後続母音として望ましい。
3. 無意味音節列の練習	[ta]の音声モデルを示し，模倣を促す。	歯間音で練習した場合は，そのまま練習する。
4. 単語の練習	意味のある単語のなかで正しい音が産生できるようにする。	歯間音で練習した場合は，そのまま練習する。
[ta]の単語練習を続けながら，次に[te,to]を作る。各段階の留意点は[ta]と同様に作る。		
5. [da, do, de]の練習	聴覚刺激法で模倣を促す。言語聴覚士は音声モデルと口形を提示する。	治癒していなければ聴覚刺激法で正しい音声を聞かせて模倣させ，単語まで練習する。 歯間音で練習していた場合は，そのまま練習する。　**補足**　[t]音の訓練効果が波及して自然治癒することが多い[6]。その場合は[t]の練習後，短文に入る。
6. 短文の練習	すべての練習を多く含む短文で，正しい音が安定して産生できるようにする。	歯間音での練習が安定して産生できている場合は言語聴覚士のモデルは[t]で行い，誤り音になったときは歯間音で示すようにしてもよい。
7. 歌・系列語・文章などの使いこなしの練習	歌や系列語，文章などのなかで練習音すべてを自然な速さ，イントネーションで産生できるようにする。	この段階になれば，歯列内に舌を収めて本来の正しい音で練習する。もし，歯間音のままであれば，歯列内に舌を収めて発話する練習を単語レベルで行ってから，この段階の課題を行うとよい。

（文献6をもとに作成）

表7 [k, g] の訓練

	訓練の段階	言語聴覚士の教示とモデル	留意点
[g] の産生	1. 単音 [ŋ] の練習	「口を開けたまま [ŋ:] と言って」とモデルを示す。	口を大きく開けすぎないよう注意する。舌背が挙上して口蓋に接していることを確認しながら行う。
	2. 音節 [ŋa] の練習	①[ŋ: a:] とモデルを示し、模倣を促す。 ②徐々にモデルを [ŋa] にする。	①舌背を挙上させ口蓋との接触を確実にするため、初めは [ŋ:] と子音部を延ばした。また、子音から後続母音が滑らかに移行するように子音部母音部ともに延ばしながら示す。 ②①からすぐに [ŋa] とモデルを示すと難しいので、①の [ŋ: a:] と延ばす部分を徐々に短くしてモデルを示す。 **やってみよう** [ŋ:a:]、徐々に延ばす部分を短くして [ŋa]、まで声を出して練習してみよう。
	3. [ŋa] の無意味音節列の練習 1)[ŋa] ＋母音 2)母音＋ [ŋa] 3)母音＋ [ŋa] ＋母音	通鼻音 [ŋa] のまま音声モデルを示し、模倣を促す。	通鼻音 [ŋa] のまま練習を進める。
	[ga] を含む単語の練習 1)[ga] が語頭にくる単語 2)[ga] が語尾にくる単語 3)[ga] が語中にくる単語	通鼻音 [ŋa] のまま音声モデルを示し、模倣を促す。	通鼻音 [ŋa] のまま練習を進める。 **実践!! 臨床に役立つアドバイス** **音声モデルの提示** 　意味のある単語なので元々の誤り音が想起されやすい。ここで [ga] のモデルを示すと元の誤り音に戻るので注意する。
	後続母音を変え、[ŋo], [ŋe], [ŋu], [ŋi] を作る。各段階の留意点は [ŋa] と同様に行う。 その他、詳細は**表5**を参照。		
[k] の産生	1. 単音 [k] の練習	「[ŋa] を内緒話で言って」とモデルを示す。 [ŋa] をささやき声で言い、無声化した [ŋ̊a] を誘導し [k] を産生する。	[ŋ̊a:] と延ばしすぎない。
	2. 単音節 [ka] の練習	母音 [a] を有声で後続させて [ka] を作る。 [k: a:] の音声モデルを示し模倣を促す。模倣ができるようになったら、徐々に [ka] に近い音声モデルを提示し、模倣を促す。	子音と母音が途切れずに1つの音節として聞こえるように音声モデルの産生に留意する。
	3. [ka] の無意味音節列の練習	[ka] の音声モデルを示し、模倣を促す。	
	4. [ka] を含む単語の練習	[ka] の音声モデルを示し、模倣を促す。	
	後続母音を変え、[ka] と同様に [ko], [ke], [ku], [ki] を作る。各段階の留意点は /ka/ と同様に行う。 その他、詳細は**表5**を参照。		
[k,g] の音の産生	1. 訓練音を含む短文の練習	[k,g] を含む短文を提示し、練習する。	言語聴覚士の音声モデルは [ŋ] で示したほうが安定して練習できる。
	2. 歌・系列語・文章などの練習	**表5**のとおり。	言語聴覚士の音声モデルは本来の正しい音にする。

（文献6, 11をもとに作成）

3章　機能性構音障害

摩擦音の産生訓練

■ [s]の訓練

　機能性構音障害では訓練の頻度が最も高い。発達途上の誤りとしては，/s/が[t, tɕ, ɕ, θ]になる[12]。

　[s]の産生訓練では，前述のとおり[s]から導入する場合，歯間音[θ]から導入する場合，歯間音の産生も難しい場合はストローなどを用いて上歯と舌で狭めを作り，呼気を正中から出す練習から始める場合がある。歯間音[θ]で訓練する場合の詳細を**表8**に示した。

表8　摩擦音[s]の訓練方法と留意点（歯間音[θ]での誘導） `動画3-14`

訓練の段階	言語聴覚士の教示とモデル	留意点
1. 単音[θ]の練習	舌を平らな形にして，歯列より前方の下口唇に触れるくらいに出し，上歯との間で狭めを作る。口形や舌を動かさずに呼気を正中より出す。　**補足**　模倣だけで難しい場合は鏡を用いて視覚的なフィードバックを加えながら行う。呼気を手の平やティッシュペーパーに当てて流出を感じながら行ってもよい。　ティッシュペーパーは短冊状に割いて使う。大きいままでは呼気を強く出さないと揺れないことがある。呼気を無理に強く出す必要はない。	右図のような安定した構えができているか，呼気を出した際に舌が後方に引かれないかを注意する。　**やってみよう**　上図のような口形ができるか確認してみよう。最初から呼気を出して[θ:]の音を出すことが難しい場合は，①平らに舌を出す，②5秒程度①の形を維持する，③呼気をそっと流出させる，など段階的に練習しよう。
2. 単音節[θɯ]の練習	[θ:ɯ:]とゆっくり呼気を持続させながら音声モデルを示し，模倣を促す。　**補足**　言語聴覚士の音声モデルは重要。十分に練習して提示する。	歯間音[θ]の後に呼気が途切れないようにしながらゆっくりと[ɯ:]を付ける。[θ]と[ɯ]がばらばらにならないように呼気を持続させて滑らかなモデルを示す。[ɯ]も舌を出したまま，舌や口唇を動かさずに行う。徐々に[θ]と[ɯ]の間の呼気を短くし，音節[θɯ]にする。　**やってみよう**　[θ:ɯ:]から徐々に[θɯ]の音節となるまで，声を出してみよう。
3. [θɯ]の無意味音節列の練習	[θɯ]のまま音声モデルを示し，模倣を促す。	[θɯ]の前後の母音は舌を出したままでもよい。
4. [θɯ]を含む単語の練習	[θɯ]のまま音声モデルを示し，模倣を促す。	歯間音[θɯ]のまま行い，初めはゆっくり行う。滑らかに自然なイントネーションをつけて行う。
後続母音を変え，[θa], [θe], [θo]を作る。各段階の留意点は[θɯ]と同様に行う。そのほか，詳細は**表5**を参照。		
5. 訓練音[θ]を含む短文の練習	歯間音[θ]または[s]で音声モデルを示す。	歯間音[θ]のままでもよいが，安定して産生できている場合は言語聴覚士のモデルは[s]で行い，誤り音になったときは[θ]で示すようにしてもよい。
6. 歌・系列語・文章などの練習	言語聴覚士の音声モデルは本来の正しい音にする。	通常の速さで練習し，言語聴覚士の音声モデルを[s]にすると舌は通常の位置に収まることが多い。

（文献6, 11をもとに作成）

■[ɕ]の訓練

発達途上にみられる誤りとしては，[ɕ]が[tɕ]に置換することが多い[12]。

単音の練習は，「しずかにして！ のときの"シー"をやって」と言って[ɕ:]のモデルを示すとできることが多い。あるいは，[s]または[θ]ができていれば後続母音を[a, e, o, u]にして練習した後，同様に[i]を後続させると作ることができる。歯間音で誘導する場合は，[i]も舌を出したまま実施して構わない。その後の流れは**表5**と同様に行う。

■[h, ç, ɸ]の訓練

発達途上にみられる誤りとしては，[h, ç, ɸ]ともに省略が多い。また，[ɸ]は[f]（唇歯音化）になることもある[12]が，機能性構音障害の誤りとしては少ない。

子音の構音操作が獲得できたら（詳細は「構音操作の訓練」を参照），後続に母音をつけて音節を作り，系統的に課題の段階を変えて会話まで練習する。

破擦音の訓練

発達途上にみられる誤りでは，[tɕ]は[t]，[dʑ]は[d]に置換，[ts]は[tɕ]，[dz]は[dʑ]，または[d]に置換されることが多い[12]。

破擦音は破裂音と摩擦音ができてから練習に入ると，簡単に音を作ることができる[6]。単音

から音節の練習は以下に示す[6]。

①舌先を上歯につけて [t] を導いた場合

[tɕ]：舌先を上歯の裏に軽くつけた状態で[ɕ]を出させると，閉鎖が解放されて破擦音の[tɕ]になる。後続に[i]をつけると[tɕi]になる。

[ts]：[tɕ]と同様に舌先を上歯の裏に軽くつけた状態で[s]を出させる。その後，後続に[u]をつけると[tsu]ができる。

②歯間音で [t] を導いた場合

軽く舌先を歯に挟ませて[ɕ]と[s]を産生させると，それぞれ[tɕ]と[ts]になる。後続母音をつけると音節ができる。その後の無意味音節列以降の訓練は**表5**に示すとおりである。

弾音[ɾ]の訓練（表6）

発達途上にみられる誤りでは，[ɾ]が[d]への置換，あるいは弾き動作が省略されることによって[j]に近い歪み音，または省略になる[12]。

以下に「単音の練習」「音節の練習」を示した。その後の「無意味音節列の練習」以降は，**表5**の方法および留意点と同様である。

母音の練習

発達途上にみられる誤りでは，母音の誤りはほとんどない。母音を誤る場合は特異な構音操作の誤りの場合で，側音化構音と鼻咽腔構音の場合になる。

表9 [ɾ] の訓練 ▶動画3-15

訓練の順序	言語聴覚士の教示とモデル	留意点
1. 単音の練習	「舌を上の歯の裏につけて，そのまま声を出して」と指示し，モデルを見せる。	口を大きく開けたり，舌を硬口蓋まで反転させたりする必要はない。
2. 音節の練習	単音に続けて，「舌を上の歯の裏につけてそのまま声を出して，その後続けて"あー"と言って」と指示し，モデルを見せる。	単音ができたら，すぐに母音を後続させる。「うらあ」に近い音声になる。 舌の動きをしっかり見せる，または手で模擬的に示すとわかりやすい。 徐々に速くして通常の[ɾa]の音にする。

（文献6をもとに作成）

3章 機能性構音障害

側音化構音はイ列音に，鼻咽腔構音はイ列音・ウ列音に誤りが起こりやすいため，母音の［i］と［u］を練習することになる。訓練の詳細は，p.112〜を参照。

その他（特異な構音操作の誤り）

　特異な構音操作の誤りのうち，側音化構音，声門破裂音，鼻咽腔構音は機能性構音障害でもみられることがある。訓練の詳細は，p.112〜を参照。

9 音韻認識を促進する訓練

- 音韻認識を高める指導が必要となる場合がある
- モーラ分解・モーラ抽出の方法を理解しておくことが重要である

　機能性構音障害のうち，構音運動の問題の場合は前述のような系統的な構音訓練で正しい構音を獲得することができる。
　一方，言語発達全般に問題がないにもかかわらず音韻認識の発達に問題がある機能性構音障害の場合は，以下に示すような**音韻認識を高める指導**を実施するとよい。

> **基礎分野へのリンク**
>
> **音韻認識の発達**
> 　音韻認識（phonological awareness）（音韻意識ともよばれる）は，単語をひとまとまりの音として意味的な側面だけに注目するのではなく，1音ずつ異なる音の組み合わせによって構成されていることに気づき，音の操作ができるようになることである[14, 15]。定型発達では4歳半ごろから気づく[14]【参考⇒『Crosslink言語学・言語発達学』p.166-170を読んで，音韻認識の発達を確認しよう！】。

モーラ分解

　モーラ分解は，単語を構成している音の数に気づくことをいう。
　課題としては，絵カードを提示して「"いす"は何個の音でできてるかな」と聞いて音の数だけ手を叩いてもらう，おはじきを並べる，〇に色を塗る，などが考えられる。〇に色を塗る場合は，図8のように正答のモーラ数よりも多い〇を提示する。おはじきを使うときも正答より多い数を対象児に渡す。
　初めは特殊音節を含まずに清音からなる2〜3モーラ単語，その後モーラ数を増やしたり，特殊音節が入った単語で練習したりする。対象児の生活年齢・言語発達年齢を考慮して行う。
　これができるようになってきたら，モーラ数が多い語でも聴覚刺激でできるようになるとよい。

図8　モーラ分解・抽出課題の例

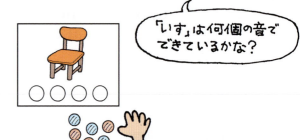

モーラ抽出

　モーラ抽出は，特定のモーラを単語のなかから抽出することにより，特定のモーラの語内位置に気づいていることを指す。

用語解説　機能性構音障害　アメリカ精神医学会の診断基準『精神疾患の診断・統計マニュアル』[13]（DSM-5-TR）では，Speech sound disorder（語音症）の概念が機能性構音障害に一致する。DSM-5-TRの診断的特徴では，語音の産出に困難がある児童は，語音についての音韻的知識，または会話のための運動を調節する能力に，さまざまな困難があるかもしれない，と示されている。つまり，音韻認識の発達の問題と，構音運動の問題の両方が含まれた概念である。

＊DSM：diagnostic and statistical manual of mental disorders

モーラ分解ができるモーラ数の単語から，モーラ抽出を行う。まず「"いす"のなかに"い"はある？」と尋ねる。対象児が「ある」と答えれば，「どこ（何番目）にあるかな？」と並べたおはじきや色塗りをした○の中から"い"の位置を対象児に示させる。あるいは，「1番目の音は何？ 2番目は？」とおはじきなどを指さして対象児に答えさせてもよい。

できるようになったら聴覚刺激でもできるようになるとよい。

- 系統的構音訓練の段階と内容を理解する。
- それぞれの音の指導方法が説明できる。
- 適切な音声モデルがわかる。
- 音韻認識の促進を目的とした課題がわかる。

臨床に役立つアドバイス

モーラ分解は発話と動作を対応させる

音韻認識が難しい場合，おはじきを1つ置く間にいくつも音節を発話する場合がある。この課題はモーラ数に気づかせる課題なので，発話とモーラ分解の動作（手を叩く，おはじきを置く，色を塗るなど）が1音に対して対応するように援助していく。

モーラ分解が不確実なときは，おはじきや色塗りなど，視覚的に見直しや正答数との見比べがしやすい教材のほうがよい。

【引用文献】

1) 中西靖子，ほか：構音検査とその結果に関する考察．特殊教育研究施設報告1，1-41，1972．
2) 天野 清：語の音韻構造に分析行為の形成とかな文字の読みの学習．教育心理学研究，18(2)：75-89，1970．
3) 山根律子，ほか：改訂版 随意運動発達検査．音声言語医学，31(2)：172-185，1990．
4) 原 恵子：健常児における音韻意識の発達．聴能言語学研究，18(1)，10-18，2001．
5) 杉本明日菜，ほか：小児における口腔筋機能療法(MFT)の訓練効果について．小児歯科学雑誌，56(1)：1-11，2018．
6) 阿部雅子：構音障害の臨床－基礎知識と実践マニュアル－ 改訂第2版，金原出版，2008．
7) 緒方祐子：発話障害の評価と訓練．標準言語聴覚障害学 発声発語障害学 第3版，p.144-176，医学書院，2021．
8) 今井智子：小児構音障害．言語聴覚士テキスト 第3版，p.377-385，医歯薬出版，2018．
9) 竹下圭子：機能性構音障害児の評価と指導．特別支援教育における構音障害のある子どもの理解と支援，p.64-129，学苑社，2012．
10) 白坂康俊：機能訓練．言語聴覚士のための機能性構音障害学，医歯薬出版，2012．
11) 弓削明子：症例から学ぶ子どもの構音障害，建帛社，2022．
12) 今富摂子：小児の発話障害の原因と分類．標準言語聴覚障害学 発声発語障害学 第3版，p.130-136，医学書院，2021．
13) 髙橋三郎，ほか：DSM-5-TR精神疾患の診断・統計マニュアル（日本精神神経学会 日本語版用語 監），p.48-49，医学書院，2023．
14) 岩﨑淳也：音韻意識の発達．Crosslink言語学・言語発達学，p.166-170，メジカルビュー社，2022．
15) 髙橋 登：文字の知識と音韻意識．ことばの発達入門，p.196-218，大修館書店，2001．

【参考文献】

1. 今井智子：構音（音韻）の発達．ことばとこころの発達と障害，p.68-75，永井書店，2007．
2. 今井智子：発話障害へのアプローチ－診療の基礎と実際－，インテルナ出版，2015．
3. 柴本 勇，ほか：発話障害．標準言語聴覚障害学発声発語障害学 第3版，p.128-243，医学書院，2022．
4. 能登谷晶子，ほか：症例から学ぶ子どもの構音障害，建帛社，2022．
5. 阿部雅子：構音障害の臨床－基礎知識と実践マニュアル－ 改訂第2版，金原出版，2008．
6. 白坂康俊，熊田政信：言語聴覚士のための機能性構音障害学，医歯薬出版，2020．
7. 斎藤裕恵，ほか：言語聴覚療法シリーズ 8 器質性構音障害，建帛社，2007．

第**4**章

器質性構音障害

4章 器質性構音障害

1 小児における器質性構音障害

1 口腔疾患による構音障害

● 構音障害の原因となりうる口腔疾患には，巨舌症，舌小帯短縮症，不正咬合などがある

巨舌症

舌の一部あるいは全体が著しく大きくなったものを指す。安静時に舌が口腔内に収まらない状態が視診でわかる。先天的要因にはDown症候群，クレチン病，筋線維肥大症などがある。後天的要因には，血管腫，リンパ管腫，神経線維腫などがある。

舌が口腔内に収まらないため，口を閉じることができず常に開口している。口腔内では歯の上に常に舌が乗っている状態のため，歯列の不整や開咬（p.87参照）などがみられる。構音は歯茎音の歪みが多くみられ，軟口蓋音や摩擦音の習得が遅れることがある。矯正治療や舌縮小術などの外科的治療が行われる。

舌小帯短縮症（図1）

舌下面と口腔底を連結している舌小帯が短い状態を指す。舌小帯短縮症の重症度は，開口させた状態での舌尖の挙上量によって判定する[1]（図2）。
- **軽度**：舌尖が最大開口域の1/2以上挙上できる場合
- **中等度**：舌尖の挙上量が咬合平面から最大開口域の1/2までの間の場合
- **重度**：舌尖が咬合平面まで挙上できない場合

舌小帯短縮の程度が中等度から重度になると構音障害を生じることが多い。しかし，構音障害の程度としては軽度である。構音障害としては，[r]が[d]に近く歪むことが多い。その他，置換（[k]→[t][s]→[t]など），歯間性構音，側音化構音がみられることがある。

中等度から重度で構音や日常生活への支障がある場合には，舌小帯伸展術を施行する。術後は舌の運動訓練を行い，構音障害が残存していれば構音訓練を実施する。外科的治療を行わない場合は，舌の可動範囲を見て訓練可能な音を選択し，構音訓練を実施する。

図1 舌小帯短縮症（軽度例）

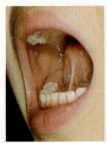 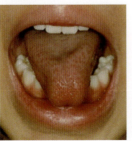

舌尖挙上時　　　　挺舌時

図2 舌小帯短縮症の重症度

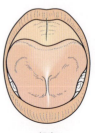 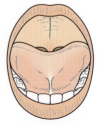 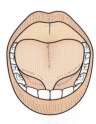

軽度　　　　中等度　　　　重度
（文献1をもとに作成）

 歯間性構音 上下顎の歯の間に舌を挟んでサ行，タ行，ナ行などの歯茎音を構音したものを指す。

不正咬合

- **開咬**：歯を噛み合わせたとき，前歯部に上下方向の隙間ができた状態
- **上顎前突**：歯を噛み合わせたとき，上顎歯列のほうが下顎歯列よりも前方に出すぎた状態
- **反対咬合**：歯を噛み合わせたとき，上顎前歯より下顎前歯のほうが唇側に位置する状態

上記の原因により，歯茎音（前歯部で狭めを作り産生する音）の構音時に狭めを作ることができなくなり，歯間性構音となることがある。

2 口唇口蓋裂による構音障害

- 口蓋裂では，口蓋形成術後に鼻咽腔閉鎖機能不全をきたすことがある
- 口蓋裂に特徴的な構音障害は，鼻咽腔閉鎖機能に関連のある構音障害と，鼻咽腔閉鎖機能に関連が少ない構音障害に分けられる

口蓋裂とは

口蓋裂（図3）は，胎生7〜12週ごろ，口蓋系組織の融合不全により生じ，約500人に1人の割合で発生する。融合不全の場所によって軟硬口蓋裂，軟口蓋裂，口蓋垂裂，粘膜下口蓋裂に分類される。口蓋裂に口唇の裂を伴うと口唇口蓋裂とよばれ，そこに上顎の裂を伴うと唇顎口蓋裂（図4）とよばれる。唇顎口蓋裂には片側と両側がある。

口蓋裂のなかでも粘膜下口蓋裂は軟口蓋の筋層が離開しているが，粘膜はつながっているため口腔内視診にて明らかな裂がない。粘膜下口蓋裂の特徴（図5）は，①軟口蓋正中部の菲薄化（軟口蓋の正中部が薄く透けて見え，発声させるとその部分にくぼみが生じる），②硬口蓋後端の骨欠損（硬口蓋の後端の正中部を指で触れると手前に向かって切れ込みがある），③口蓋垂裂の3つである[2]。この3つの特徴を**Calnanの3徴候**（カルナン）とよぶ。

図4 唇顎口蓋裂

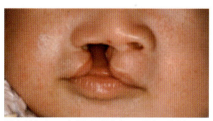

（さわだクリニック 澤田正樹先生のご厚意による）

図3 口蓋裂

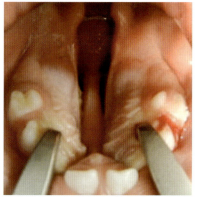

（さわだクリニック 澤田正樹先生のご厚意による）

図5 粘膜下口蓋裂の特徴

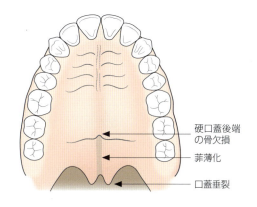

硬口蓋後端の骨欠損
菲薄化
口蓋垂裂

図6 鼻咽腔閉鎖機能

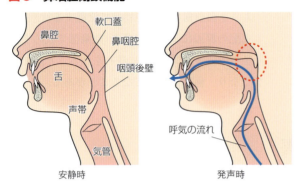
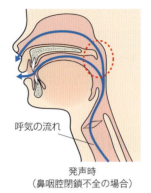

安静時　　発声時　　発声時（鼻咽腔閉鎖不全の場合）

鼻咽腔閉鎖機能（図6）

　構音様式には，呼気が口腔に流れるもの（口音）と，呼気が鼻腔に流れるもの（鼻音），口腔と鼻腔の両方に流れるもの（鼻母音）がある。口音の構音時には軟口蓋が挙上，咽頭側壁が収縮することで鼻腔への呼気の流れを遮断している。これを**鼻咽腔閉鎖**とよぶ。鼻咽腔閉鎖が起こることで口腔内圧が上がり，口音の正しい構音が可能となる。口蓋裂の場合，口蓋形成術後にも軟口蓋の長さが不足していたり，機能が不十分なことがあるため，軟口蓋・咽頭側壁の収縮が不足し呼気が鼻腔へ流れてしまうことがある。これを**鼻咽腔閉鎖機能不全**とよぶ。鼻咽腔閉鎖機能不全により生じる共鳴の異常が構音障害の原因となる。

構音障害を引き起こす要因

　構音障害の要因となりうるものとして，前述の鼻咽腔閉鎖機能不全のほか，言語発達の遅れや難聴がある。
　口蓋裂児の言語発達では，幼児期の有意味語の表出が遅い傾向がある。知的障害や難聴などを伴っていない場合，3歳ごろまでには遅れを取り戻すことが多い[3]。しかし，口蓋裂児は知的障害や発達の偏りを伴っている割合が高いとされている[4, 5]。したがって，構音障害の評価や指導にあたっては，まず言語発達の評価を行ったうえで，発達年齢に応じた構音が獲得されているかどうかを評価する必要がある。
　また，口蓋裂がある場合，口蓋と耳管（中耳と上咽頭をつなぐ管）の両方の機能に携わる口蓋帆挙筋と口蓋帆張筋の形態異常や機能不全により，滲出性中耳炎などの耳の疾患が生じやすく，これが難聴の原因となる。難聴により言語発達や構音獲得に遅れをきたす可能性があるため，聴覚の評価や管理も併せて行う必要がある。

口蓋裂による発話の障害

　口蓋裂による発話の障害には，共鳴の異常と構音障害が含まれる。

■ 共鳴の異常

　構音操作の誤りはないが，鼻咽腔閉鎖機能不全のため口腔内圧が高められず，呼気が鼻腔に抜けていくこと（呼気の鼻漏出）によって声が鼻腔で共鳴し，いわゆる鼻に抜けたような声になる。これを**開鼻声**とよぶ。呼気の鼻漏出は鼻咽腔からだけでなく，口蓋瘻孔（図7）からも起こることがある。

図7 口蓋瘻孔

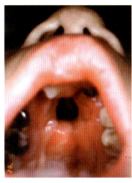

（さわだクリニック 澤田正樹先生のご厚意による）

■ 構音障害（表1）

①鼻咽腔閉鎖機能不全に関連のある構音障害

a) 呼気鼻漏出による子音の歪み：構音操作は正常であるが、呼気の鼻漏出により**子音の歪み**が生じる。子音の歪みには以下の種類がある。

- **鼻音化**：呼気の鼻漏出により、[b]が[m]に置換するなど口音が鼻音へ置換することを指す。
- **弱音化**：摩擦音や破擦音などの子音が弱くなることを指す。
- **鼻雑音**：破裂音、摩擦音、破擦音などの高い口腔内圧を必要とする子音の構音時に、呼気の鼻漏出により鼻腔で発生する雑音のことを指す。

構音操作が正常な場合、鼻孔を閉鎖して構音するとこれらの子音の歪みは減少し正常に近く聴こえる。

b) 声門破裂音：起声前に声帯を強く閉鎖して声門下の圧力を高め、発声と同時に声帯で産生される破裂音。無声子音にみられることが多い。

c) 咽(喉)頭摩擦音/破擦音：舌根と咽頭後壁、あるいは喉頭蓋と咽頭後壁の狭めにより産生される摩擦音・破擦音。

d) 咽頭破裂音：舌根が咽頭後壁のほうに引かれ、舌根と咽頭後壁が接触して産生される破裂音。[k]に多くみられる。

b)〜d)は誤った構音操作であり、鼻咽腔閉鎖機能不全を代償する「代償構音」と考えられている。

②鼻咽腔閉鎖機能不全に関連が少ない構音障害

a) 口蓋化構音：歯音、歯茎音が舌先と歯や歯茎で産生されず、舌背と口蓋で産生される。口蓋裂のなかで最も出現頻度が高い。口蓋の前方部が狭い場合に多くみられるため、口蓋の形態異常が原因の1つとされている。口蓋化構音には、構音位置が後方になる後方化と、舌が硬口蓋に近付く口蓋化が含まれる（詳細はp.48参照）。

b) 側音化構音：イ列音に多くみられる。正常な構音では、舌が両側の口蓋側方に接触し呼気は口腔正中から流出する。しかし、側音化構音では舌は口蓋側方には接触せず、口蓋中央部に接し、呼気は口腔の側方から流出する。

c) 鼻咽腔構音：舌が挙上し口蓋が接して口腔への呼気を止めると、呼気は鼻腔に流れる。その際、軟口蓋と咽頭後壁との狭めや閉鎖によって音が産生される。イ列、ウ列に多い。

これらの構音障害の詳細は、p.96〜を参照のこと。

表1 口蓋裂による構音障害

鼻咽腔閉鎖機能不全に関連のある構音障害	子音の歪み（鼻音化・弱音化・鼻雑音） 声門破裂音、咽(喉)頭摩擦音、咽頭破裂音
鼻咽腔閉鎖機能不全に関連が少ない構音障害	口蓋化構音、側音化構音、鼻咽腔構音

> **補足**
> **思春期ごろまでは定期的な評価を**
> 思春期に起こる咽頭の急激な成長により、咽頭腔が拡大し鼻咽腔閉鎖機能が悪化することがある。学童期に鼻咽腔閉鎖機能がそれほど悪くなくても、思春期ごろまでは定期的な評価が必要である。

> **補足**
> **鼻渋面**
> 　構音時に眉間や尾翼にしわを寄せる動作がみられることがある。これを鼻渋面（図8）といい，鼻咽腔閉鎖機能不全がある場合にみられる所見である。構音を評価するときには，顔面の動きも見ておく必要がある。

> **学習の要点**
> 　口蓋裂に特徴的な構音障害は「鼻咽腔閉鎖機能に関連のある構音障害」である。口蓋化構音は，鼻咽腔閉鎖機能に関連は少ないものの，口蓋裂に多くみられる構音障害であることを覚えておこう。

図8 鼻渋面

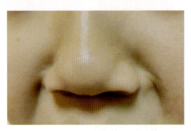

3　先天性鼻咽腔閉鎖機能不全症

- 先天性鼻咽腔閉鎖機能不全症の原因として，軟口蓋や咽頭腔の形態バランスの異常，軟口蓋・咽頭側壁の運動障害などがある
- 先天性鼻咽腔閉鎖不全を含む代表的な疾患に22q11.2欠失症候群がある
- 評価・診断・治療は口蓋裂に準じる

先天性鼻咽腔閉鎖機能不全症とは

　先天性鼻咽腔閉鎖不全症とは，明らかな口蓋裂はみられないが，先天的に鼻咽腔閉鎖機能不全を呈し，口蓋裂と同様の構音障害をきたす疾患の総称である。

　先天性鼻咽腔閉鎖機能不全症の原因としては，軟口蓋が短い，咽頭腔の前後径が大きい（深咽頭）などの**形態バランスの異常**，あるいは軟口蓋麻痺や**軟口蓋・咽頭側壁の運動障害**，口蓋帆挙筋の位置異常や走行異常，機能的要因（誤学習）などが挙げられる[6]（**表2**）。

　先天性鼻咽腔閉鎖不全症における構音障害は，声門破裂音や弱音化が多く，口蓋化構音は少ないとされている。その理由として，口蓋裂にみられる術後の瘢痕や瘻孔の残存などの口蓋の異常がないことが挙げられる。

　先天性鼻咽腔閉鎖不全を含む代表的な疾患に，**22q11.2欠失症候群**がある。22q11.2欠失症候群は22番染色体の異常があり，平坦な頬，幅広い鼻根，細く長い目などの特徴のある特異的顔貌をしており，心奇形や知的障害を合併していることが多い。

臨床上の特徴

　口腔内に明らかな裂がないため，ことばの障害が明確になってくる幼児期に言語聴覚士を受診して診断がつくことも多い。口腔内視診で明らかな異常がなくても，鼻咽腔閉鎖機能不全に

表2　先天性鼻咽腔閉鎖機能不全症の原因

形態バランスの異常	・短口蓋 ・深咽頭
運動障害	・軟口蓋麻痺 ・軟口蓋の運動障害 ・咽頭側壁の運動障害
口蓋帆挙筋の異常	・位置異常 ・走行異常
機能的要因	・誤学習など

関連のある共鳴の異常や構音障害を認めた場合には，カルナンの3徴候の有無や，鼻咽腔閉鎖機能に関する評価を詳細に行う必要がある。

評価・診断および治療

鼻咽腔閉鎖機能不全，およびそれに伴い出現する共鳴の異常や構音障害は，口蓋裂と同様であるため，口蓋裂に準じた評価・診断・治療を行う。明らかな裂やカルナンの3徴候がみられない場合，先天性鼻咽腔閉鎖機能不全症の原因となる軟口蓋の長さや咽頭腔の前後径の大きさなどの形態，軟口蓋や咽頭側壁の運動性に問題がないかを十分に評価する（詳細はp.101「発語器官の検査」を参照）ことが診断と治療につながる。

臨床に役立つアドバイス

鼻咽腔の形態や運動性の知識

軟口蓋の長さや咽頭腔の深さや咽頭や軟口蓋の運動性に関する知識は，運動障害性構音障害や頭頸部がん症例の鼻咽腔閉鎖機能の評価や治療方針の決定にも役立てられる。

【引用文献】
1）根本京子，ほか：舌小帯短縮症患者における機能障害の認識度と自覚症状について－アンケート調査による検討－．日本口腔科学会雑誌，49(6)：356-362, 2000.
2）Calnan J：Submucous cleft palate. Br J Plast Surg, 6(4)：264-282, 1954.
3）今井智子：口蓋裂に伴う言語障害の特徴．言語聴覚士テキスト，第2版, p.361-362, 医歯薬出版, 2011.
4）岡本朗子，ほか：ITPAで能力に偏りがみられた1口蓋裂児の構音訓練．聴能言語学研究, 9(1)：26-33, 1992.
5）岡崎恵子，ほか：口蓋裂の言語臨床 第3版, 医歯薬出版, 2011.
6）Peterson-Falzone SJ：Velopharyngeal inadequacy in the absence of overt cleft palate. J Craniofac Genet Dev Biol Suppl, 1：97-124, 1985.

4章 器質性構音障害

2 口唇口蓋裂に伴う発話特徴

1 発語器官の形態と機能の特徴

POINT
- 発声時は，①軟口蓋の挙上，②咽頭側壁の内方運動，③咽頭後壁の前方運動，の3つの運動によって鼻咽腔閉鎖が達成され，主に口蓋帆挙筋が作用する
- 口蓋裂の場合，口蓋帆挙筋の走行異常があり，鼻咽腔閉鎖機能不全が生じる

鼻咽腔閉鎖機能(p.88 参照)

■ 鼻咽腔閉鎖の生理

発声時は，①軟口蓋の挙上，②咽頭側壁の内方運動，③咽頭後壁の前方運動，の3つの運動によって鼻咽腔閉鎖が達成される。この3つのうち，①軟口蓋の挙上は，鼻咽腔閉鎖の主体となる。また，②咽頭側壁の内方運動（咽頭側壁が正中に向かって動く）により，両側の咽頭側壁間の距離が狭くなり，③咽頭後壁の前方運動によって，鼻咽腔の前後径が狭くなる。鼻咽腔閉鎖において，①②に比べ，③咽頭後壁の前方運動の果たす役割は小さい。

■ 鼻咽腔閉鎖機能にかかわる筋肉(図1)

口蓋帆挙筋は，外側で側頭骨乳様突起と耳管軟骨に付着し，軟口蓋の中を正中に向かって走行し，左右の筋肉が結合することにより筋肉輪（muscle sling）を形成する。この筋肉輪の収縮により，軟口蓋が後上方に挙上する。軟口蓋の挙上は，主にこの口蓋帆挙筋の作用によるものである。また，咽頭側壁の内方運動も，口蓋帆挙筋の働きによるものであると考えられている。

上咽頭収縮筋は，上咽頭の側壁から後壁にかけて咽頭を囲むように位置している。上咽頭収縮筋の収縮により，咽頭後壁の前方運動が起こり，鼻咽腔の前後径が狭まる。

口蓋を走行するその他の筋が鼻咽腔閉鎖に果たす役割は小さいと考えられている。

■ 口蓋裂の筋肉の走行(図2)

口蓋裂では，口蓋の形態異常のほか，筋肉の走行異常が生じる。左右の口蓋帆挙筋が結合せず，軟口蓋の中を前方に向かい，硬口蓋に付着するため，口蓋帆挙筋の筋肉輪が形成されず，十分な鼻咽腔閉鎖が得られない（図3，p.103 図4 参照）動画4-1。

口蓋形成術によって口蓋帆挙筋の筋肉輪を作成することにより鼻咽腔閉鎖機能の獲得を目指す。

図1 鼻咽腔閉鎖にかかわる筋肉（健常新生児）

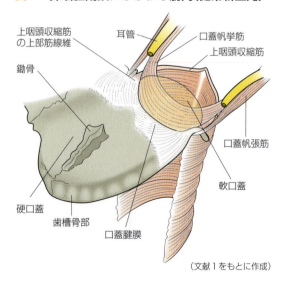

（文献1をもとに作成）

■アデノイドとPassavant(パッサーバン)隆起

アデノイド(咽頭扁桃)は，咽頭後壁に位置するリンパ組織であり，7～10歳ごろをピークに肥大し，徐々に消退していく。肥大したアデノイドは咽頭腔を狭くするため，鼻咽腔閉鎖を補助する場合がある。一方で，アデノイド肥大が滲出性中耳炎や睡眠時無呼吸症候群を引き起こす場合にはアデノイドを切除する。アデノイドが鼻咽腔閉鎖に関与している場合には，切除術後に開鼻声になることがある(図4, 5)。

パッサーバン隆起は，発話時に上咽頭収縮筋が収縮することにより咽頭後壁に生じる隆起である。鼻咽腔閉鎖機能不全の代償と考えられていた時期もあったが，現在は否定的である。パッサーバン隆起の有無や位置には個人差があり，症例によっては鼻咽腔閉鎖に貢献することがある。

■上咽頭の形態変化

発育に伴ってアデノイドは消退し，硬口蓋は後方へ伸び，軟口蓋の長さと厚さは増加する。それにより上咽頭の形態は変化する。小児では成人と比較すると軟口蓋の長さに対して咽頭腔が浅く，鼻咽腔閉鎖の位置が低い。

図2 口蓋裂の筋肉の走行(口蓋裂児)

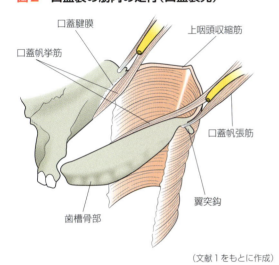

(文献1をもとに作成)

図3 内視鏡所見(口蓋帆挙筋断裂)

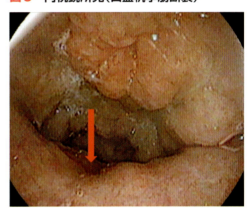

図4 アデノイド肥大セファログラム

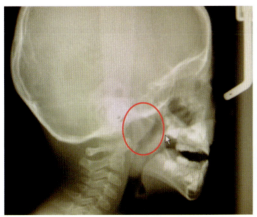
アデノイド肥大

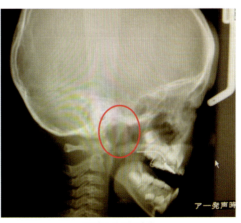
アデノイド切除後

(兵庫県立尼崎総合医療センター 山脇吉朗先生のご厚意による)

図5　内視鏡所見（アデノイド肥大）

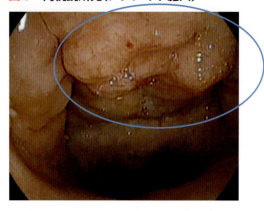

■ 鼻咽腔閉鎖パターン

鼻咽腔閉鎖パターンには個人差がある。Croftら[1]は鼻咽腔閉鎖パターンを4つに分類した。健常者および口蓋裂患者における閉鎖パターンの比率を**表1**に示す。正常者では①のパターンが半分以上を占めるのに対し，口蓋裂の場合は③④のパターンの割合が高い傾向がある 動画4-2〜4 。

口腔顔面の形態と機能

■ 鼻

鼻柱や外鼻の形態異常を引き起こす要因となるのが唇顎裂である。一側に比べ両側の唇顎裂の場合は鼻の形態異常がより高度となる。鼻柱や外鼻の矯正のために，口唇形成術前に行う術前矯正治療としてnasoalveolar molding（NAM）が用いられることがある。術後も鼻尖の低さ，鼻孔の狭さ，平たく広がった鼻翼などが残存する場合には鼻の修正術を行う。

鼻腔や副鼻腔の形態異常を引き起こす要因となるのが口蓋裂であり，鼻中隔弯曲や副鼻腔炎などの合併が多い[3]。これらにより，鼻呼吸がしにくくなる場合がある。

咽頭弁形成術後には，鼻腔側への呼気の通りが狭くなることにより鼻呼吸がしにくくなったり，一時的に閉鼻声や睡眠時無呼吸を呈したりすることがある。

表1　健常者と口蓋裂患者の閉鎖パターンの比率

閉鎖パターン			正常者の割合	口蓋裂患者の割合
①冠状パターン	軟口蓋の挙上によって閉鎖する		55%	45%
②矢状パターン	軟口蓋の動きはわずかで咽頭側壁の動きによって閉鎖する		16%	11%
③輪状パターン	軟口蓋と咽頭側壁がほぼ同等の運動をして閉鎖する		10%	20%
④パッサーバン隆起を伴う輪状パターン	輪状パターンにパッサーバン隆起を伴う		19%	24%

（文献2をもとに作成）

■ 口唇

口唇裂には，赤唇内にとどまるような不全裂から，鼻孔に達している完全裂まである。裂が高度であるほど，また一側より両側であるほど哺乳や口唇閉鎖への影響が大きい。

口唇形成術は口唇の良好な形態と機能の獲得を目的に行われる。手術までは裂の幅が拡大しないように，テープ貼付やNAMを使用する。両側の完全裂の場合は上唇のボリュームが足りず，口唇の正中部が短い「口笛用変形」とよばれる状態になったり，上唇の運動性が不良になることがある。上顎の発育不良によって上顎が下顎よりも後ろに位置すると，上下の口唇を閉鎖させることが難しい場合がある。この際には，両唇音を産生しにくいため，唇歯音に置換する。また，ストローを使いにくい場合もある。

■ 舌

口蓋裂の有無にかかわらず，舌は構音において最も重要な器官であり，舌の運動性が構音に大きく影響する。口蓋裂の場合，幼児期から学童期に上顎側方拡大のための矯正装置をつけることが多く，舌が装置に当たり歯茎音が歪むことがある。構音の歪みの一因として，口蓋瘻孔や顎裂部に舌尖を当てるような舌癖がある。

口蓋裂で多くみられる口蓋化構音や側音化構音は，舌に不自然な力が入っていることにより正しい構音操作ができず，異常構音になったものである。舌の脱力が十分にできるようになることが，正しい構音操作を習得するための土台となる。

■ 歯・歯槽

口蓋裂の場合，欠損歯や過剰歯，さらに歯列からねじれて萌出したり，通常とは異なる場所に萌出したりすることがあり，歯列不正となる。口蓋形成術により上顎の成長が阻害され，歯列狭窄が生じることが多い。また，口蓋裂にみられる咬合の異常（不正咬合）には，反対咬合や開咬がある（p.87参照）。

口蓋裂では，う蝕の罹患率が高い[4,5]とされるが，適切なケアをすることにより，う蝕の罹患率を低下させることができる[6]。う蝕は補綴治療開始の遅れや治療中断の原因となる。う蝕を予防するためには，口腔内のケアの重要性を養育者に伝え，う蝕がある場合は早期に適切な治療を行う必要がある。

顎裂の場合，顎裂部からの呼気鼻漏出や食物の鼻への漏出がみられることがあり，これらは学童期に閉鎖術を行うまで持続する。顎裂部からの呼気鼻漏出があると，歯茎音や両唇音に弱音化や鼻音化が生じる。呼気鼻漏出がある場合は，鼻咽腔閉鎖機能不全によるものか，顎裂によるものかを確認する必要がある。

■ 硬口蓋・軟口蓋

口蓋裂の場合，裂が及んでいる場所と程度により，呼気鼻漏出や開鼻声の重症度は異なる。口蓋垂裂単独の場合，呼気鼻漏出はみられない。口蓋形成術を一期的に行った後に口蓋瘻孔を生じることがあり，二期的に行う場合（二段階法）は，初回手術後に硬口蓋に未閉鎖の裂が残存する。口蓋瘻孔の大きさが大きいほど，また位置が後方であるほど呼気鼻漏出が多くなるため，開鼻声が強くなったり，代償構音が生じやすくなる。

> **補足**
> 口蓋形成術を一期的に行った後に生じる口蓋瘻孔は，手術で緊張が高まりやすい硬口蓋部に多い。

> **補足**
> 二段階法で口蓋形成術を行った場合，軟口蓋の閉鎖後に未閉鎖の硬口蓋部分から呼気が鼻へ抜けるため，閉鎖床を装用するなどのケアが必要である。

用語解説 二段階法 軟口蓋を先に閉鎖して，硬口蓋部分を後から閉鎖する術式。

第4章 器質性構音障害

2 発語の特徴

POINT
- 口蓋裂による発話の障害の特徴は，鼻咽腔閉鎖機能不全から生じる共鳴の異常と構音障害である
- 発語の特徴を理解すると同時に，特徴を聴覚判定できるように耳を育てる必要がある

　口蓋裂による発話の障害は，鼻咽腔閉鎖機能不全によって生じる共鳴の異常と構音障害を特徴とする。

共鳴の異常

■ 開鼻声

　開鼻声は，発声時に呼気が鼻腔に抜けることによって鼻腔共鳴が過剰になった状態であり，口蓋裂に特徴的な症状である。声が鼻にかかり，柔らかい声に聴こえたりする。重度になるとフガフガ話しているように聴こえる。母音のなかでは，特に[i, u]で症状が出現しやすい。

　原因は鼻咽腔閉鎖機能不全または口蓋瘻孔である。口蓋瘻孔は，口蓋形成術の術後や，二期法で口蓋形成術を行った場合に，硬口蓋にある未閉鎖の部分に生じる。

■ 閉鼻声

　閉鼻声は，鼻腔共鳴が小さくなった状態である。鼻が詰まったような声に聴こえる。通鼻音[m, n]が鼻腔で共鳴せず，[b, d]になる。鼻炎やアデノイド肥大，咽頭弁術後，スピーチエイドが大きすぎることなどが原因となる。

■ 混合性鼻声

　開鼻声と閉鼻声が混在した状態である。鼻咽腔閉鎖機能不全の症例が鼻炎になった場合などにみられる。このときは，高い口腔内圧が必要な破裂音などでは鼻咽腔閉鎖が不十分で開鼻声となり，通鼻音では鼻腔共鳴せず閉鼻声となる。

■ 構音障害

　特異な構音操作の誤り（異常構音）は，日本語にはない特異な構音操作により産生される誤りで，歪みに分類されるものが多い[7]。異常構音は，機能性構音障害でもみられるが，口蓋裂が原因で起こる異常構音は，鼻咽腔閉鎖機能不全に対する代償や口腔形態の異常によって誤った構音操作を獲得したものである。

　異常構音は，鼻咽腔閉鎖機能不全に関連がある構音障害と，関連が少ない構音障害に分類される。

　また，上記とは別の分類として，鼻咽腔閉鎖機能不全や形態異常に対する代償的な構音操作の有無を基準として，受動的な誤りと能動的な誤りに分類される[8]こともある。受動的な誤りは，構音操作に誤りはないが，呼気鼻漏出によって生じる子音の歪みや鼻雑音などを指す。能動的な誤りは，代償的な構音操作を学習したものを指す。受動的な誤りは，外科治療や補綴など，鼻咽腔閉鎖機能不全の治療で速やかに改善する。一方で，能動的な誤りは誤った構音操作を除去して正しい構音操作を定着させる必要があるので，構音訓練が必須となる。受動的か能動的かは，治療方針の決定にかかわる要因の1つである。

■ 鼻咽腔閉鎖機能不全に関連がある構音障害
①呼気鼻漏出による子音の歪み（NE）

　構音操作は正常であるものの，鼻咽腔閉鎖不全により口腔内圧を高めることができないことから生じる。NEには弱音化，鼻音化，鼻雑音がある（p.89参照）。これらが単独で出現すること

＊NE：nasal emission

もあれば，複数重なっていることもある。無声破裂音や摩擦音では弱音化することが多く，有声破裂音では鼻音化することが多い。鼻雑音は，鼻の周囲でいびきのような雑音が生じるものである。発話時に鼻息鏡で呼気鼻漏出を確認できるが，呼気鼻漏出の程度と聴覚判定は一致しないことがある。原因は鼻咽腔閉鎖機能不全と口蓋瘻孔である。受動的な誤りのため，外科治療や補綴治療などによって鼻咽腔閉鎖機能が改善すると，呼気鼻漏出による子音の歪みも改善する場合が多い。

出現しやすい音：破裂音[p, t, k]，破擦音[tɕ]，摩擦音[s, ɕ]

②声門破裂音（GS）

鼻咽腔閉鎖機能不全があると口腔内圧を高めることができないため，破裂音や破擦音の産生が難しい。そこで，代償的に声門を閉じることにより声門下圧を高め，破裂音を産生したものを指す。発話は途切れ途切れに聴こえたり，喉を詰めて母音を発しているように聴こえ，咳払いをしながら話すようにも聴こえる。また，正常な構音操作でみられる構音器官の動きがみられない。例えば，[p]が声門破裂音になっている場合，口唇の動きはみられず，開口のままとなる。一方，正常な構音操作による音と声門破裂音を同時に産生する(**二重構音**)こともある。二重構音の場合は，正常な構音操作をしているようにみえるが，正しい場所から呼気がほぼ出ていない。能動的な誤りであり，構音訓練が必要になることが多い(**図6**)。

出現しやすい音：破裂音[p, t, k]，破擦音[ts, tɕ]，摩擦音[s, ɕ]。有声音よりも無声音のほうが出現しやすい。

③咽（喉）頭摩擦音／破擦音（PF）

鼻咽腔閉鎖機能不全により口腔内圧を高めることができないため，代償的に舌根部と咽頭後壁の狭めによって摩擦音，破擦音を産生したものを指す。「ヒ」を喉の奥で発したような音に聴こえる。正常な[s, ɕ, ts, tɕ]の構音操作でみられる舌先の挙上がみられず，舌が後方へ引かれる。能動的な誤りであり，構音訓練が必要になることが多い(**図7**)。

出現しやすい音：[s, ɕ, ts, tɕ]

④咽頭破裂音（PS）

鼻咽腔閉鎖機能不全により口腔内圧を高めることができないため，破裂音[k, g]を舌根部と咽頭後壁または喉頭蓋と咽頭後壁との閉鎖によって破裂音を産生したものを指す。正常構音に近く聴こえることがあるが，[k, g]を喉の奥で発したような，こもった音に聴こえる。正常な[k, g]の構音操作でみられる奥舌の挙上がみられず，舌が後方へ引かれる。能動的な誤りであり，構

図6 声門破裂音の構音位置 **図7** 咽（喉）頭摩擦音／破擦音の構音位置 **図8** 咽頭破裂音の構音位置

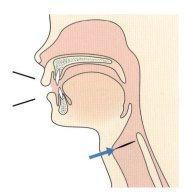
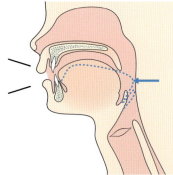
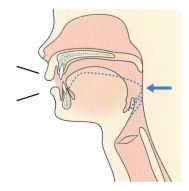

＊GS：glottal plosive　＊PF：pharyngeal/laryngeal fricative　＊PS：pharyngeal stop

音訓練が必要になることが多い(**図8**)。

　出現しやすい音：軟口蓋音[k, g]

■鼻咽腔閉鎖機能不全に関連が少ない構音障害

①口蓋化構音（PA）

　歯茎音，歯茎硬口蓋音の構音位置が後方へ移動し，口蓋と舌背の狭めによって産生された歪み音を指す。[t]が[k]に置換するなどの誤りとは異なり，口腔内でこもったように聴こえる独特の歪み音である。[s]は[ç]に近く，[t, d]は[k, g]に近く聴こえる場合がある。正常な歯茎音でみられるような舌先の動きがみられず，舌の中央部が挙上する。口蓋裂の異常構音で最も発現頻度が高く，口蓋の形態異常が原因の1つと考えられている[9]。口蓋化構音は，舌と口蓋の接触パターンにより口蓋化と後方化の2種類に分類される[10]。例えば歯茎音[t]が硬口蓋で産生され，[tʲ]のように聴こえる場合は**口蓋化**，歯茎音[t]が軟口蓋や口蓋垂で産生され，[k]に近く聴こえる場合は**後方化**という。

　いずれも能動的な誤りであり，構音訓練が必要になることが多い(**図9**)（p.109参照）。

　出現しやすい音：歯茎音[t, d, s, ts, dz, n, r]，歯茎硬口蓋音[ç, tç, dʑ]

> **補足**
> [t]→[k]の置換と鑑別に迷った場合は，対象の音と置換している可能性のある音を交互に言わせてみることで，置換なのか歪みなのかを確認することができる。例：「タカタカ」と言わせてみて，下線部が「カ」と同じなのか，歪み音なのかを確認する。

②側音化構音（LA）

　イ列の構音時には，舌は両側の口蓋側方に接触し，呼気は口腔正中から流出する。しかし，側音化構音の場合，舌は口蓋正中部に接触し，呼気は口腔の側方から流出する。聴覚的には雑音を伴った独特の歪み音である。構音時には舌や口角，下顎が側方に偏位する。口唇の前に鼻息鏡を当てると，呼気が正中ではなく側方から流出していることがわかる(**図10**)。口蓋裂の異常構音のなかで，口蓋化構音に次いで多い。歯列不正との関連があるといわれる[11]が，原因については一定の見解が得られていない。能動的な誤りであり，構音訓練が必要になることが多い(p.109参照)。

　出現しやすい音：[i]，イ列音，拗音，[s, ts, dz, ç, sç, dʑ, ke, ge]

③鼻咽腔構音（NA）

　舌が挙上して口蓋に接することで，口腔への

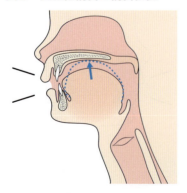

図9　口蓋化構音の構音位置

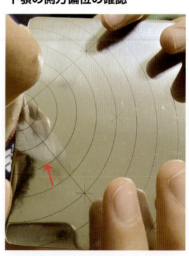

図10　鼻息鏡による側音化構音時の舌・口角・下顎の側方偏位の確認

＊PA：palatalized articulation　＊LA：lateral articulation　＊NA：nasopharyngeal articulation

呼気の流れを止め，鼻腔へ呼気を流出させて，軟口蓋と咽頭後壁との狭めや閉鎖によって産生される歪み音。母音は「ン」，破裂音，破擦音は「クン」「グン」に近い歪み音として聴こえる。鼻雑音を伴うこともある。鼻をつまんで構音させると，音を産生できず，鼻息鏡を当てると呼気を鼻腔に流出させていることが確認できる。呼気鼻漏出が鼻咽腔構音によるものなのか，鼻咽腔閉鎖機能不全によるものなのかを適切に判断するために鼻咽腔閉鎖機能の評価を行うことが重要である。原因は明らかになっていないが，鼻咽腔閉鎖機能との関連も示唆されている。また，言語発達遅滞や舌の巧緻性が低い場合にみられることもある。能動的な誤りだが，訓練で比較的スムーズに改善することが多い。自然治癒する場合もある（図11，12）。

出現しやすい音：[i]，イ列音，[u]，ウ列音，[s, ts, dz]

その他

■嗄声

口蓋裂の症例では嗄声の発現頻度が高いとされている[12]。鼻咽腔閉鎖機能不全によって弱くなる発声時の呼気を代償するために行う声帯の強い閉鎖の習慣化が原因と考えられる。

> **やってみよう**
>
> **異常構音を産生してみよう！**
> 自分で異常構音を産生できるようになると，構音器官をどのように使っているのか理解が深まる。正しい構音操作と異常構音の差を自分自身で確認することで，どのように正しい構音操作を誘導すればよいか検討できる。

異常構音は出現しやすい音と構音器官がどのような操作をしているのか，呼気がどこを流れているのかを確認しながら覚えよう。

図11　鼻咽腔構音の構音位置

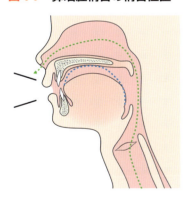

図12　EPG接触パターン

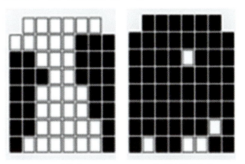

正常[ɡ]　　　鼻咽腔構音[ɡ]

（山本歯科医院　矯正歯科クリニック　山本一郎先生のご厚意による）

4章　器質性構音障害

> **実践!!　臨床に役立つアドバイス**
>
> **訓練につなげるために**
> 口蓋裂の症例では，異常構音だけではなく，発達途上にみられる誤りも重複する。異常構音と発達途上にみられる誤りを区別できると，訓練音の決定や訓練時期・期間の設定がしやすくなる。

【引用文献】

1) Millard DR Jr : Cleft craft : the evaluation of its surgery-Volume Ⅲ : alveolar and palatal deformities. Little Brown and Company, Boston, 1980.
2) Croft CB, et al. : Patterns of velopharyngeal valving in normal and cleft palate subjects: a multi-view videofluoroscopic and nasendoscopic study. Laryngoscope, 91(2) : 265-271,1981.
3) 山下公一 : 口蓋裂における耳鼻咽喉科学的問題. 日本口蓋裂学会雑誌, 17(4) : 276-284, 1992.
4) 足立薫子, ほか : 口唇裂・口蓋裂児の乳歯のう蝕罹患状況について. 日本口蓋裂学会雑誌, 35(1) : 35-40, 2010.
5) 斗ケ澤真純, ほか : 唇顎口蓋裂児の齲蝕罹患に関する実態調査. 小児歯科学雑誌, 33(5) : 995-1008, 1995.
6) 丸谷由里子, ほか : 唇顎口蓋裂児の齲蝕罹患に関する実態調査. 小児歯科学雑誌, 48(1) : 81-89, 2010.
7) 今井智子 : 小児の構音障害－多様性への対応－. 音声言語医学, 57(4) : 359-366, 2016.
8) Harding A, Grunwell P : Active versus passive cleft-type speech characteristics. Int J Lang Commun Disord, 133(3) : 329-352, 1998.
9) 山本奈加子, ほか : 口蓋裂患者での口蓋化構音発現と口蓋形態, 咬合状態および鼻咽腔閉鎖機能との関連性についての音声言語学的考察. 日本口蓋裂学会雑誌, 42(3) : 215-224, 2017.
10) 藤原百合, ほか : エレクトロパラトグラフィ(EPG)を用いた口蓋裂術後症例の歯茎音構音動態の分析－「口蓋化構音」は "palatalized" か "retracted" か－. 音声言語医学, 51(1) : 26-31, 2010.
11) 加藤正子 : 側音化構音の動態について－エレクトロ歯冠パラトグラフによる観察. 音声言語医学, 32(1) : 18-31, 1991.
12) 岡崎恵子, ほか 編 : 口蓋裂の言語臨床 第3版, 医学書院, 2011.

4章 器質性構音障害

3 口唇口蓋裂に対する評価・診断

1 発語器官の検査

- 発語器官の評価には，治療歴の情報収集，口腔・顔面の評価，鼻咽腔閉鎖機能の評価，耳鼻咽喉科領域に関する検査が含まれる
- 器機を用いて行う鼻咽腔閉鎖機能の評価には，鼻咽腔内視鏡検査，セファログラム，ナゾメーターがある

口唇口蓋裂の場合，口唇や口蓋形成術の後にも形態や機能の問題が残存することがあり，その場合には補綴治療や二次手術を行う必要がある。従って，治療方針を決定するためには発語器官の形態や機能の評価が欠かせない。治療方針の決定にあたっては，形成外科医や歯科医と協議を行うため，言語聴覚士は評価に関する知識をもち，的確な判断ができることが求められる。

以下に，発語器官の検査や情報収集しておくべき内容について述べる。

治療歴

① **手術歴**：口蓋裂に伴う手術を受けた年齢，手術施設，執刀医，手術内容について情報を収集し，記録しておく。

② **補綴・矯正治療歴**：初回手術前に顎矯正装置や口蓋床を使用していたかどうか，初回手術後に発音補助装置（p.121「補綴的治療」を参照）などを使用していたかどうかを情報収集し，使用していた場合はその種類と時期，担当歯科医を記録しておく。

口腔・顔面の評価

目的

口腔・顔面の形態や舌の機能が鼻咽腔閉鎖機能や構音操作に影響を及ぼしていないかどうか評価する。

方法

① **鼻**：鼻孔に変形や狭窄があると，鼻からの通気が不良となる。よく鼻汁をかませたうえで，安静呼吸時に鼻息鏡を鼻孔の下に当ててみると，左右の鼻孔から等しく呼気が出ているか確認することができる。

② **口唇**：口唇の組織量が十分にあるか，左右対称であるか，口唇の運動制限がないかを評価する。

③ **舌**：舌の大きさが適度であるか，舌小帯短縮症などの形態異常がないかを評価する。口蓋裂の有無にかかわらず舌の機能は構音操作の能力に直結する。そのため，舌の挙上や左右運動などを評価する。「**改訂版 随意運動発達検査**」[1]内の「顔面・口腔の随意運動」の項目を用いて検査するとよい。

④ **歯・歯槽**：唇顎裂を伴う場合，上顎の歯列に異常があることが多いため，欠損歯や過剰歯があるかどうか，歯列について評価する。また，下顎に比べて上顎の劣成長がみられることが多く，反対咬合になりやすい。そのため咬合についても確認する。

顎裂がある場合，顎裂部から呼気鼻漏出や

101

食物の鼻への漏出がみられることがある。そのため裂の大きさや状態について歯科医師から情報を収集しておく。

⑤ 口蓋：口蓋瘻孔（p.103，図5）の有無を評価する。瘻孔があると口腔と鼻腔がつながり，開鼻声の原因となったり，食べ物の鼻漏出を生じることがある。瘻孔の大きさや場所によってその影響は異なるため，大きさ（直径を測る）および場所を記録する（p.108，図15）。瘻孔の大きさは上顎拡大などの矯正治療や顎の発育に伴い変化することがあるため，定期的に評価する。

口蓋に明らかな裂がない場合でも，粘膜下口蓋裂を念頭に置き，Calnan（カルナン）の3徴候がないかを評価する。3徴候のうち1あるいは2つの所見がみられることもあるため，各徴候の評価は慎重に行う。

以上の形態の評価に加え，開口させて「アー」と発声させたときの軟口蓋の挙上の有無やその程度についても評価する。

> **補足**
> カルナンの3徴候のうち，硬口蓋後端の骨欠損は，硬口蓋後端を直接指で触って評価する。口蓋垂裂は，開口させて舌を舌圧子で押さえた状態で「アー」と発声させながら口蓋垂を観察する。

> **やってみよう**
> 硬口蓋後端を指で触ってみよう。硬口蓋と軟口蓋の境目がわかるだろうか。

⑥ 咽頭：口蓋扁桃の肥大の程度が強いと睡眠時無呼吸につながるほか，咽頭弁形成術などの二次手術を検討する際に，いびきや無呼吸の増悪の原因となる。そのため口蓋扁桃の肥大の程度の評価も必要である。

> **補足**
> 口腔・顔面の状態は，外科的治療や補綴治療，さらに発育により変化していく。そのため，治療前後や成長に応じて繰り返し評価を行う必要がある。

> **検査のポイント**
> 発声発語にかかわるあらゆる器官の注意深い観察と保護者への詳細な聞き取りが重要である。

鼻咽腔閉鎖機能

ここでは，医師とともに機器を用いて行う評価について述べる。言語聴覚士が日常臨床で行う評価については，p.107「発語の評価」で解説する。

■ 鼻咽腔内視鏡検査（図1，2）

目的

内視鏡を鼻孔から挿入し，安静時の形態と発話時の鼻咽腔閉鎖機能の評価を行う。

方法

4～5歳から検査可能である。安静時はアデノイドの大きさを確認する。粘膜下口蓋裂の場合，軟口蓋の筋層離開のため軟口蓋の中央部にくぼみが見られることが多い（図3）。唾液嚥下を行ったときに，口蓋垂が反転して見える場合は**短口蓋**を疑う。

発話時の検査音には，母音，[p] [k] [t] などの破裂音，[ɕ] [s] の摩擦音，それらを含む単語，短文を用いて復唱させる。声門破裂音などの構音障害がある場合，それらの音を構音する際には鼻咽腔が閉鎖しないことが多いため，類似する正常構音可能な子音を用いるとよい。

発話時の鼻咽腔閉鎖のパターン（p.94参照），閉鎖の程度を評価する。閉鎖の程度は以下の3つに分類する。

図1　鼻咽腔内視鏡検査

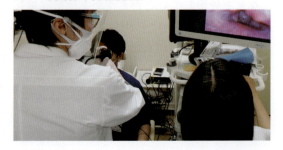

- **良好**：通鼻音以外のすべての音で閉鎖する（図2）。
- **軽度不全**：発話時に閉鎖面に小さな間隙がある，閉鎖する子音と閉鎖しない子音がある，文章や会話などになると間隙がみられる，バブリング（呼気が鼻腔側に噴出してくる）がみられる。これらの所見が単独または複数みられる（図4）。
- **不全**：単音節からすべての音に明らかな間隙がある（図5）。

> **検査のポイント**
> 検査には言語聴覚士が同席し，検査音を提示することが多い。検査に漏れのないように，検査に用いる音節や単語，文章のリストをあらかじめ作っておくとよい。

■ セファログラム（側面頭部X線規格写真）（図6）

目的
側面像から，軟口蓋の長さや挙上の程度，咽頭腔の形態を見ることにより鼻咽腔閉鎖機能を評価する。

方法
安静時と［a］，［ɕ］の発声時で撮影する。安静時では，軟口蓋の長さや厚み，咽頭腔の深さ[2]，アデノイドの肥大の有無と程度など鼻咽腔の形態を観察する。「咽頭腔の深さ」とは，前鼻棘と後鼻棘を通る直線が咽頭後壁に達した点と後鼻棘との間の距離を指す（図7）。

手術適応を検討するにあたり，咽頭腔に対す

図2 鼻咽腔内視鏡所見（正常例）

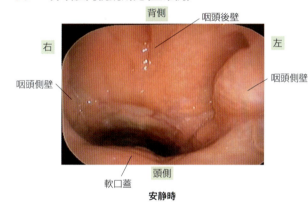
安静時

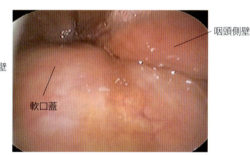
軟口蓋が挙上し，咽頭側壁も収縮し，鼻咽腔が閉鎖している。
発声時

図3 粘膜下口蓋裂の鼻咽腔内視鏡所見

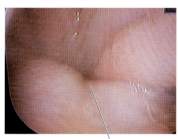
軟口蓋の中部にくぼみが見られる。

図4 鼻咽腔閉鎖機能軽度不全例

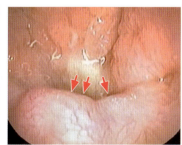
発話時に閉鎖面に小さな間隙がある。

図5 鼻咽腔閉鎖機能不全例

発話時に明らかな間隙がある。

（図2～図5はさわだクリニック 澤田正樹先生のご厚意による）

る軟口蓋の長さの比(**鼻咽腔形態比**＝軟口蓋の長さ/咽頭腔の深さ)が有用である[3]（図8）。この値が1.2以上であれば形態比「正常」，1.0以上1.2未満であれば「境界」，1.0未満であれば「異常」と判断する。1.2未満の場合に手術適応となることが多く，構音指導で改善することはほぼない[4]。

発声時では，軟口蓋と咽頭後壁が接触しているかを見る。軟口蓋の挙上の程度は，前鼻棘，後鼻棘，咽頭後壁を通る直線に対し，それよりも上まで挙上しているものを「良好」，直線と同じ高さ〜やや下方までの挙上を「やや不良」，直線よりも明らかに下方の挙上を「不良」と評価する[2]（図9）。発声時にPassavant隆起(p.93参照)が見られる場合，隆起の程度や位置を見て，鼻咽腔閉鎖に役立っているかどうかを評価する。

図6 セファログラム（正常例）

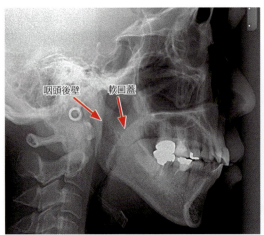

安静時

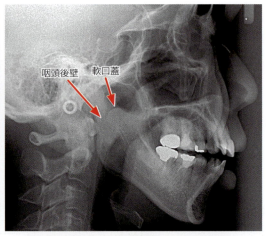

[ø]発声時
発声時には軟口蓋がくの字のように挙上し，咽頭後壁と接している。

（山本歯科医院矯正歯科クリニック 山本一郎先生のご厚意による）

図7 咽頭腔の深さ

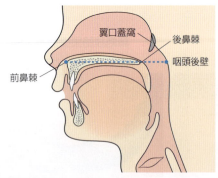

咽頭腔の深さとは，前鼻棘と後鼻棘を通る直線が咽頭後壁に達した点と後鼻棘との間の距離を指す。
口蓋裂の場合，後鼻棘が確認できないことが多いため，翼口蓋窩の下端から垂直に直線を下ろし，硬口蓋に達した点を後鼻棘とする。

（文献2をもとに作成）

図8 鼻咽腔形態比

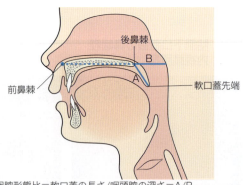

鼻咽腔形態比＝軟口蓋の長さ/咽頭腔の深さ＝A/B
前鼻棘から後鼻棘に向かって直線を引き，後鼻棘から軟口蓋先端までを軟口蓋の長さ，後鼻棘から咽頭後壁までを咽頭腔の深さとする。

（文献3をもとに作成）

臨床に役立つアドバイス

構音訓練による改善の可能性は？
　鼻咽腔形態比が不良な場合は，短口蓋や深咽頭など鼻咽腔閉鎖が十分にできる形態ではないため，構音訓練では改善が難しい場合が多い。逆に，形態比が良好で軟口蓋の運動性が不良な場合は，構音訓練を通して鼻咽腔閉鎖を賦活化させられる可能性がある。

図9　軟口蓋の運動性

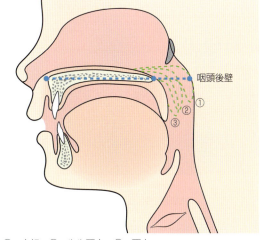

①：良好　②：やや不良　③：不良

（文献2をもとに作成）

　図10～12に口蓋裂症例のセファログラムを示す。鼻咽腔閉鎖機能不全の原因が，咽頭腔の深さ，軟口蓋の長さ，軟口蓋の運動性のいずれにあるかを評価することが重要である。

図10　セファログラム（短口蓋例）

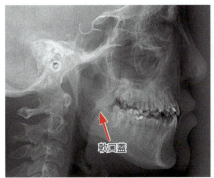

安静時
正常例と比べて軟口蓋の先端が短い。

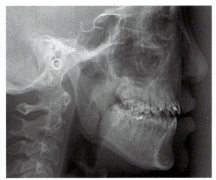

[ɕ]発声時
軟口蓋の運動性はやや不良。

図11　セファログラム（深咽頭例）

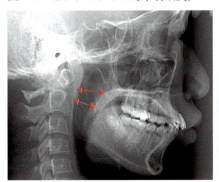

安静時
咽頭腔が深い。

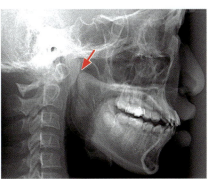

[ø]発声時
軟口蓋の運動性は良好だが，咽頭後壁との間にわずかに隙間がある。

4章　器質性構音障害

図12 セファログラム（深咽頭・短口蓋例）

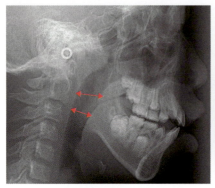
安静時
咽頭腔が深い。

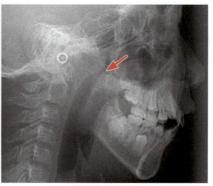
[a] 発声時
短口蓋のため，軟口蓋が挙上しても咽頭後壁まで届かない。

（図10〜12は山本歯科医院矯正歯科クリニック 山本一郎先生のご厚意による）

■ ナゾメーター（図13）

目的

開鼻声の程度を客観的に評価する。

方法

鼻孔の下に隔壁版を置き，2つのマイクロホンで口腔からの音圧と鼻腔からの音圧をそれぞれ採取する。検査に用いる課題は，母音や口腔内圧が低い文，口腔内圧が高い文の2つである。

以下の計算式で**nasalance score**（開鼻声値）を計算する[5]。

図13 ナゾメーター

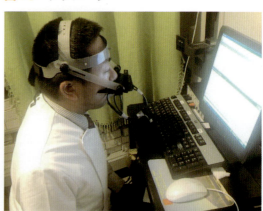

（山本歯科医院矯正歯科クリニック 山本一郎先生のご厚意による）

---

nasalance score＝鼻腔からのエネルギー／口腔＋鼻腔からのエネルギー×100

鼻咽腔閉鎖機能が良好な場合 低圧文：平均20％以下
鼻咽腔閉鎖機能が不良な場合 低圧文：平均60％以上
　　　　　　　　　　　　　　高圧文：最大80％以上

検査のポイント

発音補助装置（PLPなど）を装用している場合，鼻咽腔内視鏡検査，セファログラム，ナゾメーターを行う際には，発音補助装置を装用した状態と撤去した状態をそれぞれ評価しておこう。発音補助装置の効果判定や二次手術の適応の有無の判断に直結するからである。

■ 耳鼻咽喉科領域に関する検査

目的

鼻咽腔閉鎖機能や口腔・顔面の形態以外に構音障害を引き起こす原因がないか評価する。

滲出性中耳炎などの耳の疾患や難聴の有無を確認し，耳の疾患については耳鼻咽喉科医に診察を依頼し情報を収集する。乳幼児の場合，聴覚評価として遊戯聴力検査などが実施できる。

声門破裂音がみられる場合には嗄声を伴っていることがあるため，喉頭内視鏡検査で声帯結節などの疾患がないかどうかも確認しておくとよい。

＊PLP：palatal lift prosthesis

2 発語の評価

- 口蓋裂において，言語聴覚士が日常臨床で行う鼻咽腔閉鎖機能や構音に関する評価には，鼻息鏡検査，口蓋裂言語検査，新版 構音検査，エレクトロパラトグラフィーなどがある
- 口蓋裂における発語の評価には，正常な構音操作に関する知識に加えて鼻咽腔閉鎖機能の知識や異常構音を聴覚判定できる「耳」が必要である

発語の評価は，発語器官の評価と並び，治療方針の決定にあたって重要な位置付けとなり，治療方針の決定のほか，補綴治療や外科的治療の効果判定にも不可欠である。本セクションでは，言語聴覚士が日常臨床で行う鼻咽腔閉鎖機能や構音に関する評価と情報収集しておくべき内容について解説する。

言語発達

口蓋裂児は知的障害や発達の偏りを伴っている割合が多く，構音の獲得時期が遅れることも多い。従って，構音障害の評価や指導にあたり言語発達の評価は必須であり，それを基に，生活年齢ではなく発達年齢に応じた構音が獲得されているかどうかを評価する。

特に成育歴は詳細に情報収集を行い，発達検査を受けたことがある場合はその結果も確認しておく。情報収集の階段で必要性が高いと判断した場合は，発達検査も行う。また，前述の口蓋裂に関する治療歴以外にも，既往歴，口蓋裂以外の手術歴，言語治療歴の有無，中耳炎の罹患歴などの情報を収集する。

鼻息鏡検査（図14）

目的

鼻咽腔閉鎖機能を呼気の鼻漏出の程度から評価する。

方法

鼻孔の下に鼻息鏡を置いて呼気の鼻漏出を評価する。検査には母音，高い口腔内圧を要する子音（[p][k][t]などの破裂音，[ɕ][s]などの摩擦音）を用い，単音節，単音節の反復，単語と長さや負荷を変えて評価する。また，ブローイング時の評価も行う。瘻孔がある場合，口蓋床を装着するか一時的に瘻孔に綿球を詰めて評価を行うと，瘻孔による影響を評価できる。あるいは，瘻孔を塞がない状態で[p]と[k]を用いて評価を行う方法もある。[p]は口唇で閉鎖を作る音であり，[k]は瘻孔より咽頭側で閉鎖を作る音である。そのため[p]で呼気の鼻漏出があり[k]ではみられない場合，呼気の鼻漏出は瘻孔からであると判断できる。

> **検査のポイント**
> 口蓋裂の場合，鼻孔が狭い，鼻汁が多いなどの理由で鼻腔が閉塞していることがある。検査前には，鼻腔の通気ができているか，鼻汁の有無を確認し，鼻汁が多いときには鼻をかんでおくことが重要である。

補足
鼻咽腔内視鏡検査と同様に，声門破裂音などの異常構音がある場合，本来の鼻咽腔閉鎖機能を評価できないことが多い。検査音に類似した構音操作の子音のうち，正常構音可能な音で評価するとよい。

図14 鼻息鏡検査

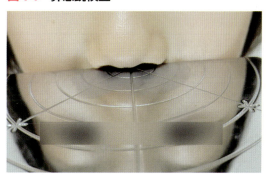

口蓋裂言語検査[6]

目的
鼻咽腔閉鎖機能を音声とブローイングによる検査から評価する。

方法
■ 聴覚判定による開鼻声の評価（図15）

母音［a］［i］，短文，会話を用いて，0：なし，1：軽度あり，2：中等度あり，3：重度ありの4段

図15 口蓋裂言語検査

3 鼻咽腔閉鎖機能検査

1) 音声言語の評価（DVD参照）

◀開鼻声▶

	聴覚判定	鼻雑音	鼻渋面	呼気鼻漏出の程度
/a/	0 1 2 3 検査不能	− +	− +	− + ++
/i/	0 1 2 3 検査不能	− +	− +	− + ++
短文・会話	0 1 2 3 検査不能	− +	− +	

◀呼気鼻漏出による子音の歪み▶

	聴覚判定	鼻雑音	鼻渋面	呼気鼻漏出の程度
/pa/(/ba/)	0 1 2 3 検査不能	− +	− +	− + ++
/ka/	0 1 2 3 検査不能	− +	− +	− + ++
/sa/	0 1 2 3 検査不能	− +	− +	− + ++
短文・会話	0 1 2 3 検査不能	− +	− +	

◀閉鼻声▶ なし あり　◀嗄声▶ なし あり
◀構音障害▶ なし あり 〔 声門破裂音　咽(喉)頭摩擦音・破擦音　咽(喉)頭破裂音　口蓋化構音
　　　　　　　　　側音化構音　鼻咽腔構音　その他（　　　　　　　）〕
誤っている子音〔　　　　　　　　　　　　　　　　　　　　　　　　　　〕

2) ブローイング検査：ソフトブローイング　ハードブローイング

	呼気鼻漏出の程度	鼻息鏡図	呼気鼻漏出の程度	鼻息鏡図
	− + ++ 検査不能	3 2 1 0 1 2 3	− + ++ 検査不能	3 2 1 0 1 2 3
補綴物使用時	− + ++ 検査不能	3 2 1 0 1 2 3	− + ++ 検査不能	3 2 1 0 1 2 3

◀呼気鼻漏出の変化▶
◀鼻渋面▶　− +

3) 口腔内の評価

◀軟口蓋の長さ▶	正常範囲　やや短い　短い　検査不能
◀軟口蓋の動き▶（/a/発声時）	良好　やや不良　不良　検査不能
◀咽頭側壁の動き▶（/a/発声時）	良好　やや不良　不良　検査不能

◀その他の所見▶

◀瘻孔など▶
術後瘻孔　　：なし　あり
顎裂部未閉鎖：なし　あり
硬口蓋未閉鎖：なし　あり

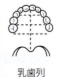
乳歯列

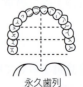
永久歯列

（文献7より転載）

階で評価する。鼻雑音や鼻渋面の有無も評価する。次に，母音発声時の呼気の鼻漏出の有無と程度を鼻息鏡を用いて評価する。－：なし，＋：2 cm未満，＋＋：2 cm以上の3段階で評価する。

■ 呼気鼻漏出による子音の歪み（図15）

[pa][ka][sa]の単音節，短文，会話で評価する。これらの音に異常構音がみられる場合は，有声音[ba][ga]で評価する。0：なし，1：軽度あり，2：中等度あり，3：重度ありの4段階で評価する。

本検査には実施方法や症例のDVDが付いているので，繰り返し見ることで評価の信頼性を高めることができる。

👆 検査のポイント

鼻息鏡を使用するときは，鼻孔の下に当てるタイミングが重要である。発声前や発声後に当てていると呼気を拾ってしまうため，発声と同時に当て，発声の終わりとともに素早くはずすと正確な評価ができる。

■ ブローイング検査（図15）

発話時の鼻咽腔閉鎖運動に類似したソフトブローイングを用いて評価する。コップに3 cmほどの水を入れ，直径4～5 mmの曲がらないストローを使用する。深く息を吸い，一息でできるだけ長くそっと水を泡立てさせ，鼻息鏡を当てて評価する。ソフトブローイングができない場合は，ハードブローイング（ラッパ，吹き戻しなど）を行って評価する。

本検査では，以上の評価をまとめて記載することにより，鼻咽腔閉鎖機能の程度を4段階（良好，ごく軽度不全，軽度不全，不全）で判定することができる（図16）。

■ 新版 構音検査[8]

目的

構音障害の有無，口蓋裂に特徴的な構音障害

の有無と出現の程度，構音発達の状態を評価する。

方法

検査方法については前述の通りである（p.53参照）。

検査を行う際には，音声の録音や口腔・顔面の録画をしておくと繰り返し評価でき，複数で確認することができる。

本検査は，口蓋裂の有無にかかわらず構音障害と構音発達の状態を評価するものである。本検査を口蓋裂児に用いる場合，一般的に行う構音障害の評価に留まらず，前述の口蓋裂の発語の特徴に従い聴覚的に評価する。聞き慣れないと判定の難しい構音障害もあるため，異常構音の出やすい音にターゲットを絞って聞いてみるとよい。例えば，口蓋化構音の有無を評価する際には，[t][d]が含まれる単語，音節，文章にターゲットを絞って繰り返し聞くと聞き取りやすい。異常構音の聴覚判定の練習には，スピーチサンプルを収録した音声CD「口蓋裂の構音障害（日本音声言語医学会監修）」を用いて繰り返し聞き慣れるとよい。

■ エレクトロパラトグラフィー（EPG）（図17）

目的

舌と口蓋の接触様式をみることにより構音操作を視覚的に評価する。

方法

電極が配置された人工口蓋床を口蓋に装着し，舌の口蓋への接触パターンと音声を同期させて記録する。評価には単音節，単語，短文を用いる。舌と口蓋の接触の状態がPC上に表示されるため，対象者本人も言語聴覚士も視覚的に理解でき，構音訓練にも活用できる。

EPGを用いて評価した[ta]の舌と口蓋の接触パターンを図18に示す。正常構音時は，舌の前方から側方が口蓋に接触している。一方，口蓋化では舌が硬口蓋に接触し，後方化では舌と

＊EPG electropalatography

4章 器質性構音障害

図16 口蓋裂言語検査のまとめ

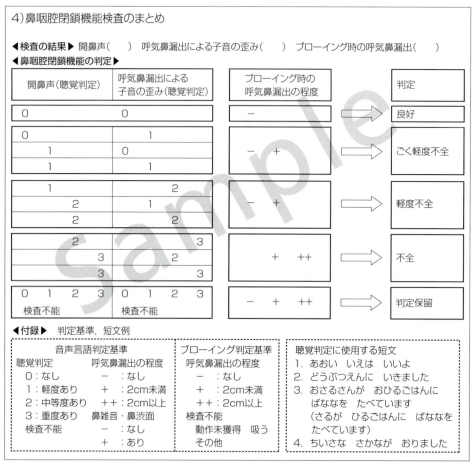

（文献7より転載）

図17 EPG

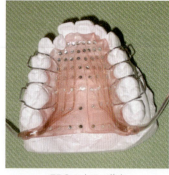

EPGの人工口蓋床
（山本歯科医院矯正歯科クリニック 山本一郎
先生のご厚意による）

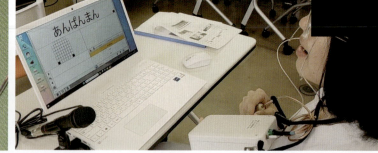

口蓋の接触部位が後方となっていることがわかる。
図19に［ɕ］の舌と口蓋の接触パターンを示す。正常構音時は，舌の側方が口蓋と接し，正中部は接していないため呼気が正中から出る。側音化構音では，舌と口蓋が正中部でも接触しているため，呼気を正中から出すことができない。

> **検査のポイント**
>
> 発音補助装置（PLPなど）を装用している場合，臨床で行う検査の際には発音補助装置を装用した状態と撤去した状態でそれぞれ評価する。瘻孔がある場合，瘻孔を一時的に綿球などで閉鎖した状態でも評価を行う。

図18 [ta]の舌と口蓋の接触パターン

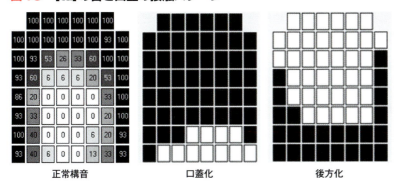

正常構音　　　口蓋化　　　後方化

図19 /ɕ/の舌と口蓋の接触パターン

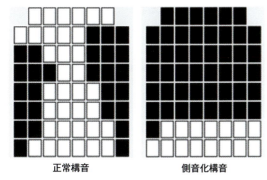

正常構音　　　側音化構音

（図18，19は山本歯科医院矯正歯科クリニック 山本一郎先生のご厚意による）

【引用文献】

1) 田中美郷：改訂版 随意運動発達検査．発達科学研究教育センター，1989．
2) 岡崎恵子，ほか 編：口蓋裂の言語臨床第3版，医学書院，2011．
3) 川野通夫，ほか：口蓋裂患者における鼻咽腔閉鎖機能の判定．口咽科，4(2)：25-30，1992．
4) 武田尚子，ほか：先天性鼻咽腔閉鎖不全の鼻咽腔閉鎖機能と構音について．日口蓋誌，25(1)：26-35，2000．
5) 緒方祐子，ほか：ナゾメータ検査による口蓋裂患者の鼻咽腔閉鎖機能評価―鼻咽腔閉鎖機能の客観的評価基準の検討―．日口蓋誌，28(1)：9-19，2003．
6) 日本コミュニケーション障害学会口蓋裂言語委員会 編：口蓋裂言語検査(言語臨床用)．コミュニケーション障害学，26(3)：230-235，2009．
7) 日本コミュニケーション障害学会口蓋裂言語委員会：口蓋裂言語検査(言語臨床用)DVD付，インテルナ出版，2007．
8) 構音臨床研究会 編：新版 構音検査 新装丁版10刷，千葉テストセンター，2021．

4章 器質性構音障害

4 口唇口蓋裂に伴う構音障害に対するアプローチ

1 口唇口蓋裂治療における言語聴覚士の役割

POINT
- 治療初期から成人期まで，適切な時期に必要な言語評価・指導・支援を行う
- 全体発達，言語発達，鼻咽腔閉鎖機能や構音など，言語・コミュニケーション面全体を対象とした「言語管理」を行う

　口唇口蓋裂は，知的障害や聴覚障害などの合併症がない場合には，適切な時期に必要な治療や介入を行うことで，社会生活に支障がない話しことば（スピーチ）の獲得ができる疾患といわれている[1]。言語聴覚士は，多くの領域の専門家とともに，**チームアプローチ**によって子どもの発達段階に応じた**言語管理・聴覚管理**を行う。

　乳児期から成人期までの長期にわたり，**全体発達，言語発達，鼻咽腔閉鎖機能**や**構音**の経過など，言語・コミュニケーション面全体をみて，必要な介入・援助を行うことが重要である（**図1**）。ここでは，口唇口蓋裂のスピーチに直接関係する鼻咽腔閉鎖機能不全と構音障害に対するアプローチを中心に述べる。

図1　口唇口蓋裂治療の流れと言語聴覚士の役割

	出生前	新生児期	乳児期		幼児期		学童期		青年期以降
（年齢）		0歳		1歳	4歳	6歳		12歳	18歳以降
産科	出生前診断・支援								
手術部門*（形成外科・口腔外科など）		治療計画説明	口唇鼻形成術		口蓋形成術		顎裂部骨移植術 瘻孔閉鎖術 口蓋裂二次手術		外科的顎矯正 口唇鼻修正
言語部門	出生前説明 家族支援	哺乳・離乳食指導 全体発達評価 聞こえの管理 環境調整・家族指導・心理支援			鼻咽腔閉鎖機能，構音の評価・訓練 → 言語・コミュニケーション評価・指導 →				
耳鼻咽喉科	← 聞こえの管理　滲出性中耳炎の管理・治療 →								
小児科		哺乳・離乳食指導 全身状態の管理・ 合併症の診断							
小児歯科				口腔衛生指導 う蝕の治療 →					
矯正歯科		術前顎矯正装置の作製 （Hotz床，NAMなど）**				矯正評価・診断 歯列・咬合の管理，矯正治療 →			
補綴歯科						鼻咽腔閉鎖機能不全に対する PLP，バルブ型スピーチエイドの作製・調整*			補綴治療（ブリッジ，インプラントなど）
看護部門	哺乳指導・家族支援 ← ── 外来・病棟での治療支援 ── →								
心理部門	← ── 患者・家族への心理的支援，他職種に対するコンサルテーション ── →								

*裂型によって必要な手術が異なる　**チームにより担当科が異なる

（文献1をもとに作成）

2 言語訓練の適応の判断

- スピーチに対する機能訓練を行うにあたり，言語訓練で改善可能な誤りなのか，ほかの医学的治療が必要な誤りなのかを見極めることが重要である
- 構音操作の誤学習によって生じる能動的な発話の誤りは，言語訓練が適応となる
- 構音器官の解剖学的な問題によって生じる受動的な発話の誤りは，言語訓練の適応とならない

口唇口蓋裂のスピーチに対する機能訓練（**言語訓練**）を行うにあたり，子どもの呈しているスピーチの問題が言語訓練で改善可能な誤りなのか，ほかの医学的治療が必要な誤りなのかを見極めることが重要である．適応の判断がすぐにはつかない場合は，一定期間（3カ月程度）の**トライアルセラピー**を行い，改善がなければ医学的治療を検討する．

表1に言語訓練が適応となる誤りと言語訓練が適応とならない誤りを示す．言語訓練が適応となるのは**能動的な発話の誤り**（active speech error）で，これは構音操作を誤って学習した結果生じる誤りである[2]．一方，言語訓練が適応とならないのは**受動的な発話の誤り**（passive speech error）で，解剖学的な問題に起因する必然的な誤りである[2]．軟口蓋が短い，または咽頭が深いことによる鼻咽腔閉鎖機能不全や，口蓋瘻孔，歯列・咬合異常がスピーチの問題を引き起こしている場合には，構造上の変化が必須であり，言語訓練の対象にはならない．

表1 言語訓練が適応となる誤りと適応とならない誤り

言語訓練が適応となる誤り	言語訓練が適応とならない誤り
能動的な発話の誤り ・鼻咽腔閉鎖機能不全の代償構音＊ 　（声門破裂音，咽（喉）頭摩擦音・破擦音，咽（喉）頭破裂音） ・鼻咽腔閉鎖機能不全との関連が少ない構音の誤り 　（口蓋化構音，側音化構音，鼻咽腔構音） 発達途上の構音の誤り	受動的な発話の誤り ・開鼻声 ・呼気鼻漏出による子音の歪み（子音の鼻音化・弱音化） ・高圧子音の呼気鼻漏出（可聴性・非可聴性） ・鼻雑音 ・歯列・咬合の異常による子音の歪み

＊鼻咽腔閉鎖機能が不良な場合は，医学的治療を行ったうえで言語訓練を検討する．

3 鼻咽腔閉鎖機能不全に対する言語訓練

- 鼻咽腔閉鎖機能不全の程度がごく軽度不全の場合には言語訓練を検討する
- 鼻咽腔閉鎖機能が明らかに不全の場合は医学的治療を検討する
- 機能訓練の際にはさまざまなフィードバックの方法を活用することができる

言語訓練を検討する場合

鼻咽腔閉鎖機能が明らかに不全の場合は，前述のように，**外科的治療**（p.119参照）あるいは補綴的治療（p.121参照）を検討するのが原則である．一方，鼻咽腔閉鎖機能不全が認められるが言語訓練の対象となる場合もある（**表2**）．トライア

ルセラピーを3カ月程度行い，改善がない場合
は医学的治療を検討する。

表2　鼻咽腔閉鎖機能不全に対し言語訓練を検討する場合

- 鼻咽腔閉鎖機能不全の程度がごく軽度不全（境界域）である。
- 外科的治療や補綴的治療後に鼻咽腔閉鎖機能は獲得したが，発話時には開鼻声や呼気鼻漏出に
よる子音の歪みがみられる。
- 音節や単語では良好など，発話のレベル（音節・単語・短文・会話）によって差がある。
- 特定の音（例：破裂音）は良好など，音の種類（母音・子音，破裂音・摩擦音など）によって差がある。
- 言語訓練場面では良好など，場面（訓練室，日常生活）によって差がある。
- 構音操作が未熟（構音器官の運動が全体に不良）である。
- 言語発達の遅れのために開鼻声や呼気鼻漏出による子音の歪みを生じている。
- 構音障害（声門破裂音など）により鼻咽腔閉鎖が得られていない。

（文献3をもとに作成）

鼻咽腔閉鎖機能不全に対する機能訓練

●口腔への呼気誘導

目的

口腔からの呼気流出を促す。

方法

吹く動作を通して，呼気を口腔へ誘導する。コップに入れた水をストローでそっと吹き，水を泡立たせる，ティッシュ，ピンポン玉など軽いものを吹く，手の平にそっと息を吹きつけるなどの方法がある。呼気が鼻から漏れてしまう場合は，鼻をつまんで行う。

！ここに注意！

呼気を口腔に導くことが目的である。吹く動作だけでは発話（共鳴・構音）の改善は得られないことを覚えておこう。

補足

吹く動作の練習（ブローイング訓練）の効果

発話時と発話以外の動作時の鼻咽腔閉鎖運動は異なるといわれている[4]。発話改善の目的で発話以外の動作を行うことについてはエビデンスが乏しく，欧米では強く否定されている[5]。日本口蓋裂学会の『口唇裂・口蓋裂の診療ガイドライン2022』[6]においても，「口蓋裂術後の発話を改善する目的のブローイング訓練は実施しないことを提案する」と明記されており，吹く動作を通して発話そのものを改善することはできないという考えが一般的となっている。

実践‼　臨床に役立つアドバイス

口唇閉鎖ができるか確認しよう

吹くための基本動作である口唇閉鎖が学習されていない場合には，口唇を閉鎖することから訓練を始める。

●口腔内圧を高める訓練

目的

鼻腔に流出していた呼気を口腔に誘導し，口腔内圧を高める。

方法

両唇破裂音[p][b]の導入時に，口腔内に呼気を溜めて頬を膨らませる（アップップ）動作を行う。[s]や[ɕ]が呼気鼻漏出により弱音化している場合は，[sssss][ɕɕɕɕɕ]など摩擦成分を口腔から強く持続的に産生させる。呼気が鼻から漏れてしまう場合は，鼻をつまんで行う。

114

●音の特性を考慮した練習①母音

目的
各母音の特性を利用して訓練の難易度を調整する。

方法
口腔からの呼気流出を増やす場合には，開鼻声の程度が軽度のことが多く開口量が大きい低舌母音［a］［o］から開始し，開鼻声が重度になることが多い高舌母音［i］［u］へと練習を進める。

臨床に役立つアドバイス

口の開きと口腔/鼻腔共鳴の関係
口の開きが狭いと鼻腔共鳴が大きくなる。口腔共鳴を改善させたいときには，口の開きを大きくして，口腔からしっかりと声を出させる。

●音の特性を考慮した練習②子音

目的
各子音の特性を利用して訓練の難易度を調整する。

方法
高圧子音（破裂音・摩擦音・破擦音），低圧子音（接近音・ラ行音），鼻音を意識して練習を進める。

ここに注意！
口腔内圧の高い子音のみが含まれる単語・短文と，鼻音も含まれる単語・短文では，後者のほうが難易度の高い練習といえる。

●持続的鼻腔内陽圧負荷（CPAP）療法[7, 8]

目的
睡眠時無呼吸症候群の治療用の機器であるCPAPを，境界域の症例の鼻咽腔閉鎖機能の賦活に応用した方法。

方法
CPAPで鼻腔内圧を上昇させながら，軟口蓋の上下運動を要する課題（「インキ」「インシ」など）を産生させ，軟口蓋の動きを高める。

ここに注意！
中耳炎に罹患している場合は禁忌である。

呼気の鼻漏れをフィードバックする方法

発話時に呼気が鼻から流出していることを対象者自身に確認させ，口腔から呼気を流出させるように訓練する。**フィードバック**の方法には，聴覚，視覚，触覚を用いるものがあり，特殊な機器を用いない簡便な方法から機器を用いる方法までさまざまな方法がある。いずれの場合も，フィードバックによって鼻咽腔の閉鎖感覚をつかみ呼気を口腔へ流出させることが可能な形態・機能がある場合に奏功し，鼻咽腔閉鎖機能が不良な場合は適応とならない。

■聴覚フィードバック

聴覚フィードバックは通常の言語習得において無意識に活用されている方法であり，さまざまなフィードバック法のなかで最も効果的といわれている[5]。吸引用チューブなどのビニールのチューブやストローを対象者の鼻孔と耳元に置き，鼻から漏れた呼気流の音を対象者自身の耳で聞いて自覚させる（**図2**）。

用語解説　高圧子音　高い口腔内圧を必要とする子音。日本語の高圧子音には，［p, b, ɸ, t, d, s, ts, dz, ɕ, tɕ, dʑ, ç, k, g］がある。

＊CPAP：continuous positive air pressure

臨床に役立つアドバイス

評価への応用
　チューブの先を指導者の耳元に置くと，開鼻声や呼気の鼻漏れの音を確認することができ，評価の補助として用いることも可能である。

■ 視覚フィードバック

　鼻孔の下に**鼻息鏡**を当て，鼻から漏れた呼気で鼻息鏡が曇るところを対象者に見せ，対象者自身に呼気の鼻漏れを自覚させる。鼻息鏡が曇らないときの鼻咽腔閉鎖の感覚を意識させることで，視覚的フィードバック訓練となる（**図3**）。ティッシュペーパーや付箋などの紙片を用いる方法では，両唇摩擦音［ɸ］や両唇破裂音［p］を産生させる際に，口腔内圧を高めて目の前の紙片を吹き飛ばすことを意識させる（**図4，5**）。［h］音の産生では，鏡を口元に置き呼気を当てる。温かい呼気で鏡が曇るため，口腔から呼気を出すフィードバックとして利用できる。また，**ナゾメーター**や**鼻咽腔内視鏡**などの鼻咽腔閉鎖機能の評価に用いる機器（p.102〜参照）を用いて，鼻咽腔閉鎖の状態を確認しながら訓練を行う方法もある。

> **ここに注意！**
> 　鼻息鏡で呼気鼻漏出を確認する際は，鼻息鏡が冷えていることを確認する。温まっている状態では，鼻からの呼気が検出されにくいため注意する。

補足
紙片によるフィードバック
　低年齢児にも理解しやすい方法として，幼児への早期介入でもよく用いられる。鼻咽腔閉鎖が不良な場合は，口腔内圧を高める感覚を獲得させるために，鼻をつまんだ状態で行う。

図2 自身の鼻漏れをチューブで聴覚的に確認する

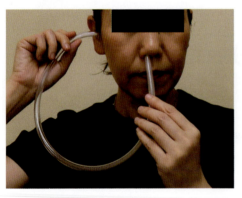

図3 呼気鼻漏出を鼻息鏡で視覚的に確認する

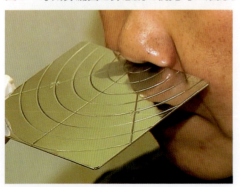

図4 ティッシュペーパーを吹く

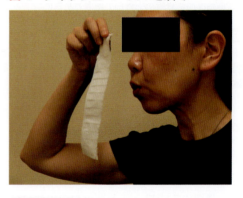

図5 ろうそくの絵を描いた付箋を吹く

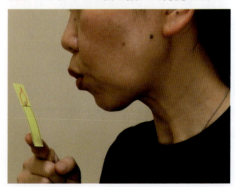

■ 触覚フィードバック

鼻翼に指を軽く当て，指に伝わった振動で開鼻声や呼気の鼻漏れを自覚させる。**開鼻声**が著名な場合に，鼻をつまみ，指の触覚によるフィードバックで母音発声時の**鼻腔共鳴**を軽減する方法もある。

4 構音訓練

- 口蓋形成術後早期から音の獲得に向けたアプローチを開始する
- 構音訓練の適応があると判断された場合には，系統的構音訓練を行う
- 構音訓練は原則として良好な鼻咽腔閉鎖が確保されてから行う
- 代償構音の訓練では，喉頭周囲の過緊張を除去することが重要である

口蓋裂の手術後に構音障害を呈し，**構音訓練**が必要となるのは，口唇口蓋裂児の50％前後といわれている[9]。本節では，口唇口蓋裂との関連が深い構音障害として，鼻咽腔閉鎖機能が不良な場合の**代償構音**といわれる，**声門破裂音**，**咽（喉）頭摩擦音・破擦音**，**咽（喉）頭破裂音**の構音訓練の導入部分を中心に述べる。鼻咽腔閉鎖機能不全が明らかな場合には，**二次手術**あるいは**バルブ型スピーチエイド**や**軟口蓋挙上装置**（p.123参照）の装着を検討し，良好な鼻咽腔閉鎖が確保された状態で構音訓練を行う。鼻咽腔閉鎖が不確実な場合や，口腔内圧を高めることを十分に獲得していない場合は，鼻をつまんで訓練を行う。

構音訓練の開始時期

いわゆる**系統的構音訓練**が行われるのは，構音の誤りが固定化し，**音韻意識**や課題態度が形成される4歳以降で，**機能性構音障害**と同様である。しかし，口唇口蓋裂児に対しては，産生できる子音を増やすことを目的とした構音への働きかけが**口蓋形成術後の早期**から行われることが多い。両唇音産生の準備としては，口唇閉鎖や[m]音への意識を高める働きかけを行う

(動画5-1)。口腔内圧を高める子音の導入としては，[p][b]を用いることが多い。「いないいないばあ」や，ボールを投げて「**ボール**」「**ポーン**」と声をかけるなど，遊びや生活のなかで積極的に[p][b]の音を取り入れる。

構音訓練の準備として，前述の口腔への呼気誘導を目的とした吹く遊びを行う，舌を積極的に動かすなど，家庭でも楽しみながら行えることを早期から取り入れると，その後の構音訓練がスムーズに進みやすい。

声門破裂音の訓練

声門破裂音では，**声帯**と**仮声帯**を強く閉鎖し，その閉鎖を開放することにより**破裂音**を産生する。そのため，構音訓練においては，喉頭周囲に過緊張を引き起こさないよう常にモニタリングすることがポイントとなる。過緊張が十分に除去されないと，声門破裂音と適正な構音位置での音（[p][t][k]など）を同時に産生する**二重構音**を獲得することもあるので注意が必要である。

> **補足**
> **喉頭周囲の過緊張を確認する方法**
> 頸部に不要な緊張や動きがないかを視覚的に確認する方法や，頸部を触って確認する方法がある。

●喉頭周囲の過緊張を除去する訓練

目的

喉頭周囲に不要な力を入れずに呼気（および音）を出せるようにする。

方法

声を出さずに「はぁ～」と温かい呼気を出す。手の平に呼気を当てる，口元の鏡に呼気を当てて曇らせるなどのフィードバックを使う。次に，[hhhhaaaa]と呼気の後に母音を付け [ha] を促す。常に力の入らない優しい発声になっていることを確認しながら行う。

補足

声を出さない呼気「ふぅ～」から [φu] を促す方法もある。この場合は，紙片を吹くフィードバックを用いるとよい。子どもの反応を見て，目的とする行動が引き出されやすい音を選択する。

●両唇音 [p] [b] の訓練

目的

喉頭周囲に不要な力を入れずに両唇破裂音を産生する。

補足

[p] [b] はすべての破裂音の基本となる音である。喉頭周囲に力を入れずに音を産生することを，[p] [b] の訓練で確実に習得させることが重要である。

方法

[p] に無声両唇摩擦音 [φ] を付加して，[pφφφφ] と喉頭に力を入れずに [p] の破裂を産生させる **動画5-2**。次に，[φ] の呼気の後に母音 [u] をそっと付加し [pφφφφuuuu] とし，徐々に呼気の時間を短くして [pφu] から [pu] に近づける。口元に紙片を置いて口唇破裂を確認する。

> ⚠ **ここに注意！**
>
> 母音 [u] は有声音であり，声帯振動を伴う。[p] の破裂産生時に喉頭周囲が緊張しないよう，十分注意しながら母音を付加していく。

補足

声帯振動のない無声音 [p] から導入することが多い。軽度の鼻咽腔閉鎖機能不全など口腔への呼気誘導が難しい場合には，鼻をつまんで口腔内圧が高まりやすい状態で行う。

●歯茎音 [t] [d] の訓練

目的

喉頭周囲に不要な力を入れずに舌先と上顎歯茎で破裂音を産生する。

方法

舌先を上顎歯茎部に接触させ，[t] の後に呼気 [h] を付加した [thhhh] を産生させる。次に母音 [a] を付加し [tʰʰʰʰaaaa] とし，徐々に [tʰa] から [ta] に近づける。口元の手の平に呼気が当たるのを確認しながら行うとよい。有声音 [d] についても同様の方法で誘導可能である。

> **実践!!** **臨床に役立つアドバイス**
>
> **[d] から [t] を誘導する方法**
>
> [d] は産生可能だが，[t] は声門破裂音になる場合は [d] を無声化する（内緒話で言う）ことにより [t] を誘導することができる。

●軟口蓋音 [k] [g] の訓練

目的

喉頭周囲に不要な力を入れずに奥舌と軟口蓋で破裂音を産生する。

方法

口を開けて「んー」と言わせ奥舌挙上を獲得させることから始める。音の誘導については，[k] が [t]，[g] が [d] に置換した場合と同様の方法で行う（p.67～参照）。声門破裂音との二重構音になっていないか，頚部に力が入っていないかを視覚・触覚で確認しながら行う。

咽(喉)頭摩擦音・破擦音の訓練

咽(喉)頭摩擦音・破擦音では，**摩擦音**[s, ɕ]や**破擦音**[ts, dz, tɕ, dʑ]産生時に舌が後方に引かれて舌根や喉頭蓋と咽頭後壁で音が産生される。構音訓練においては，構音位置を前方へ移動させることが必要となる。[s]から訓練を開始することが多いため，ここでは[s]の訓練について述べる。

●[s]の訓練

目的
構音位置を前方に移動させ，舌先と上顎歯茎で摩擦音を産生する。

方法
舌が後方へ下がらないよう，挺舌させた歯間音[θ]を利用して音を誘導する。構音訓練の方法は[s]が[t]に置換した場合と同様の方法である(p.67〜参照)。

咽(喉)頭破裂音の訓練

咽(喉)頭破裂音では，**軟口蓋音**[k, g]産生時に舌が後方へ引かれて舌根や喉頭蓋と咽頭後壁で**破裂音**が産生される。構音訓練においては，構音位置を軟口蓋音の位置まで前方へ移動させることが必要となる。

●[k, g]の訓練

目的
奥舌を挙上させ，奥舌と軟口蓋で破裂音を産生する。

方法
口を開けて「んー」と言わせ奥舌挙上を獲得させることから始める。音の誘導については，[k]が[t]，[g]が[d]に置換した場合と同様の方法で行う(p.67〜参照)。

5 外科的治療

- 口蓋裂術後の鼻咽腔閉鎖機能不全に対する外科的治療には，咽頭弁形成術，再口蓋形成術，咽頭後壁への自家脂肪注入術がある

口蓋裂術後の言語治療

口蓋裂術後の言語臨床においては，鼻咽腔閉鎖機能と構音機能で分けて評価を行い，治療方針を検討していくことが重要である。鼻咽腔閉鎖機能，構音機能ともに良好であれば，治療・訓練は不要である。鼻咽腔閉鎖機能が不全で構音機能にも異常がある場合，まずは鼻咽腔閉鎖機能を改善する治療を行った後，構音機能へのアプローチを行う。逆に鼻咽腔閉鎖機能は良好で構音機能のみに異常がある場合は，言語聴覚士による構音訓練を行うことにより構音機能は改善できる(**図6**)。

本セクションでは，口蓋裂術後の鼻咽腔閉鎖機能不全に対する外科的治療について述べる。

口蓋裂術後の鼻咽腔閉鎖機能不全に対する外科的治療

　口蓋裂の初回手術の後，鼻咽腔閉鎖機能が良好でない例は10～20％という報告がある[10]。鼻咽腔閉鎖機能不全の原因として，①軟口蓋が短い，②軟口蓋の動きが悪い，③咽頭腔が深い，などが考えられる。このような鼻咽腔閉鎖機能不全が存在する場合の外科的治療には，**咽頭弁形成術，再口蓋形成術，咽頭後壁への自家脂肪注入術**が挙げられる。症例の年齢，鼻咽腔閉鎖機能不全の重症度などに応じて，適宜組み合わせて選択する。

■咽頭弁形成術

　咽頭弁形成術は咽頭後壁に茎を置いた粘膜弁を挙上し，これを軟口蓋後端に縫着して鼻咽腔閉鎖機能を補助する手術である（**図7**）。鼻咽腔閉鎖機能はかなり確実に得られることが期待でき，特に軟口蓋の動きが悪い症例，咽頭腔の深い症例ではこの方法が適している。また咽頭側壁の動きが重要で，術後の合併症としては，閉塞性睡眠時無呼吸症候群が挙げられる。

■再口蓋形成術

　再口蓋形成術は，口蓋の前方部を再度剥離して後方に移動し筋の連続性を解剖学的に再建することによって，より長く，機能的な軟口蓋を再建する手術である。軟口蓋の動きはよいが，軟口蓋が短い例，軟口蓋が十分に後方移動されていない例，口蓋帆挙筋の剥離が不十分な例に有効である。

　本術式は鼻咽腔の解剖学的形態をそのまま維持することができ，鼻咽腔閉鎖機能に重要な口蓋帆挙筋の機能回復を図ることが可能で，術後合併症が少ないことが利点として挙げられる。

■咽頭後壁への自家脂肪注入術

　咽頭後壁への自家脂肪注入術は，咽頭後壁隆起術の一種で，細いカニュレを用いて大腿などから脂肪を吸引採取し，咽頭後壁に自家脂肪を注入し，咽頭の深さを浅くすることによって，軟口蓋が咽頭後壁に接触しやすくし，鼻咽腔閉鎖機能を補助する手術である[12]（**図8**）。重度な鼻咽腔閉鎖機能不全症例にはあまり用いられて

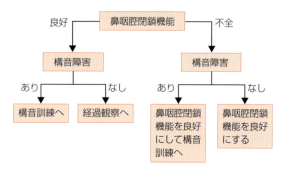

図6　口蓋裂術後の言語治療の流れ

図7　咽頭弁形成術

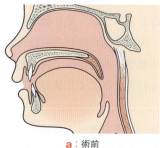
a：術前

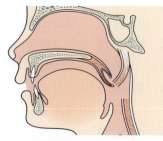
b：咽頭後壁に弁を作製し挙上

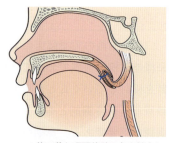
c：軟口蓋と咽頭後壁の弁を縫合し，鼻腔と口腔を遮断する

（文献11をもとに作成）

いないが、軽度の開鼻声などに有効である。侵襲が少なく繰り返し行えるという利点がある一方、脂肪注入後、脂肪が吸収されると症状が再燃するのが欠点である。

各手術後の鼻咽腔閉鎖機能の成績には差があるとする報告や、差がないとする報告もあり、患者の鼻咽腔閉鎖機能不全の状態に合わせた術式の選択が重要である[13, 14]。

図8 咽頭後壁への自家脂肪注入術

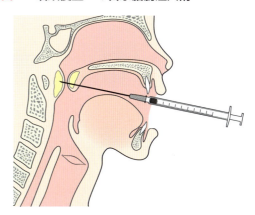

6 補綴的治療

- 口唇口蓋裂は鼻咽腔閉鎖不全を惹起し、構音障害の原因になりうる
- 鼻咽腔閉鎖不全に対する補綴的治療としてスピーチエイドがある
- 言語聴覚士の重要な役割の1つに、スピーチエイドの効果判定や設計への助言がある

口唇口蓋裂と治療の重要性

顔面は第1鰓弓から発生する。上顎突起、下顎突起、外側鼻突起、内側鼻突起などの突起が癒合して顔面が形成されていくため、これら突起の癒合不全の部位や程度によってさまざまな裂奇形が生じる。

口唇口蓋裂は、胎生4～12週ごろに左右の内側鼻突起、外側鼻突起の癒合によって形成される口唇と口蓋が癒合不全を起こすことにより生じる[15]先天性疾患である。この癒合不全によって鼻腔・口腔が交通した状態は、哺乳から始まり、離乳食を経た成人型嚥下や正常な構音操作などの機能獲得に影響を及ぼしうる。特に口蓋裂は左右の口蓋帆挙筋が軟口蓋に入り込んで形成する筋輪が断裂しているために、軟口蓋を挙上して鼻腔と咽頭を遮断する機能である**鼻咽腔閉鎖機能**に大きく影響する（図9）。そこで一般的に1歳ごろに初回の口蓋形成術が実施され、口蓋の形態的・機能的回復が図られる。

> **補足**
> **口唇形成術と口蓋形成術**
> 口唇口蓋裂の一貫治療に口唇形成術と口蓋形成術がある。
> 口唇形成術は、口唇裂の閉鎖と口輪筋の連続性の回復、裂により偏位した鼻柱・鼻翼の位置の補正だけでなく、顎裂が外方に向かって広がるのを抑制し、口蓋形成術の際に顎裂を閉鎖しやすくする目的がある。一般的に、生後3カ月ごろ、体重が5kgを越えて、全身麻酔による手術に臨める状態になったと判断されてから実施される。
> 一方で口蓋形成術は、鼻咽腔閉鎖機能の回復・獲得のため、口蓋裂の閉鎖と軟口蓋における左右の口蓋帆挙筋で構成される筋輪の回復を目的に、一般的に1歳ごろに実施される。
> いずれも口腔機能の獲得・発達のために重要であり、言語聴覚士による機能の評価・支援が必要である。

口蓋形成術後の対応

口蓋形成術を施行すると、軟口蓋は裂により左右に分かれていた組織がつながり、口蓋帆挙筋の筋輪が形成されて軟口蓋の挙上が可能となり、鼻咽腔閉鎖が達成できる可能性が生まれる。言語聴覚士は術後の機能評価に基づき、言語訓練に携わることになる。

初回の口蓋形成術後も鼻咽腔閉鎖に問題が残り、二次手術が必要になる症例もある。このように

図9 鼻咽腔と口蓋帆挙筋

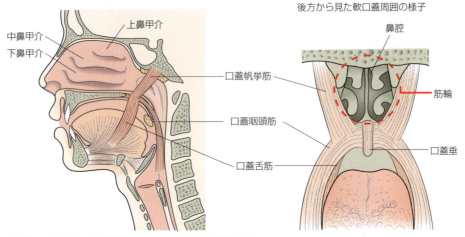

鼻咽腔とは軟口蓋，咽頭側壁，咽頭後壁に囲まれた腔を指す。

術後に鼻咽腔閉鎖不全を認める場合，すなわち手術による形態的・機能的な回復が不十分な場合や，二次手術の要否について境界域にあり，訓練しながら経過観察していく場合などにおいては補綴的治療の対象となる。補綴的治療としてスピーチエイドを装着することで形態的・機能的な問題点を補うとともに，訓練を実施することにより正常な言語獲得へと誘導する。術後の補綴的治療や訓練を行ううえで，各患者の日常生活に即したゴールを設定しながら，成長に伴う変化，学校などの社会における様子にも注意深い経過観察が必要である。また，毎回の診察で鼻咽腔閉鎖機能の評価を行うだけでなく，中・長期的な経過を言語聴覚士が専門的に評価・支援していくことは，治療方針や訓練内容の決定・再検討に有用なだけでなく，患者本人やその家族の心理面での支えとして大きな意味をもつ。

■ スピーチエイド

スピーチエイドが訓練や患者の生活をサポートできているか効果判定を行い改善が必要な場合には，スピーチエイドの設計へ助言を行うことも言語聴覚士の大切な役割である。

なお，口蓋形成術においては選択される術式によって上顎への侵襲の程度や術後の組織の瘢痕拘縮の影響から上顎劣成長を生じることがある。上顎劣成長は歯列の異常を惹起しやすく，正常な構音，嚥下の獲得の妨げとなるおそれがあり，上顎の拡大や歯列矯正が必要となることもある[16, 17]。このような症例で，かつ鼻咽腔閉鎖不全がある場合には，矯正装置とスピーチエイドを同時装着することがある。

スピーチエイドや矯正装置など，歯科ならではの治療が並行して必要となることが多いため，言語聴覚士と歯科との連携は必須である。

> **補足**
> スピーチエイドとは，
> 　スピーチ＝発音，エイド＝助ける
> すなわち発音補助装置である。

鼻咽腔閉鎖機能不全への対応

■ 鼻咽腔閉鎖機能不全の原因

鼻咽腔閉鎖機能（表1）を主に担うのが軟口蓋である。この軟口蓋の運動は，主に口蓋帆挙筋と口蓋舌筋，口蓋咽頭筋によって制御される。口蓋帆挙筋は軟口蓋を挙上し，口蓋舌筋，口蓋咽頭筋は軟口蓋を下制する（図10）。

表1 鼻咽腔閉鎖機能

鼻咽腔閉鎖機能
＝軟口蓋の運動による切り替え

	鼻腔と口腔	呼気
鼻音	交通	鼻腔にも流出
閉鎖性子音	遮断	すべて口腔に流出

図10 軟口蓋の運動にかかわる主な筋とその作用

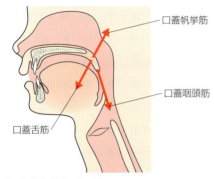

口蓋舌筋：「口蓋」と「舌」をつなぐ筋
口蓋咽頭筋：「口蓋」と「咽頭」をつなぐ筋
と考えれば，筋の走行がイメージしやすい

> **補足**
> 口蓋帆とは軟口蓋のことである。したがって軟口蓋を挙上する筋は「口蓋帆」挙筋である。

鼻咽腔閉鎖不全の主な原因には次の①～③が挙げられるため，各原因に対して補綴的治療を検討する（p.61，図1 参照）。

① 軟口蓋が短い
② 軟口蓋の動きが不良
③ 咽頭腔が深い（奥行きがある）

①～③について鼻咽腔閉鎖機能の評価を行い，その結果に基づいて補綴的治療の方針を決定する。言語聴覚士には，その後の経過に合わせて鼻咽腔閉鎖機能の再評価を重ねつつ，必要に応じてゴールを修正していく柔軟性が求められる。基本的なゴールは，**対象者がそのとき置かれている環境において，会話を含めたコミュニケーションに困難がなく過ごせる**ことであり，長期的な視点でのフォローアップが必須である。

■ スピーチエイドの種類と適応症

スピーチエイドには主に，a）閉鎖床，b）バルブ型スピーチエイド，c）軟口蓋挙上装置（PLP），d）バルブPLPの4種類があり，そのほかにも症例に応じてさまざまな工夫が施された形に派生したものが存在する。

基本的な設計は，クラスプ（鉤）とよばれる金属を歯に掛け，歯を固定源として口蓋にレジン製のプレートを装着するというものである。歯科で型取りをして製作される，歯科ならではの装置である。上顎の大きさが変われば，修理または新調する必要がある。したがって，小児症例では成長とともに上顎の大きさも変化するため，特に慎重に経過を診ていく必要があり，**歯科との連携**が必須である。

a）閉鎖床（図11）

口蓋に限局した残遺孔があり，鼻腔と口腔が交通していることで呼気の鼻漏出が生じることが多い。その場合に，前述のプレートに残遺孔を塞ぐパーツを付与した閉鎖床を用いる。

b）バルブ型スピーチエイド（図12）

軟口蓋が短い，または軟口蓋の動きがなく，絶対的に鼻咽腔閉鎖が困難な場合に鼻咽腔閉鎖に必要な空間をバルブ（塞栓子）（図13）で埋め

図11 閉鎖床

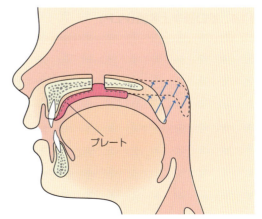

鼻咽腔閉鎖は良好だが，口蓋の残遺孔で鼻腔と口腔が交通している場合に閉鎖床を用いる。

* PLP：palatal lift prothesis

図12 バルブ型スピーチエイド

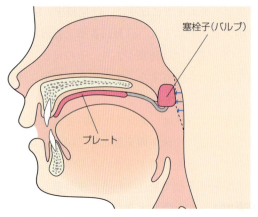

軟口蓋が短い，軟口蓋に動きがないといった絶対的な鼻腔閉鎖不全に対して，バルブ型スピーチエイドを用いて鼻咽喉閉鎖を達成させる。
実線：塞栓子と咽頭側壁・後壁などの周囲組織との間には隙間があり鼻呼吸が可能。
破線（機能時）：塞栓子周囲組織が動いて，塞栓子と密着することで鼻咽腔閉鎖が達成される。

るバルブ型スピーチエイドを利用する。バルブは前述のプレートの後方に延ばした金属製のワイヤーの先やレジンで延長したプレートの先に付与する。発声時にバルブ周囲組織，すなわち軟口蓋，咽頭側壁，咽頭後壁の筋が収縮して内方へ動くことでバルブを締め上げ，隙間なく接することができるように製作することで鼻咽腔閉鎖を達成させる。安静時はバルブ周囲に隙間があるため，鼻呼吸が可能であり，鼻音の産生も可能である。

c）軟口蓋挙上装置（図14）

PLPやパラタルリフトともよばれる。軟口蓋の長さは十分で動きはあるものの，動きが不良で鼻咽腔閉鎖が達成できない場合，いわば相対的な鼻咽腔閉鎖不全に対して用いる。初めから鼻咽腔閉鎖できる長さの挙上子を付与しようとすると，多くの場合，装置装着の違和感が強く，

図13 バルブ（塞栓子）の一例

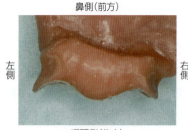
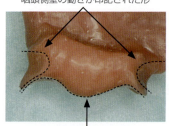

咽頭側壁・後壁の筋が収縮してバルブに密着することで鼻咽腔閉鎖が達成される。バルブの形は患者ごとに異なるため，バルブ製作の際にも歯科医師，言語聴覚士による評価とそれに基づく形態の調整が重要である。

図14 軟口蓋挙上装置（PLP）

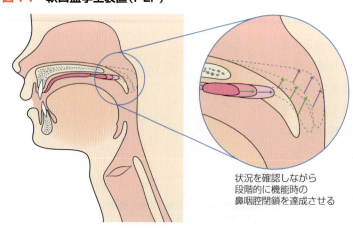

状況を確認しながら段階的に機能時の鼻咽腔閉鎖を達成させる

挙上子の角度も装置が鼻咽腔閉鎖を可能にするうえで重要である。鼻咽腔の閉鎖平面の高さは嚥下，構音に影響を与えるので，状況を確認しながら慎重に決定する。
挙上子は最初から長いものを装着すると，えずいたり痛みにつながったりする心配があるため，鼻咽腔閉鎖できる長さまで少しずつ延長して製作する。患者が子どもの場合にはそれが原因で使用そのものが嫌になり言語訓練などに支障をきたすおそれもある。

えずいたりするなど継続的に使用できない可能性が高い。挙上子はプレートの後縁に小さく付与し，患者が適応していくにつれて少しずつ挙上子を延長して完成形を目指すことが基本的な流れになる（図15）。長さが十分と判断される位置まで延長できたら，挙上子による軟口蓋の挙上角度や挙上子の幅径を調整して完成となる。

完成を目指すまでの間，たびたび歯科医師による側方頭部X線規格写真をはじめとする種々の評価，言語聴覚士による評価を経て製作していくことになるので，ここでも連携が重要である。

d) バルブPLP（図16）

軟口蓋の長さは短いものの動きがある場合，

図15　挙上子延長前（左）と延長後（右）

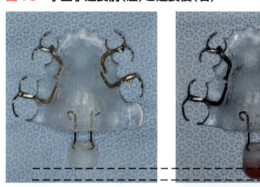
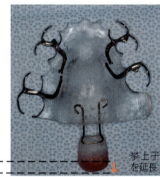

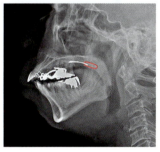
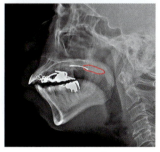

軟口蓋の挙上量が大きく変化したことがわかると同時に，軟口蓋が咽頭後壁に接近したこともわかる（赤線は挙上子を表す）。

図16　バルブPLP

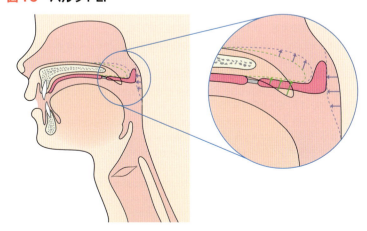

軟口蓋に動きはあるものの，長さが短く，鼻咽腔閉鎖が達成されない場合に用いる。名称のとおり，塞栓子とPLPを組み合わせたものである。
- ― ：安静位（装置装着なし）
- ― ：挙上子で軟口蓋が持ち上げられた状態での安静位
- ― ：機能時，軟口蓋の咽頭側壁・後壁が動いて塞栓子と密着することで鼻咽腔閉鎖が達成される。軟口蓋に動きがある分，塞栓子はバルブ型スピーチエイドの塞栓子よりも小さくなる傾向がある。

PLPで軟口蓋を挙上した後に残る鼻咽腔閉鎖に必要な空間をバルブで埋めるものである[18,19]。バルブ型スピーチエイドと異なり，軟口蓋に動きがあるぶん，バルブが小さくなる。バルブ

PLPは，後に咽頭弁形成術（咽頭弁移植術）を計画する際に，咽頭弁の設定位置，大きさなどを決定する指標に用いるという使い方もある[19]。

臨床に役立つアドバイス

症例ごとの評価を大切に
　装置に適応できるかどうかは患者側の要素だけとは限らない。歯科医師と言語聴覚士が密に連携して装置の効果について評価を行い，それに基づいた歯科医師による装置の細やかな調整が患者の装置適応の成否にかかわってくる可能性もある。したがって，症例ごとに適切に機能評価を行い，症例ごとの特徴を反映した治療方針の決定が重要である（図17）。

図17　成人の鼻咽腔閉鎖不全症例における嚥下の様子

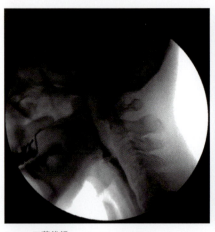
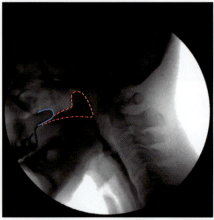

―：口蓋後縁
---：軟口蓋かつバルブの役割をもつパーツ
構音，嚥下の両方に機能する形態に仕上げる必要がある。

【引用文献】

1) 佐藤亜紀子，ほか：口唇裂・口蓋裂．小児発声発語障害，p.133-204，建帛社，2024．
2) Harding A, et al.：Active versus passive cleft-type speech characteristics. Int J Lang Commun Disord, 33(3)：329-352, 1998.
3) 加藤正子：口蓋裂言語と治療．口蓋裂の言語臨床，第3版，p.75-99，医学書院，2011．
4) Shprintzen RJ, et al.：A new therapeutic technique for the treatment of velopharyngeal incompetence. J Speech Hear Disord, 40(1)：69-83, 1975.
5) Kummer AW：Speech Therapy. Cleft Palate and Craniofacial Conditions：A Comprehensive Guide to Clinical Management, 4th edition, p.515-548, Jones & Bartlett Learning, 2020.
6) 日本口蓋裂学会：口唇裂・口蓋裂の診療ガイドライン2022（https：//square.umin.ac.jp/jclp/journal/docs/CLCP_guideline_231124.pdf）（2024年8月30日閲覧）
7) Kuehn DP, et al.：Levator veli palatini muscle activity in relation to intranasal air pressure variation. Cleft Palate Craniofac J, 30(4)：361-368, 1993.

8）原　久永，ほか：持続的鼻咽腔陽圧負荷装置を用いた鼻咽腔閉鎖機能賦活法（CPAP療法）のnasalanceによる評価．日口蓋誌，23(1)：28-35，1998.

9）岡崎恵子：口蓋裂言語．口蓋裂の言語臨床，第3版，p.31-49，医学書院，2011.

10）江口智明：鼻咽腔閉鎖機能不全の手術治療．口唇口蓋裂のチーム医療，p.89-96，金原出版，2005.

11）佐藤亜紀子，緒方祐子 編著：クリア言語聴覚療法5 小児発声発語障害，p.167，建帛社，2024.

12）上坂紗貴子，ほか：鼻咽腔閉鎖機能不全に対する上咽頭脂肪注入術．耳鼻咽喉科・頭頸部外科，95(12)：997-1001，2023.

13）Dailey SA, et al.：Comparison of resonance outcomes after pharyngeal flap and furlow double-opposing z-plasty for surgical management of velopharyngeal incompetence. Cleft Palate Craniofac J, 43(1)：38-43，2006.

14）加藤正子，ほか：口蓋裂二次手術後のスピーチ．日本口蓋裂学会雑誌，27：195，2002.

15）舘村　卓：唇顎口蓋裂．疾患別に診る嚥下障害，p.143-151，医歯薬出版，2012.

16）岡崎恵子，加藤正子：口蓋裂の言語臨床 第2版，医学書院，2005.

17）和田　健 監訳：口蓋裂 言語障害の病理・診断・治療 第2版，医歯薬出版，2005.

18）經田香織：器質性構音障害 口蓋裂児の構音マネージメント．JOHNS，37(6)：597-601，2021.

19）舘村　卓，和田　健：栓塞子付き口蓋挙上装置（Bulb-PLP：Bulb attached Palatal Lift Prosthesis）の考案．日本口蓋裂学会雑誌，13(2)：253-261，1988

4章 器質性構音障害

5 口唇口蓋裂患者の社会参加

1 長期にわたる治療に伴う問題点

- 口唇口蓋裂は，言語発達を妨げるような障害がなければ，適切な時期に適切な治療を行うことにより，成人になるまでに生活に支障がなくなっていることが多い
- 医療者は，治療による社会生活の制限が最小限になるよう考慮する必要がある

　口唇口蓋裂は，出生直後から成人に至るまで長期にわたって治療が継続される。そのため，口唇口蓋裂の患者は治療が終わってから社会参加するのではなく，治療と社会生活が並行して進む。医療者には，治療による社会生活の制限が最小限になるよう考慮することが求められる。

　出生直後から適切な時期に適切な治療を行うことにより，言語発達を妨げるような障害がなければ，成人になるころには生活に支障がなくなっていることが多い。長期間にわたる治療において考慮すべき問題を以下に述べる。

保育園・幼稚園

　口蓋裂の場合，0歳で保育園に入園した際Hotz床を装用していることが多く，哺乳に特別な配慮が必要となることがある。しかし，保育園ではホッツ床の着脱をしてもらえない，ホッツ床がはずれるたびに保育園から呼び出しがある，口蓋裂児用の哺乳瓶を保育園で使用してもらえない，という話がしばしば聞かれる。医療者はホッツ床の役割や必要性，管理方法，口蓋裂児用哺乳瓶の利点などを保育園スタッフに情報提供することで，本人と家族，保育園スタッフが安心・安全に過ごせるよう支援する。

　哺乳のほか，手術や矯正治療（補装具の着脱など）の際にも保育施設，教育施設での対応に苦慮する場面があるが，医療者が情報提供を行うことにより，通園・通学のスムーズな再開や治療実施につなげることができる。

小学校

　幼児期に構音障害がみられた場合，発達に問題がなければ就学前に改善することを目指して介入を行う。専門家による訓練や治療が実施されるため，就学時には構音障害が改善・軽減していることが多い。就学時に鼻咽腔閉鎖機能不全や構音障害が残存している場合には，友人や先生とのコミュニケーションについて支援を行う。

　一方で，口唇口蓋裂の症例では，健常児と比べ知的障害や発達障害を合併する確率が高く[1]，口蓋裂がなんらかの症候群の症状の1つである場合や，難聴を合併している場合もある。そのため，構音障害が軽減している場合は，就学に向けて，口唇口蓋裂への対応よりも，合併症状に対する対応に重点が置かれることがある。

手術に伴う入院

　口唇口蓋裂の手術は複数回施行され，学童期以降になると夏休みなどの長期休暇に計画されることが多い。しかし，年齢が上がり，部活や受験勉強，交友関係など本人の生活のなかで優先度が高いものが増えると，長期休暇に入院す

ることに対して本人が拒否的な反応を示すことがある。通院や入院による勉強の遅れや手術後の制限などは，思春期の口唇口蓋裂患者のストレスになっている[2]。言語聴覚士は言語評価のみではなく，本人が取り組んでいる活動や置かれている環境などについても確認する。そのうえで，治療計画の説明を行う。本人も含めて方針決定ができると，納得して治療に取り組むことができ，ストレスの軽減につながると考えられる。

審美的問題

口唇口蓋裂によって生じる審美的問題は，患者の物心がつく前から存在し，継続的な治療と身体的な成長に伴って変化する。また，顔面の奇形であるため社会生活，対人関係への影響が大きい。早い場合は幼児期に周囲から傷について指摘されたり，からかわれたりする場合があり，学童期以降はいじめの対象になる可能性がある。

外鼻や口唇の形態的問題や咬合の問題は成長に伴い変化するため，思春期になってから目立ってくることも多い。思春期は相手から自分がどう見られるかを強く意識する時期であり，悩みが大きくなる場合がある。一方で，口唇口蓋裂であることに自分らしさを見出していたり，手術による顔貌の変化を嫌がる患者もいる。思春期は，顔面の成長がおおむね完了し，外鼻や口唇の修正手術，外科矯正が可能になる時期でもある。医療者は，本人の気持ちや希望を詳細に汲み取ったうえで，治療の選択肢を提示する必要がある。

告知・心理的問題

長期にわたる口唇口蓋裂の治療では，年齢とともに本人が疾患を理解し，主体的に治療に取り組む必要があるため，本人への病名の告知が不可欠である。告知を行う時期は就学前までが多い[3,4]。自己と他者との違いに気づいていく時期に告知を受けることにより，周囲から傷について指摘を受けた場合に，自身での説明や家族への相談ができる環境を整えることが可能となる。

口唇口蓋裂児のQOLに関する調査[5]では，健常児に比べ口唇口蓋裂児は自己評価のQOL総得点が高かった。その理由は，幼いころから辛い体験や我慢をする経験を積み重ねることで，生活全般の健康度や満足度に対する閾値が低く，些細なことでも満たされると感じることができるため，と報告されている。

治療経験や口唇口蓋裂をもって生まれた自分自身への向き合い方には個人差，年代差がある。各患者の状況に合わせ，自分自身や治療について前向きに捉えられるよう支援することも言語聴覚士の役割である。

補足

口唇口蓋裂の治療は長期にわたり，定期的かつ継続的にさまざまな職種がかかわる。治療に携わる施設が複数になる場合もある。そのなかで，言語聴覚士は言語治療のみではなく，本人・家族と多職種が同じ目標に向かって治療に取り組めるように動く調整役としての役割も求められる。

【引用文献】

1）岡崎恵子，ほか 編：口蓋裂の言語臨床 第3版，医学書院，2011.

2）東　奈美，ほか：思春期の口唇口蓋裂患者が経験しているストレスとその対処方法．小児看護，33（3）：406-412，2010.

3）高尾佳代，中新美保子：口唇裂・口蓋裂の子どもに病気を伝える時の母親の苦悩と支援の希望．川崎医療福祉学会誌，30（1）：129-137，2020.

4）北尾美香，ほか：母親から口唇裂・口蓋裂のある子どもへの疾患の説明をした際の契機とその理由．日本口蓋裂学会雑誌，43（3）：216-222，2018.

5）香西早苗，ほか：口唇裂・口蓋裂児のQOLにおける自己評価と保護者による評価の検討．日本口蓋裂学会雑誌，46（3）：153-159，2021.

4章 器質性構音障害

6 頭頸部がんによる器質性構音障害

1 がんの治療

- がんは原発巣から進展し，浸潤・転移・播種が起こる
- 頭頸部がんの主な原因は過度の喫煙・飲酒，口腔内の不衛生であり，男性の罹患者数が多い
- がんに対する主な治療は手術療法，放射線療法，化学療法であり，新しい治療も登場している

悪性新生物（がん）は1981年よりわが国の死因第1位である。人口の高齢化に伴い，おおよそ2人のうち1人が一生のうちにがんと診断される時代である。がんの5年生存率は，医療技術の進歩により多くの部位で上昇傾向であり，がんは「死に至る病」から「共存する病」に姿を変えつつある。

がんの基礎知識

がんは，遺伝子の異常により生体内の細胞がコントロールを失い，無制限に増殖し，局所での浸潤や全身への転移，悪液質を引き起こす。これらにより，多臓器不全や身体の衰弱が起こり，死に至る。がんには大きく分けて上皮細胞から発生するもの（癌腫），非上皮細胞から発生するもの（肉腫），造血器から発生するもの（造血器腫瘍）の3種類がある。

がんが最初に発生した部位は「原発巣」とよばれ，そこからがんが増殖し，進展すると浸潤，転移，播種が起こる。浸潤とは，がんの原発巣が増殖し，正常な組織を侵食していくことである。転移とは，微小血管やリンパ管を通り，多臓器で定着増殖することである。播種とは，胸腔または腹腔内のがん細胞が各臓器を包む漿膜や皮膜を貫通し，その腔内で進展することである。

悪液質（カヘキシア：cachexia）

悪液質とは，がんや慢性炎症疾患に伴う骨格筋量の低下を特徴とする代謝異常の症候群である。悪液質の特徴は，食欲不振や体重減少，インスリンの抵抗性や筋蛋白の分解である。アジア悪液質ワーキンググループ（AWGC）は2023年にアジア人における悪液質の診断基準を報告した（表1）[1]。がんの悪液質は生命予後や生活の質（QOL）に悪影響を及ぼすため，栄養療法や薬物療法，心理療法や運動療法など適切な対応を行う必要がある。

表1　AWGCの悪液質の診断基準

①悪液質の基礎疾患がある
②過去3〜6カ月間で2％以上の体重減少，または BMI（body mass index）が21 kg/m² 未満
＋　以下のいずれか1つを満たす
①食欲不振
②握力低下（男性：28 kg未満，女性：18 kg未満）
③CRP値上昇（＞0.5 mg/dL）

（文献1をもとに作成）

＊AWGC：Asian Working Group for Cachexia　＊QOL：quality of life　＊CRP：C-reactive protein

臨床に役立つアドバイス

悪液質とサルコペニア
　悪液質はサルコペニアの原因となる。サルコペニアとは，骨格筋量の低下と筋力低下もしくは身体機能の低下により定義される。サルコペニアには加齢に伴う一次性サルコペニアと，廃用や低栄養，悪液質や侵襲など加齢以外の原因に伴う二次性サルコペニアに分類される。サルコペニアを合併したがん患者の生存率は低下するため，サルコペニアにも適切な対応が必要となる。

頭頸部がん

　がんのなかで，構音障害が頻発するのは頭頸部がんである。頭頸部がんとは，鼻，副鼻腔，口腔，咽頭，喉頭，唾液腺などに生じるがんの総称である。頭頸部がんの発生には**過度の喫煙・飲酒**，**口腔内の不衛生**が大きくかかわっており，**男性**の罹患者数が多い。頭頸部がんの転移は**リンパ節**に多く，遠隔転移では**肺転移**，**骨転移**，**肝転移**の順に多い。TNM分類（T因子：原発巣の広がりの程度，N因子：リンパ節転移の程度，M因子：遠隔臓器転移の程度）により治療前の進行度（病気分類：Stage 0〜Ⅳ）を決定する。

　治療方針は，がんの組織型，原発巣，進行度，患者の年齢や全身状態，患者の希望を考慮したうえで決定する。

がんの治療

　治療は，**手術療法・放射線療法・化学療法**が一般的であり，これらのいずれか，またはこれらを組み合わせることによって行われる。早期がんに対しては，内視鏡切除や経口的切除などの低侵襲手術や，局所的な放射線療法が適応となる。進行がんに対しては，術前・術後の化学療法・放射線療法を組み合わせたうえで手術を行うことが多い。がんの根治を目標とするが，治療法により副作用や後遺症が異なるため，治療後の患者の残存能力やQOLを考慮する必要がある。

■ 手術療法

　手術療法では，がん細胞を可能な限り摘出し，周囲にがん細胞を残さないように行う。多くの場合，放射線療法や化学療法が併用される。また腫瘍の大きさによっては，欠損部位の再建を行うために，体の別の部位から組織を移動させる手術を必要とする。一般的に，欠損部位の再建には前腕や腹直筋，前外側大腿，大胸筋などが用いられることが多く，下咽頭がんの再建には空腸が用いられる。舌がんでは切除範囲によって，用いられる皮弁が異なる。舌半側切除であれば，柔らかい組織の前腕皮弁が用いられ，それ以上であれば，厚みのある腹直筋皮弁が用いられることが多い（p.141〜142，**図10，11**）。

■ 放射線療法

　放射線療法は，局所的に放射線を照射することで，がん細胞内のDNAを切断し，がんを縮小させる目的で行われる。放射線療法では，がん細胞のみでなく正常な細胞のDNAにまでダメージを与える。放射線の正常細胞に対する影響は，照射期間中もしくは照射直後に発生する**急性反応**と，おおよそ半年以降に発生する**晩期反応**に分かれる。**急性反応**，**晩期反応**の特徴を**表2**に示す。正常組織への影響を最小限にするためには，放射線量をコントロールする必要がある。また放射線療法は，化学療法と併用することで，より高い治療効果が見込める。

■ 化学療法

　化学療法は，がん細胞を死滅させるための薬剤を使用する治療法であり，抗がん剤（細胞障害性抗がん剤）治療ともよばれている。化学療法はしばしば疲労感，嘔気・嘔吐，抜け毛，ドライ

マウス,食思不振,味覚の減衰などの副作用をもたらす。わが国では,**分子標的薬**や**免疫チェック阻害薬**が使用されている。分子標的薬は,従来の細胞障害性抗がん剤とは異なり,がん細胞の浸潤・増殖・転移などにかかわる特異的な分子に働きかけ,がん細胞に作用する。一方で免疫チェック阻害薬は,がん細胞には免疫細胞の攻撃を逃れる仕組みがあるが,その仕組みを解除することにより免疫細胞を活性化し,がん細胞を攻撃させる治療法である。

また最近では,2021年1月に「切除不能な局所進行または局所再発の頭頸部がん」に対して**光免疫療法**の保険診療が開始となった。光免疫療法とは,がん細胞に結合する特殊な薬剤を点滴した後に,患部にレーザー光を当ててがん細胞だけを壊す治療法である(**図1**)。光免疫療法については現在臨床試験が進められているため,今後の臨床試験の結果に注目したい。

表2 放射線療法後の急性反応,晩期反応

経過	急性反応	晩期反応
	可逆性	不可逆性
出現しやすい症状	・消化器症状(嘔気,食思不振など) ・気道,喉頭の浮腫 ・皮膚炎 ・口腔咽頭粘膜の障害 　(味覚の低下・消失,発赤,びらん白苔形成)	・神経系の障害(末梢神経障害など) ・皮下硬結 ・リンパ浮腫 ・口腔,唾液腺の障害 (開口障害,口腔内乾燥症など) ・咽頭,喉頭の障害

図1 光免疫療法のイメージ

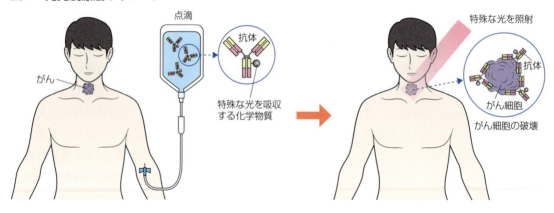

2 がんのリハビリテーション

POINT
- がんのリハビリテーションは，その病期によって予防的，回復的，維持的，緩和的リハビリテーションに分類できる
- リハビリテーションを行うにあたり，機能障害やADL能力低下を評価することが推奨されている
- リハビリテーション実施時には，リスク管理を行う

　がん患者は，がんの発見から進展，その治療の過程でさまざまな機能障害が出現する。具体的には，精神心理的問題，認知機能障害，嚥下障害，構音障害，運動麻痺，筋力低下・筋萎縮，関節拘縮，しびれやがん性疼痛，病的骨折，上下肢の浮腫などである。これらの機能障害により，日常生活動作に制限が生じ，QOLが低下する。がんのリハビリテーションはこれらの問題に対して，症状を和らげ，二次的な障害を予防し，機能や生活能力の維持・向上を図る。がんのリハビリテーションはその病期によって，**予防的**，**回復的**，**維持的**および**緩和的**リハビリテーションの4つに分類できる（**図2**）。病期によって，リハビリテーションの目的や手段が異なる。

評価

　『がんのリハビリテーション診療ガイドライン第2版』[2]では，がん患者にリハビリテーションを行うにあたり，がんの病態や治療戦略，**機能障害（performance status），能力低下〔活動制限，日常生活動作（ADL）の障害〕**，社会的不利（参加制約）を評価することを推奨すると明記されている。評価尺度について，機能障害（performance status）はEastern Cooperative Oncology Group（ECOG）performance status（**表3**），Karnofsky performance scale（KPS）（**表4**）を用いることが望ましい。ADLは，Barthel index（**表5**），functional independence measure（FIM），Katz indexの使用を推奨している。Barthel indexは10項目の日常生活活動を

表3　ECOG performance status

Score	
0	まったく問題なく活動できる 発病前と同じ日常生活が制限なく行える
1	肉体的に激しい活動は制限されるが，歩行可能で，軽作業や座っての作業は行うことができる 　例：軽い家事，事務作業
2	歩行可能で自分の身の回りのことはすべて可能だが作業はできない 日中の50％以上はベッド外で過ごす
3	限られた自分の身の回りのことしかできない 日中の50％以上をベッドか椅子で過ごす
4	まったく動けない 自分の身の回りのことはまったくできない 完全にベッドか椅子で過ごす

（文献3より引用）

図2　がんのリハビリテーションの4期

予防的
- がん治療前に実施
- 治療による合併症や機能低下を予防する目的でリハビリテーションを行う

回復的
- がんの進行や治療によって出現した機能障害，能力低下に対してリハビリテーションを行う

維持的
- 機能障害，能力低下が進行しつつある患者に対してリハビリテーションを行う
- 能力の維持を環境調整や介護者の指導を並行して行う

緩和的
- 終末期の患者に対してリハビリテーションを行う
- 本人・家族の希望を尊重しながら，QOLの維持・向上を目的に援助を行う

（文献4をもとに作成）

＊ADL：activities of daily living

表4　Karnofsky performance scale

%	症状	介助の要・不要
100	正常，臨床症状なし	正常な活動可能，特別のケアを要していない
90	軽い臨床症状があるが，正常の活動が可能	
80	かなりの臨床症状があるが，努力すれば正常の活動が可能	
70	自分自身の世話はできるが，正常の活動・労働は不可能	労働不可能，家庭での療養可能，日常の行動の大部分で病状に応じて介助が必要
60	自分に必要なことはできるが，ときどき介助が必要	
50	病状を考慮した看護および定期的な医療行為が必要	
40	動けず，適切な医療および看護が必要	自分自身のことをすることが不可能，入院治療が必要，疾患が急速に進行していく時期
30	まったく動けず入院が必要だが，死はさしせまっていない	
20	非常に重症，入院が必要で精力的な治療が必要	
10	死期が切迫している	
0	死亡	

（文献5より引用）

表5　Barthel index

項目	点数	内容
食事	10	自立
	5	部分介助
	0	全介助
移乗	15	自立
	10	軽介助や監視が必要
	5	ほぼ全介助
	0	全介助または不可能
整容	5	自立
	0	部分介助または不可能
トイレ動作	10	自立
	5	部分介助
	0	全介助
入浴	5	自立
	0	全介助
歩行	15	自立
	10	介助，監視下で45m平地歩行可能
	5	車椅子座位にて45mは移動可能
	0	全介助
階段昇降	10	自立
	5	要介助・監視
	0	全介助

項目	点数	内容
着替え	10	自立
	5	部分介助
	0	全介助
排便	10	失禁なし
	5	ときに失禁あり
	0	全介助
排尿	10	失禁なし
	5	ときに失禁あり
	0	全介助

（文献6より引用）

0～15点で評価する．FIMは，運動項目1項目と認知項目5項目からなり，各項目を7段階で評価する．Katz indexは6項目を自立，介助に分け，自立した項目数によりA～Gに分類する．

またこれらのほか，全身の倦怠感や精神面の評価を行っておくとよい．

全身の倦怠感の評価には0～10の11段階（「まったくない」を0，「考えうる最悪」を10）のなかで示すnumerical rating scale（NRS）や0～100で示すsymptom assesment scale（SAS）が用いられる．

抑うつや不安など精神面の評価には，つらさ

と支障の寒暖計（図3），hospital anxiety and depression scale（HADS），profile of mood states（POMS）がある。

これらの評価尺度を用いて，がん患者の経時的な変化や，リハビリテーションの効果を把握する。

リハビリテーションのポイント

がんのリハビリテーションを行うにあたっては，現在の病態，治療の予定，推定される予後を把握しておくことが重要である。そのうえで，今後の変化を予測しながらリハビリテーションプログラムを設定する。

頭頸部がんでは手術療法が選択されることが多いが，舌がんなどの口腔がん，咽頭がんの周術期では，術後に予想される構音障害，摂食嚥下障害に対して，術前から介入するのが望ましい。喉頭摘出術を予定されている患者には，術前から電気喉頭や食道発声など，代用音声の説明・導入を行う。

放射線・化学療法中には，疼痛やしびれ，嘔気などの消化管症状，口腔内の粘膜障害や味覚異常による食欲低下，栄養状態の悪化がしばしば起こる。これらの急性反応から低活動となり，意欲の低下をきたし，適応障害やうつ状態になることも珍しくないため，適切なケアやアセスメントを行う必要がある。

緩和ケアが主体となる終末期には，患者または家族の希望を把握し，可能な限りQOLを維持・向上させることを目指す。必要に応じて医療者間や患者・家族を交えてカンファレンスを行い，患者・家族の希望を叶えられるよう方針を決定していく。医療者と患者・家族の間に倫理的な問題が生じる際は，Jonsen（ジョンセン）の4分割表（図4）を用いて，検討することが有用とされている[8]。

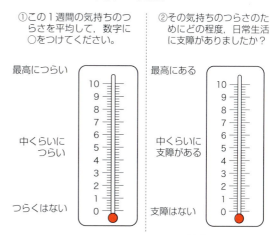

図3　つらさと支障の寒暖計

①この1週間の気持ちのつらさを平均して，数字に○をつけてください。

②その気持ちのつらさのためにどの程度，日常生活に支障がありましたか？

（文献7をもとに作成）

■ リスク管理

リハビリテーションを実施するうえで，**リスク管理**は重要である。がん患者におけるリハビリテーションの中止基準[9]の目安を**表6**に示す。放射線療法や化学療法中には**骨髄抑制**が生じ，感染や出血のリスクが増悪する。そのため，好中球や血小板，ヘモグロビンなどの血液データの所見を確認しておかなければならない。また**骨転移**による病的骨折や脊髄圧迫症状による機能障害にも注意が必要である。骨転移では初発症状として転移部位の疼痛を訴えることが多いため，患者が疼痛を訴えた場合は骨転移を疑い，速やかにCTや単純X線などの画像検査を行う。

血栓や**塞栓症**にも注意が必要である。がん患者ではADLの低下による長期臥床や血液の凝固系の異常をきたしやすく，血栓が生じやすい。特に下肢の深部静脈に生じた血栓が肺動脈に詰まると，**肺血栓塞栓症**が起こる。肺血栓塞栓症は，がん患者にとって致命的となりやすいため，下肢深部静脈の血栓が疑われる臨床症状であるHomans（ホーマンズ）徴候，局所の浮腫，腓腹部の疼痛に注意が必要である。

またそのほかにも訓練時に普段の様子と異な

4章 器質性構音障害

図4　Jonsenの4分割表

医学的適応 （medical indications）
善行と無危害の原則
1. 患者の医学的問題は何か？　病歴は？　診断は？　予後は？
2. 急性か，慢性か，重体か，救急か？　可逆的か？
3. 治療の目標は何か？
4. 治療が成功する確率は？
5. 治療が奏効しない場合の計画は何か？
6. 要約すると，この患者が医学的および看護的ケアからどのくらいの利益を得られるか？　また，どのように害を避けることができるか？

患者の意向 （patient preferences）
自律性尊重の原則
1. 患者には精神的判断能力と法的対応能力があるか？　能力がないという証拠はあるか？
2. 対応能力がある場合，患者は治療への意向についてどう言っているか？
3. 患者は利益とリスクについて知らされ，それを理解し，同意しているか？
4. 対応能力がない場合，適切な代理人は誰か？　その代理人は意思決定に関して適切な基準を用いているか？
5. 患者の事前指示はあるか？
6. 患者は治療に非協力的か，または協力できない状態か？その場合，なぜか？
7. 要約すると，患者の選択権は倫理・法律上最大限に尊重されているか？

QOL （quality of life）
善行と無危害と自律性尊重の原則
1. 治療した場合，あるいはしなかった場合に，通常の生活に復帰できる見込みはどの程度か？
2. 治療が成功した場合，患者にとって身体的，精神的，社会的に失うものは何か？
3. 医療者による患者の QOL 評価に偏見を抱かせる要因はあるか？
4. 患者の現在の状態と予測される将来像は延命が望ましくないと判断されるかもしれない状態か？
5. 治療をやめる計画やその理論的根拠はあるか？
6. 緩和ケアの計画はあるか？

周囲の状況 （contextual features）
忠実義務と公正の原則
1. 治療に関する決定に影響する家族の要因はあるか？
2. 治療に関する決定に影響する医療者側（医師・看護師）の要因はあるか？
3. 財政的・経済的要因はあるか？
4. 宗教的・文化的要因はあるか？
5. 守秘義務を制限する要因はあるか？
6. 資源配分の問題はあるか？
7. 治療に関する決定に法律はどのように影響するか？
8. 臨床研究や教育は関係しているか？
9. 医療者や施設側で利害対立はあるか？

（文献10をもとに作成）

る異常所見があれば，すぐにリハビリテーションを中止する。

■ 精神心理的問題への対応

　がん患者では，適応障害，うつ病，せん妄を生じることが多い。これらは患者のQOLを低下させるが，しばしばリハビリテーションの阻害因子となることがある。これらの問題を認めるときには，精神科医や臨床心理士に相談し，連携を取りながら進めていくことが望ましい。適応障害の場合には，医療者が支持的な対応を行うことで患者が感情を表出し，「医療者が想いを受け止めてくれた」と感じることで症状が軽減することがある。そのため，早期から医療者と患者との間で良好なコミュニケーションを築いていくことが，患者の精神心理的な側面において

も非常に重要である。

表6　がん患者におけるリハビリテーションの中止基準

1. 血液初見：ヘモグロビン7.5g/dL以下，血小板50,000/μL以下，白血球3,000/μL以下
2. 骨皮質の50％以上の浸潤，骨中心部に向かう骨のびらん，大腿骨の3cm以上の病変などを有する長管骨の転移所見
3. 有腔内臓，血管，脊髄の圧迫
4. 疼痛，呼吸困難，運動制限を伴う胸膜，心嚢，腹膜，後腹膜への浸出液貯留
5. 中枢神経系の機能低下，意識障害，頭蓋内圧亢進
6. 低・高カリウム血症，低ナトリウム血症，低・高カルシウム血症
7. 起立性低血圧，160/100mmHg以上の高血圧
8. 110回/分以上の頻脈，心室性不整脈

（文献9より引用）

3 外科的切除後の器質性構音障害

- 器質性構音障害は，舌や口腔・咽頭・口唇など構音を担う器官に生じた構造的な問題のために引き起こされた構音障害である
- 成人領域では器質性構音障害を引き起こす原因疾患に，舌がん，口腔底がん，下顎歯肉がん，中咽頭がんをはじめとする頭頸部がんが含まれる
- 切除部位や切除範囲によって，構音障害の程度を予測することは可能だが，実際の臨床では皮弁のボリュームによっても影響を受ける

原因疾患

　器質性構音障害は，構音を担う舌や口腔・咽頭・口唇に生じた構造的な問題により引き起こされる。なかでも，本章で取り扱う外科的切除後の器質性構音障害は，小児領域における口唇裂や口蓋裂に伴う構音障害とは異なり，頭頸部がんが原因疾患であることが多い。頭頸部とは頭蓋底部より下から鎖骨より上の顔や首の領域を指す（図5）[11]。この範囲に含まれる鼻や副鼻腔，口腔，咽頭，喉頭，唾液腺，甲状腺などに生じるがんは総称して頭頸部がんとして扱われる。

図5　頭頸部領域

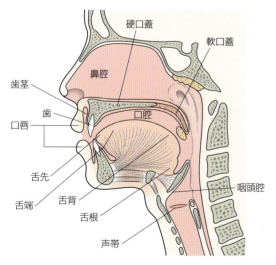

頭頸部は頭蓋底部から下から鎖骨より上の顔や首の領域を指しており，なかでも声道を構成する口腔，鼻腔，咽頭が損傷あるいは欠損を生じると，器質性構音障害をきたしうる。

（文献11をもとに作成）

　日本耳鼻咽喉科頭頸部外科学会によると，頭頸部がんは年間30,000人以上が罹患している。頭頸部がんのなかで最も多いのは口腔がん（甲状腺がんを除く）で，頭頸部がん全体の約3割を占める（図6）[12]。5年相対生存率が最も高い頭頸部がんは甲状腺がん（95％）で，次いで口腔がん（71％），喉頭がん（71％）である（表7）。

　頭頸部がんに対する治療は，外科的処置，放射線療法，化学療法が標準治療として選択される。疾患あるいは外科的処置を行うことにより，発語器官の筋肉や支配神経が損傷あるいは欠損し，その結果として器質的構音障害を生じる。また，切除部位や切除範囲によって，構音障害の程度は大きく変わってくる。

図6　頭頸部がんの内訳

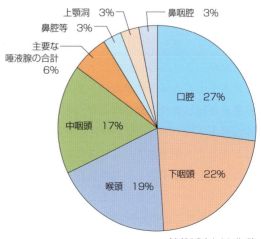

（文献12をもとに作成）

> **用語解説　5年相対生存率**　日本人全体で5年後に生存している人に比べて，がんと診断された人のうち5年後に生存している人がどのくらいの割合でいるかを表した指標。0％に近いほど治療で命を救うことが難しく，100％に近いほど治療で命を救えるということを意味する。

表7 頭頸部がんにおける5年相対生存率

がんの種類	生存率(%)
口腔がん	71
喉頭がん	71
鼻腔・副鼻腔がん	55
上咽頭がん	66
中咽頭がん	64
下咽頭がん	54
甲状腺がん	95

器質性構音障害のメカニズム

　言語音を生成するためには，音源を生成する器官と構音を担う器官が必要である。音源である喉頭原音は，呼気流が声帯を振動させることによって生成される。母音の生成は咽頭腔から口腔および鼻腔が関与しており，これらの形状が変化することで声道内における共鳴特性が変化し，日本語5母音が生成される（音源フィルタ理論，『Crosslink音響・音声学』p.86参照）。また，舌や口腔・咽頭・口唇での狭めを作ることによって，子音が生成される。

　頭頸部がんの外科的処置によって**声道の形状が変化**することにより，術前・術後で**共鳴特性が変化**し，構音障害を呈することとなる。そのため，切除部位や切除範囲によって，どのような構音障害を生じるか大まかに予測することが可能である。例えば，口唇の欠損あるいは顔面神経麻痺により口唇運動が低下すると，両唇音に歪みを生じる可能性が高い。また，舌尖部の腫瘍を切除し皮弁再建されると，舌尖部の可動性が低下し，/t/や/r/などの舌尖音の構音が難しくなることが予想される。さらに，軟口蓋などの口蓋を欠損すると共鳴特性が大きく変化し，アンチフォルマントを生じることとなり，母音の鼻音化を生じる可能性が高くなる。

　以上のように，外科的切除に伴う器質的構音障害を予測・対応するためには，構音位置を正しく把握しておく必要がある（図7）。また，皮弁再建の有無や皮弁の状態によっても，共鳴特性が変わってくる可能性があるため，注意が必要である。

> **補足**
> 　基本周波数（f_0）は声帯振動によって規定されるものであり，声の高さに対応する。そのため，共鳴周波数であるフォルマントとは異なるので注意が必要である。また，フォルマントのなかでも第1フォルマント（F1）と第2フォルマント（F2）は母音生成において重要である（p.29，図4参照）。F1は舌の上下（口の開きの大きさ）に影響され，F2は舌の前後位置の影響を受ける。そのため，口腔内の形状が変化する外科的処置後の器質性構音障害は，術前後でフォルマントが変化する可能性が高い。

外科的処置後の器質性構音障害と言語聴覚療法

　頭頸部領域は呼吸や嚥下といった生命維持だけでなく，「話す」「聞く」などのコミュニケーションにおいて重要な機能を担っている。また，味覚や嗅覚，平衡感覚などの感覚を司る器官が集中しているため，これらの機能が喪失もしくは低下すると日常生活に支障をきたし，**QOLの低下**を招く。したがって，早期発見と外科的処置・

図7　日本語子音と構音点

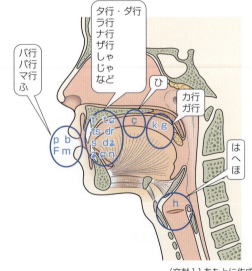

（文献11をもとに作成）

放射線療法・化学療法での患者生存に加えて，歯科補綴やリハビリテーションによる機能回復が望まれる。

入院診療において，頭頸部がんに対する外科的処置が行われた後，言語聴覚士は摂食嚥下機能にアプローチすることが多い。頭頸部がんと嚥下障害に関する報告は数多く存在し，術前からアプローチすることが推奨されている。一方，外科的処置後に生じた構音障害については，経口摂取が確立された後にアプローチされることが少なくない。研究分野においては，摂食嚥下と同様に年々増加傾向にあるものの，摂食嚥下に関する報告と比較して報告数が少ないのが現状である（図8）。図8では「Speech head and neck cancer」というクエリで検索したため，外科的処置による構音障害だけでなく，頭頸部がん疾患に伴う音声障害を含んでいる可能性が非常に高い。すなわち，外科的処置による構音障害に限定すると，研究報告はさらに少ないことになる。円滑に他者とコミュニケーションを図るためには，音声言語は必要な手段であるため，外科的処置後に生じる器質性構音障害についてもエビデンスの構築が望まれる。

また，本章で取り扱っている器質性構音障害は，外科的処置により発声発語器官の筋肉や支配神経が損傷あるいは欠損したことが原因で生じるため，言語聴覚療法のみで機能改善を図ることには限界がある。そのため，歯科補綴など歯科領域との協力が必要不可欠となる。

図8　頭頸部がんにおけるswallowingとspeechの研究動向

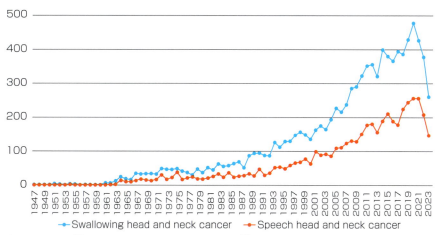

Pubmedにて，「Swallowing head and neck cancer」「Speech head and neck cancer」で検索したときのヒット数を示す（2024年7月18日検索）。

臨床に役立つアドバイス

頭頸部がんに対する治療と構音・音声障害
　頭頸部がんの外科的切除を行った後に，放射線療法を追加治療として選択されることがあるが，放射線療法の照射野に喉頭領域が含まれると，放射線療法後に音声障害を生じる場合がある。また，頸部郭清術を併用すると，反回神経麻痺を合併し，音声障害を生じる場合がある。すなわち，外科的切除に伴う器質性構音障害に加えて（声道の障害），音声障害（喉頭原音の障害）を生じると，発話明瞭度がさらに低下する。そのため，言語聴覚士が頭頸部がん患者に介入する場合には，主治医が行う治療戦略を把握しておくことが望ましい。

4 舌・口腔切除

- 口腔がんのなかでは「舌がん」が最も多く，約半数を占める
- 舌尖部を含む切除を行うと構音に大きく影響し，舌根部を含む切除は構音機能に加えて嚥下機能に影響を及ぼす
- 切除範囲が大きくなり，残存舌の可動性が低下すると，舌尖や舌背による閉鎖が十分に得られないため，全体的な構音の歪みを生じる

口腔がん

口腔がんは顎口腔領域に発生する悪性腫瘍の総称であり，頭頸部がんの35％を占める。病理組織学的に口腔がんの90％以上は扁平上皮がんといわれている。厚生労働省が発表した「全国がん登録 罹患数・率 報告2020」によると，わが国における口腔・咽頭領域におけるがんの罹患数は22,052人であり，男女比としては2.5：1で男性のほうが多い。口腔がんのなかでは「舌がん」が最も多く，約半数を占める。

■症状

口腔がんは初期には硬いしこりが触れる程度で，はっきりとした症状がなく，口内炎と間違うような所見であることが多い。痛みや出血などは起こらないことが多いため，がんが進行し，構音障害や嚥下障害を生じてから病院を受診される方も少なくない。口腔がんを生じる原因は，喫煙や飲酒，齲歯に加えて，義歯や歯牙が慢性的に舌に接することで生じる場合もある。

■ステージ分類

ステージ分類は，国際対がん連合（UICC）に基づいて決定される（表8）。T分類は腫瘍の最大長径や周囲臓器への進展度（最大径）により決定されていたが，2017年にUICCのT分類にDOI（深達度）が導入された[13]。口腔がんのうち約半数を占める舌がんでは，T4に規定される解剖構造へ原発腫瘍が浸潤することは少ない。そのため，舌がんのT分類は最大径とDOIで決定されることが多い。また，DOIは頸部リンパ節転移や再発，予後と関連するといわれており，臨床現場ではCTやMRIを用いて画像評価される[14]。

口腔がんの頸部リンパ節転移の制御は，予後に関与する重要な因子である。頸部リンパ節はその部位によりレベルⅠ～Ⅵに分類される（図9）。口腔がんの領域リンパ節はレベルⅠ～Ⅴとされるが，転移頻度としてはレベルⅠ～Ⅲが高いことが示されている。そのため，肩甲舌骨筋上頸部郭清術のような選択的頸部郭清術が行われる。

口腔がんは肉眼的に視診できることが多い。さらに，神経麻痺や疼痛，構音障害，嚥下障害などの臨床症状が，腫瘍の病態や進行状態と関連することが報告されている。そのため，言語聴覚士も口腔内を視診・触診したときに違和感を生じた場合には速やかに主治医に報告する必要がある。

表8 口腔がんT分類

T1	最大経≦2cmかつ深達度≦5mm
T2	最大経≦2cmかつ深達度≦5mm または 2cm＜最大経≦4cmかつ深達度≦10mm
T3	2cm＜最大経≦4cmかつ深達度＞10mm または 最大径＞4cmかつ深達度≦10mm
T4a	最大径＞4cmかつ深達度＞10mm または 下顎/上顎の骨皮質を貫通するか上顎洞に浸潤 または 顔面皮膚に浸潤する腫瘍
T4b	咀嚼筋間隙，翼状突起，頭蓋底に浸潤 または 内頸動脈を全周性に取り囲む

用語解説 **DOI（depth of invasion）** 腫瘍の隣接粘膜基底部を結んだ仮想線から腫瘍最深部まで引いた垂線の長さのこと。実臨床では，CTやMRIなどで深達度が測定される。

＊UICC：Union for International Cancer Control

図9 頸部リンパ節のレベル分類

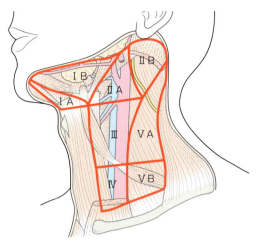

Ⅰ：オトガイ下リンパ節（レベルⅠA），顎下リンパ節（レベルⅠB）
Ⅱ：上内頸静脈／上内深頸リンパ節（レベルⅡA：副神経より前方，レベルⅡB：副神経より頭側）
Ⅲ：中内頸静脈／中内深頸リンパ節
Ⅳ：下内頸静脈／下内深頸リンパ節
Ⅴ：副神経リンパ節（レベルⅤA），頸横リンパ節，鎖骨上窩リンパ節（レベルⅤB）
Ⅵ：前頸部リンパ節

口腔がんの外科的切除と欠損修復

舌がんは口腔がんのなかで発生頻度が最も高く，好発部位は舌の辺縁部で，舌尖や舌中央部に生じることはあまりない。発症早期であれば切除範囲は小さくなるが，発見が遅くなるとがんの進行度（最大経や深達度）に合わせて切除範囲が拡大する。切除範囲に合わせて，①舌部分切除，②舌可動部半側切除術，③舌半側切除術，④舌可動部亜全摘術，⑤舌（亜）全摘術などが行われる（図10）。さらに，がんの浸潤度によっては，下顎骨など周囲組織の合併切除や頸部郭清術も同時に行われることがある。

外科的切除の欠損修復では，残存機能の維持・回復を考慮する必要がある。口腔領域の欠損修復においては，前腕皮弁，前外側大腿皮弁，腹直筋皮弁を使用することが多いが，組織の欠損量や形態に応じて決定される（図11）。舌半側

図10 舌の切除範囲

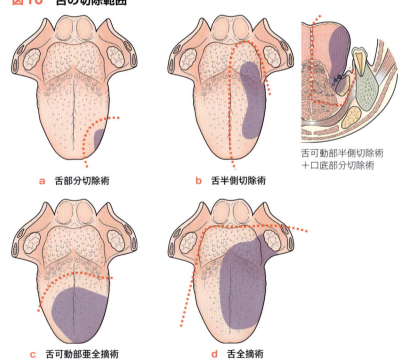

a 舌部分切除術
b 舌半側切除術
舌可動部半側切除術＋口底部分切除術
c 舌可動部亜全摘術
d 舌全摘術

（文献15をもとに作成）

図11 皮弁の種類

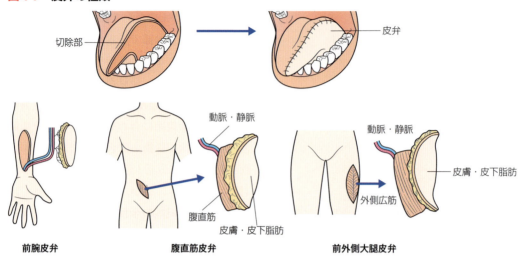

前腕皮弁　　　　腹直筋皮弁　　　　前外側大腿皮弁

までの切除では残存舌の可動性が重要視され，比較的薄い皮弁である前腕皮弁や前外側大腿皮弁などが用いられることが多い。一方，舌亜全摘術ならびに舌全摘術では皮弁による再建舌と口蓋や咽頭との接触が重要である。そのため，皮弁の容量を確保でき，かつ長期的形態維持が可能である腹直筋皮弁が最も有効とされる。

　皮弁には，皮弁を栄養する血管がつながったまま移植する方法（有茎皮弁）と，血管を一度切り離して欠損部に移動し血管吻合する方法（遊離皮弁）がある。『口腔癌診療ガイドライン2023』[15]によると，「舌癌の術後機能については，舌半側切除術後の構音機能における前腕皮弁の有用性が報告されているが，遊離皮弁が有茎皮弁に比べて機能的に優れているとする高いレベルのエビデンスはない」と述べられており，皮弁の種類については明確なコンセンサスが得られていない状況といえる。

口腔がん（舌がん）による器質的構音障害

　口唇，舌，頬粘膜，上下顎の協調運動は，構音生成や嚥下動態において重要な役割を担っている。そのため，口腔がんの外科的処置は構音や嚥下に著しい機能障害を引き起こす。一般的に，舌尖部を含む切除を行うと構音に大きく影響し，舌根部を含む切除は嚥下機能にも影響を及ぼす。構音障害の原因としては，舌や口腔底の組織欠損，残存舌の可動性低下，共鳴腔の変化に加えて，唾液のコントロール障害が挙げられる。頭頸部がんに伴う構音障害に関する報告は，嚥下障害に関する報告に比べて少ないのが現状である（p.139 図8）。

　舌部分切除から**舌可動部半切**であれば，再建の有無や方法にかかわらず，深刻な構音障害を残さないといわれている[16]。また，皮弁による再建を必要としない舌部分切除は，残存舌の口底や歯肉への固定が少なく，発話の成績がよいといわれている。自験例[17]ではあるが，左側の舌扁平上皮がん（T1N0M0）に対して舌部分切除術が施行された症例を**表9**に示す。舌左側の厚み約10mmの組織を摘出，舌神経（三叉神経）は温存され，切除部位はネオベール®で被覆された。術前，術直後（術後5～7日），退院時（術後14～17日）に行った言語聴覚評価の経過を**表9**に示す。

用語解説　ネオベール®　ポリグリコール酸を材料とした不織布。繊維間に周辺組織が浸潤し，生体反応により分解される過程で生体組織が再生されるため，術中における縫合部の補強や空気漏れの防止に適用される。

術直後に一時的に舌機能や構音機能の低下を生じたが，術後2週間後にはおおむね回復しており，発話明瞭度1で日常会話が可能であった。

舌の切除範囲と発話明瞭度の関係を調査した研究[18]では，切除範囲が舌組織の20.4％以上になると悪影響を及ぼすことが報告されている。切除範囲が大きくなり，残存舌の可動性が低下すると，舌尖や舌背による閉鎖が十分に得られないため，全体的な構音の歪みを生じる。その他，構音様式では破裂音が摩擦音や破擦音に，構音点では歯茎音や軟口蓋音が両唇音や声門音に置換される傾向を示すといわれている。しかし，具体的な構音の誤りについて検討した研究はあまり多くない。また，頭頸部がんの治療法は少しずつ変化しているため，新たな術式に合わせて，外科的処置に伴う器質的構音障害の構音の誤り方を明らかにしていくことが望ましい。

構音生成時の口腔運動は言語によって異なるが，わが国の言語聴覚士が口腔がんの外科的処置によって生じた構音障害を客観的に報告しているため，以下にいくつか紹介する。

■ エレクトロパラトグラフィー（EPG）を用いた研究

EPGは発話時の舌と口蓋の接触を評価できる機器である。舌部分切除例では接触範囲が広く，健常者に近い接触パターンを示すことが多い。そのような症例では発話明瞭度も良好である。一方で，舌半側切除になると，接触は残存舌のみに限定されることが多くなり，発話明瞭度は低下する。

Imaiら[19]は，EPGを用いて舌および口腔底切除後の構音動態を定量的に調査した結果，以下のように述べている。

- 残存舌を用いて適切な構音を生成できるかどうかは，構音点や構音方法によって異なる。
- 音の歪みを減少させるためには，破裂音を開放するための「舌の素早い動き」と，「舌と口蓋の十分な接触」が重要となる。
- 舌切除に伴う構音障害の多くは，摩擦音よりも破裂音の障害によって生じ，これらの音の障害を避けるために残存舌の可動性を維持する必要がある。

表9　舌部分切除例の経過

評価項目	術前（手術前日）	術直後8（術後5〜7日）	退院時（術後14〜17日）
＜口腔運動＞			
口唇・軟口蓋・下顎	運動制限なし	運動制限なし	運動制限なし
舌運動	運動制限なし	最終可動域で疼痛 左右運動，舌尖挙上でわずかに制限あり	左右運動でわずかに制限あり
最大舌圧(kPa)	61.9	9.0	50.6
＜構音能力＞			
発話明瞭度	1：正常	2：ときどきわからない語	1：正常
発話自然度	1：正常	2：やや不自然な要素	1：正常
O-DDK	/p/：6.8, /t/：6.8, /k/：6.3	/p/：6.5, /t/：6.1, /k/：6.0	/p/：6.8, /t/：6.4, /k/：6.4
100音節明瞭度検査	100%	96%	100%
F2 Slope(Hz/sec)	6,229	3,466	6,417

用語解説 **オーラルディアドコキネシス（O-DDK）での音圧格差**　最高速および指定テンポ（1Hz，2Hz，3Hz）でオーラルディアドコキネシスを行ったときの子音部と母音部の音圧格差である。構音障害話者では，子音部と母音部の音圧格差が消失し，平板化する（p.41参照）。
F2 Slope　第2フォルマントの傾きを計測するパラメータで，構音異常の音響指標となる。「北風と太陽」を音読したときの「taijo」を抽出し，/ai/部分の第2フォルマントの傾きを計測する。舌機能との感度が高いといわれている。

＊O-DDK：oral diadochokinesis

- 残存舌の可動性保持は，舌の容積を拡大して接触領域を広くすることよりも重要である．

■ 音響学的パラメータを用いた研究

フォルマント周波数やサウンドスペクトログラムなどの音響学的解析は，客観的かつ定量的な分析が可能であり，ディサースリアの分野で実施されてきた．頭頸部がんにおける音響学的解析は音声障害の分析で使用されていたが，器質的構音障害の病態分析にも応用されている．

Takatsuら[20]は，舌がん患者を対象に/a//i//u/の母音空間面積（tVSA），F1 Slope，F2 Slopeを計測し，術前・術後・リハビリテーション後で比較している．その結果，外科的処置によってtVSAの面積が縮小したが，その後のリハビリテーションでtVSAの面積が改善したことを示している．また，術後の分析により，外科的切除部位の音響特性が変化していることが示された．音響特性の変化は，切除範囲および切除部位と関連しており，周術期のリハビリテーションでは，残存舌のなかでも前舌部の可動域拡大にアプローチするべきであると述べられている．

5 軟口蓋・中咽頭切除

POINT
- 軟口蓋・中咽頭切除による構音障害は，鼻咽腔閉鎖機能不全によって生じる開鼻声と呼気鼻漏出による子音の歪みが特徴である
- 軟口蓋欠損に対する皮弁再建は，構音機能の温存に有効である
- 皮弁再建を行う際，鼻咽腔をなるべく狭小化するように皮弁を縫着する術式（Gehanno法など）を用いると，術後の機能が良好とされている

疾患

中咽頭は「硬口蓋，軟口蓋の移行部から舌骨上縁の高さまでの範囲」であり，①前壁，②側壁，③後壁，④上壁の4つの亜部位に分類される．日本頭頸部癌学会による頭頸部悪性腫瘍全国登録（2020年度）によると，頭頸部癌原発部位別頻度における中咽頭がんの頻度は17.5％であり，腫瘍の発生部位は側壁（口蓋扁桃など），前壁（舌根部），上壁（軟口蓋から口蓋垂），後壁の順に多い．

中咽頭がんの初期症状は「嚥下時の違和感」，「しみる感じがある」程度で無症状なことが多いが，徐々に嚥下時痛や嚥下困難感，構音のしにくさが増強する．さらに進行すると，疼痛や出血，開口障害，嚥下障害，呼吸困難など生命に影響しうる症状が出現する．

中咽頭がんの原因として，飲酒や喫煙のほかに，現在では**ヒトパピローマウイルス（HPV）**が関与することが知られている．中咽頭がんの約半数がHPVに関連しており，HPVのタイプとしてはHPV16が90％を占めることが報告されている．また，HPV関連中咽頭がんは非関連中咽頭がんに比べ，予後が良好である．そのため，『頭頸部癌診療ガイドライン』においても，HPVが陽性かどうかでTNM分類の判定が異なってくる[21]．

> **補足**
> 免疫組織化学染色によるp16陽性所見はHPV陽性の代用マーカーとされており，病期の決定に必須の検査である．

用語解説 tVSA 母音/a//i//u/を発音したときの第1フォルマントと第2フォルマントをプロットし，そこで生成された三角形の面積．

＊HPV：human papiloma virus

> **補足**
> 上咽頭がんは放射線治療の感受性が高く，解剖学的に手術が困難なため，ステージⅠ～ⅣA期では放射線治療が標準治療として選択される。

外科的処置と皮弁再建

早期中咽頭がんに対しては経口的切除術を施行されることがある。T1およびT2症例であれば経口的切除術で根治でき，かつ術後の機能障害も比較的少ないといわれている。経口的切除術には，経口的ビデオ喉頭鏡下手術（TOVS），内視鏡的咽喉頭手術（ELPS），経口的ロボット支援手術（TORS）などがあり，放射線治療や化学放射線療法の代替となりうる治療法として注目されている。

病巣が前壁である場合や側壁がんの進行症例の場合には，経口的切除術ではなく，pull through法もしくは下口唇下顎正中離断法が施行される。切除範囲が大きくなると皮弁再建を施行され，皮弁は局所（粘膜）皮弁，有茎（筋）皮弁，遊離（筋）皮弁が用いられる。中咽頭がんにおける皮弁再建に関する報告の大半は遊離（筋）皮弁を用いており，なかでも前腕皮弁が多い（p.142 図11参照）。また，中咽頭を再建する場合には，嚥下圧を生成しやすくするために咽頭腔を狭くする方法や，鼻咽腔閉鎖不全を生じさせないために皮弁の縫着方法が工夫される。縫着方法として，パッチ法，2つ折り法，Gehanno（ジアノ）法（図12）などあるが，鼻咽腔を狭小化するGehanno法は術後の機能が良好とされている[22]。

> **補足**
> **Gehanno法**
> 残存咽頭後壁粘膜を翻転して，残存軟口蓋と縫合する手技。これにより鼻咽腔を狭小化することが可能であり，術後の機能も良好とされている[19]。

軟口蓋・中咽頭切除による構音障害

安静時には鼻腔と口腔は一体化した「腔」をなしているが，母音発声時には軟口蓋の挙上，咽頭後壁・側壁の収縮により鼻咽腔が閉鎖される。鼻咽腔閉鎖によって声道が1つの閉管になり，声帯振動によって生じた喉頭原音が声道内で共鳴することで，喉頭原音に共鳴特性が付与される（フォルマント）。しかし，軟口蓋・中咽頭切除により**鼻咽腔閉鎖が困難**になると，喉頭原音が鼻腔にも流れ込み鼻腔内で共鳴することで反共鳴（**アンチフォルマント**）を生じる（図13）。アンチフォルマントが生じると，アンチフォルマント周波数に近い周波数成分が減弱するため，聴覚印象が大きく変化し「**開鼻声**」であると感じる。また，子音生成においても，呼気が鼻腔に漏出することで，子音の歪みを生じうる。すなわち，軟口蓋・中咽頭切除による構音障害は，鼻咽腔閉鎖機能不全によって生じる開鼻声と呼気鼻漏出による子音の歪みが特徴といえる[24]。

図12 Gehanno法

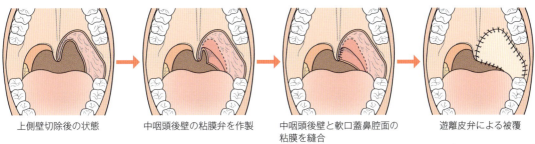

上側壁切除後の状態 → 中咽頭後壁の粘膜弁を作製 → 中咽頭後壁と軟口蓋鼻腔面の粘膜を縫合 → 遊離皮弁による被覆

（文献23をもとに作成）

> **用語解説**
> **pull through法** 頸部の皮膚を切開して顎の裏から腫瘍を摘出する術式。
> **下口唇下顎正中離断法** 下口唇と下顎骨を離断していったん下顎骨を観音開きすることにより，十分な視野を確保した状態で腫瘍を摘出する術式。

＊TOVS：transoral videolaryngoscopic surgery　＊ELPS：endscopic laryngo-pharyngeal surgery
＊TORS：transoral robotic surgery

皮弁再建や縫着方法の工夫により，軟口蓋半側切除までは補綴的発音補助装置を併用することなく，日常会話に問題のない鼻咽腔閉鎖機能を得ることができる。しかし，軟口蓋亜全摘以上になると，再建しても十分な鼻咽腔閉鎖機能を得ることができず，日常会話に影響する構音障害を呈することがある。

図13　フォルマントとアンチフォルマント

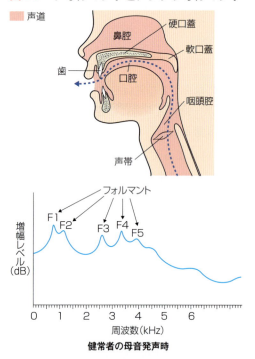

健常者の母音発声時　　　　　軟口蓋・中咽頭切除者の母音発声時

臨床に役立つアドバイス

鼻咽腔閉鎖における4つの閉鎖パターン
　正常発話者においても，鼻咽腔閉鎖パターンはさまざまなタイプがある。①冠状閉鎖パターン（正常発話者の55％），②矢状閉鎖パターン（正常発話者の16％），③環状閉鎖パターン（正常発話者の10％），④Passavant隆起を伴う環状閉鎖パターン（正常発話者の19％）にカテゴリー分類されている(p.94 **表1** 参照)[25]。

6 顎切除

- 顎切除には上顎切除と下顎切除があり，上顎切除では口腔と鼻腔がつながるため，開鼻声や子音の歪みを伴う構音障害が生じる
- 上顎の切除範囲が小さい場合は補綴により発話明瞭度が改善するが，軟口蓋後縁に及ぶ場合には改善が難しい
- 下顎切除後は下顎の偏位により構音位置が変わり軽度の構音障害を生じる。舌がんや口腔底がんの腫瘍が下顎に浸潤した場合においても，下顎の合併切除が施行される。その場合，舌あるいは口腔底切除症例と同様の構音障害を生じる

顎切除を伴う疾患

日本口腔外科学会疫学調査が行った疫学調査では，歯肉がんは舌がんに次いで多く（**図14**）[15]，歯肉がんのうち37.5％が上顎歯肉がん，62.5％が下顎歯肉がんであったと報告されている。これらの口腔がんのうち，顎切除が必要となる疾患は，下顎歯肉がん，上顎歯肉がん，硬口蓋がんに加えて，頬粘膜がん，舌がん，口底がんにおいても行われる場合がある。顎切除には上顎切除と下顎切除があり，腫瘍の場所や浸潤に合わせて切除範囲が決定される。

■ 上顎切除

上顎切除は上顎歯肉がんや硬口蓋がんにおいて施行される。上顎歯肉がんは，重層扁平上皮から発生する腫瘍であり，歯槽突起を起点に進展していく。歯槽部を越えて，前方では上唇，上方においては鼻腔や上顎洞，内包では口蓋骨，外方では咀嚼筋間隙に進展する。そのため，上顎歯肉がんの治療は外科的処置が主体となり，上顎切除が検討される。硬口蓋がんは上顎歯肉がんに比べ発生頻度は低いが（**図14**），硬口蓋がんは軟口蓋へ進展するため，外科的切除を行うと口腔・構音機能への影響が大きくなる。

上顎歯肉がんや硬口蓋がんの治療戦略として，整容的な点からも，外科的処置だけでなく放射線療法や化学療法を併用した集学的治療が行わ

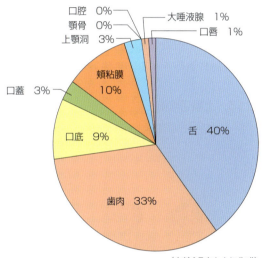

図14 口腔がんの部位別腫瘍数

（文献15をもとに作成）

れることが多い。外科的処置においては，歯肉切除術，上顎部分切除術，上顎亜全摘術，上顎全摘術，拡大上顎全摘術があり，腫瘍の状態に合わせて選択される（**図15**，**表10**）。外科的切除によって，上顎洞や鼻腔が交通することが多いため，構音や嚥下機能に影響を及ぼす。

■ 下顎切除

下顎歯肉がんは早期に下顎骨に浸潤し，骨破壊を呈するため，外科的処置として下顎骨切除術が施行される。また，舌がんや口腔底がん，頬粘膜がんにおいて，腫瘍が下顎骨まで浸潤している場合には，下顎骨の合併切除が施行される。

表11に下顎歯肉がんに対する外科的切除方法を記載しているが、下顎辺縁切除術において、下顎下縁から1cm以下になると骨折の可能性があると指摘されている。そのため、無歯顎萎縮骨の場合には、下顎区域切除術を選択される場合が多い(図16)。

再建方法

■ 上顎欠損の再建

上顎欠損は眼窩底に欠損が及ぶ場合、頬骨隆起に欠損が及ぶ場合、上顎歯槽に欠損が及ぶ場合がある。上顎歯槽・硬口蓋再建は、瘻孔の閉鎖、咬合再建、軟口蓋の前方拘縮による開鼻声の予防を目的に施行される。再建方法には、顎義歯などの補綴、軟部組織による再建、血管柄付き骨を含む組織による再建がある。その他、チタンメッシュを用いた再建方法もある。

再建方法は、欠損部位の大きさによって選択されることが多い。Brownらの分類Ⅲ以上の大きな欠損では、移植再建で瘻孔を塞ぐことが一般的となっている(表12)。その一方で、上顎部分切除後の比較的小さな欠損では、補綴による欠損閉鎖が第一選択となることが多い。しかし、いずれの再建方法が最適な治療であるかコンセンサスが得られていない。『口腔癌診療ガイドライン』[15]と『顎顔面補綴診療ガイドライン』[27]のどちらにおいても、「上顎部分切除で軟組織移植は顎義歯より有効か？」という趣旨のCQが挙げら

図15　上顎切除術

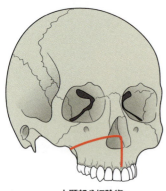
a　上顎部分切除術

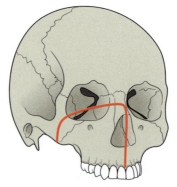
b　上顎全摘出術

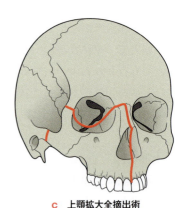
c　上顎拡大全摘出術

(文献26をもとに作成)

表10　上顎歯肉がんの切除方法

歯肉切除術	歯槽粘膜・骨膜のみの切除で骨の切除を伴わない
上顎部分切除術	上顎歯肉部、上顎洞内の一部、上顎正中側、固有鼻腔の一部など、上顎骨の一部を切除する
上顎亜全摘術	眼窩底のみを温存し、上顎骨を切除する
上顎全摘術	上顎骨のすべてをその周囲組織を含めて切除する
拡大上顎全摘術	上顎骨とともに、眼窩内容や頭蓋底を切除する

(文献15より引用)

表11　下顎歯肉がんの切除方法

歯肉切除術	歯肉粘膜・骨膜のみの切除で骨切除を伴わない
下顎辺縁切除	下顎骨下縁を保存し、下顎骨体を離断しない部分切除
下顎区域切除	下顎骨の一部を箱状に切除し、下顎体が部分的に欠損する切除
下顎半側切除	一側の関節突起を含めた下顎骨の半側切除
下顎亜全摘出術	下顎骨の半側を越える切除
下顎全摘術	両側の関節突起を含めて、下顎骨を摘出する切除

(文献15より引用)

 Brownらの分類　上顎の欠損を客観的に分類する指標であり、上顎を垂直・水平方向に分けて分類している(表13)。

図16 下顎骨切除術

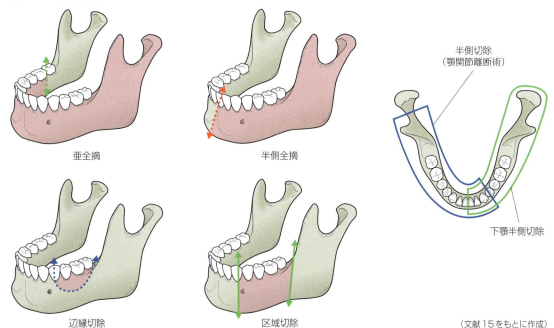

亜全摘　　半側全摘　　半側切除（顎関節離断術）／下顎半側切除

辺縁切除　　区域切除

（文献15をもとに作成）

表12 Brownらの分類

垂直分類	Ⅰ：口腔鼻瘻を生じない	
	Ⅱ：眼窩に及ばない	
	Ⅲ：眼窩附属器に及ぶ眼窩の再建を要す	
	Ⅳ：眼球摘出，眼窩内容除去を含む	
	Ⅴ：眼窩・上顎欠損	
	Ⅵ：鼻・上顎欠損	
水平分類	a：口蓋欠損のみ歯槽欠損はない	
	b：片側の1/2以下の口蓋欠損	
	c：前方1/2以下の口蓋欠損	
	d：1/2以上の口蓋欠損	

（文献28をもとに作成）

れているが，現段階では明確なエビデンスは構築されていない。そのため，「顎義歯に加えて軟組織移植による再建も選択肢として提示し，患者とそれを行うか否かに関して相談することが勧められる。」と記載されている。

血管柄付き骨皮弁は，感染に強く，放射線療法などによる移植床の血行が乏しい場合や，顎骨の欠損量が大きい場合に有効とされている。さらに，『形成外科診療ガイドライン』[28]に血管柄付き骨皮弁の有効性に関するCQが挙げられており，「欠損の大きさによるが，硬性再建を必要とする場合，血管柄付き骨皮弁は有効である。特に補綴の安定と整容に寄与する」と述べられている。

■下顎欠損の再建

顎骨再建骨は腓骨，肩甲骨，腸骨を用いられることが多いが，移植骨の選択には『口腔癌診療ガイドライン』[15]においても明確な基準は設けられていない。口腔がんでは顎骨とともに軟組織が大きく合併切除されることが多いため，腓骨皮弁，肩甲骨皮弁，肩甲骨付き遊離広背皮弁など，複合組織移植として用いられることが多い。その他，チタンプレートで再建されることもある。

＊CQ：clinical question

顎切除と構音障害

■上顎切除による構音障害

上顎切除を行うと口腔と鼻腔，副鼻腔が交通するため，構音障害を生じる。上顎切除による構音障害の主体は，口腔（副）鼻腔瘻によって生じる口腔および鼻腔遮断不全による開鼻声や子音の歪みである。

開鼻声は，呼気流が瘻孔を通じて鼻腔に流れる場合（図17）や，切除範囲が軟口蓋に及んだ場合に生じる。破裂音などの子音については，構音前にそれぞれの音に特有の構音点で声道の閉鎖を作り，口腔内圧を高めた後に，急激に開放する構音動作が必須となる。しかし，瘻孔があると口腔内圧の上昇が困難となり，子音の歪みを生じる。そのため，上顎切除に伴う構音障害に対しては，外科的再建や補綴を用いて瘻孔を塞ぐ治療が行われる。

上顎切除後に腹直筋弁などで即時再建を行う場合には，術後の構音機能は瘻孔に起因する構音障害よりも，構音位置の形態異常に起因することが多い。そのため，外科的再建が行われた場合には，移植皮弁が構音障害の重症度に影響する。

補綴を用いて欠損を修復した場合や欠損範囲が硬口蓋の前方に限局した場合，および欠損範囲が軟口蓋の前方までの場合は発話明瞭度に改善を認める。また，ブローイングについてもおおむね正常レベルまで改善する。一方で，顎欠損が軟口蓋後縁まで及ぶ場合には，補綴を装着しても発話明瞭度は低く，ほとんど変化しないといわれている（図18）。

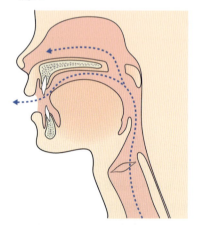

図17　口腔（副）鼻腔瘻によって生じる呼気の流れ

図18　欠損範囲と補綴の効果

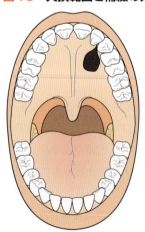 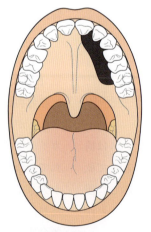 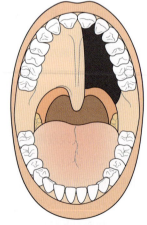

　　a　硬口蓋の前方に限局　　　　　　b　軟口蓋の前方に及ぶ　　　　　　c　軟口蓋の後縁に及ぶ

欠損範囲が硬口蓋の前方に限局した場合（a），もしくは軟口蓋の前方までの場合（b）は補綴により発話明瞭度の改善を図ることが可能である。一方で，軟口蓋の後縁まで欠損を生じる（c）と，補綴を装用したとしても発話明瞭度の改善は得られにくい。

（文献29をもとに作成）

■ 下顎切除による構音障害

　下顎切除例では，術後の下顎の偏位によって構音位置が変わることにより構音障害を生じる。しかし，下顎切除による構音障害は軽度に収まることが多い。

　舌がんや口腔底がんが浸潤し，下顎を合併切除した場合には，舌あるいは口腔底切除症例と同様の構音障害を生じることとなる。舌がんや口腔底がんに伴う構音障害については，p.140「舌・口底切除」の項を参照されたい。

【引用文献】

1) Arai H, et al.：Diagnosis and outcomes of cachexia in Asia: Working Consensus Report from the Asian Working Group for Cachexia. J Cachexia Sarcopenia Muscle, 14(5)：1949-1958, 2023.

2) 日本リハビリテーション医学会 がんのリハビリテーション診療ガイドライン改訂委員会 編：がんのリハビリテーション診療ガイドライン 第2版，p.5-7，金原出版，2019.

3) Oken MM, et al.：Toxicity and response criteria of the Eastern Cooperative Oncology Group. Am J Clin Oncol, 5(6)：649-655, 1982.

4) Dietz JH：Rehabilitation Oncology, John Wiley & Sons, 1981.

5) Karnofsky DA, et al.：The use of nitrogen mustards in the palliative treatment of carcinoma：with particular reference to bronchogenic carcinoma. Cancer, 1(4)：634-654, 1948.

6) Mahoney FI, Barthel DW：Functional Evaluation：the Barthel Index. Md State Med J, 14：61-65, 1965.

7) 国立がん研究センター：がん情報サービス 症状を知る／生活の工夫 心のケア がんと上手につき合うための工夫.(https://ganjoho.jp/public/support/mental_care/mc03.html)(2024年7月18日閲覧)

8) 藤島一郎：摂食嚥下障害における倫理の問題点. Jpn J Rehabil Med, 53(10)：785-793, 2016.

9) Gerber LH, et al.：Rehabilitation for patients with cancer diagnoses. In: DeLisa JA, Gance BM (eds), Rehabilitation Medicine: Principles and Practice, 3rd ed. p1293-1317, Lippincott-Raven Publishers, Philadelphia, 1998.

10) Jonsen AR, ほか 著, 赤林 朗, ほか 監訳：臨床倫理学 第5版. 臨床倫理4分割法, p.13, 新興医学出版社, 2006.

11) 益田 慎, 福岡達之：言語聴覚療法学テキスト 発声発語・摂食・嚥下の解剖・生理学, メジカルビュー社, 2022.

12) 日本耳鼻咽喉科頭頸部外科学会ホームページ(https://www.jibika.or.jp/)(2024年7月17日閲覧)

13) 加納里志：TNM分類改定 口腔癌TNM分類改定の臨床的評価. JOHNS, 37(5)：449-452, 2021.

14) 田中宏子：TNM分類改定 口腔癌TNM分類改定と画像診断. JOHNS, 37(5)：453-455, 2021.

15) 口腔癌診療ガイドライン改訂合同委員会：口腔癌診療ガイドライン 2023年版 第4版, 金原出版, 2023.

16) 溝尻源太郎, 熊倉 勇 編著：口腔・中咽頭がんのリハビリテーション 構音障害, 摂食・嚥下障害, 医歯薬出版, 2000.

17) 南都智紀, ほか：舌癌症例における構音能力の経過－言語性交互変換運動課題での音圧格差の計測－. 音声言語医学, 60(4)：345-351, 2019.

18) Bressmann T, et al.：Speech outcomes for partial glossectomy surgery: Measures of speech articulation and listener perception. Canadian Journal of Speech-Language Pathology and Audiology, 33(4)：204-210, 2009.

19) Imai S, Michi K：Articulatory function after resection of the tongue and floor of the mouth: palatometric and perceptual evaluation. J Speech Hear Res, 35(1)：68-78, 1992.

20) Takatsu J, et al.：Phonologic and acoustic analysis of speech following glossectomy and the effect of rehabilitation on speech outcomes. J Oral Maxillofac Surg, 75(7)：1530-1541, 2017.

21) 日本頭頸部癌学会：頭頸部癌診療ガイドライン 2022年版, 金原出版, 2022.

22) 日本形成外科学会 頭頸部再建診療ガイドライン作成部門 編：形成外科診療ガイドライン 2015年版. 第Ⅰ編 頭頸部再建診療ガイドライン 第2章 中咽頭再建, p.13-16, 金原出版, 2015.

23) Kimata Y, et al.：Velopharyngeal function after microsurgical reconstruction of lateral and superior oropharyngeal defects. Laryngoscope, 112(6)：1037-1042, 2002.

4章 器質性構音障害

24）道　健一，ほか：言語聴覚士のための臨床歯科医学・口腔外科学－器質性構音障害－ 第2版，医歯薬出版，2021.

25）Yorkston KM，ほか 著，伊藤元信，西尾正輝 監訳：運動性発話障害の臨床 小児から成人まで，p.188，インテルナ出版，2004.

26）道　健一，ほか：言語聴覚士のための臨床歯科医学・口腔外科学－器質性構音障害－ 第2版，医歯薬出版，2021.

27）日本顎顔面補綴学会：顎顔面補綴診療ガイドライン2019年版．Ver.1.1，2020.（https://jamfp.sakura.ne.jp/wpcontent/uploads/7de175ba9d708ec55fed4ee3ee73f24c.pdf）（2024年7月30日閲覧）

28）日本形成外科学会 頭頸部再建診療ガイドライン作成部門 編：形成外科診療ガイドライン2015年版 頭頸部・顔面疾患 第4章 上顎再建，p.29-30，金原出版，2015.

29）大谷俊一，山縣健佑：上顎切除後の顎義歯装着患者の破裂音，弾音の発音機能評価法．日本補綴歯科学会雑誌，38（1）：155-167，1994.

4章 器質性構音障害

7 頭頸部がんに対する評価・診断

1 発語器官の検査

- 術後の発語器官の評価をするうえで，正常な形態や運動を理解すること，手術内容に関する知識，発語器官の運動の評価方法を把握する必要がある
- 発語器官の運動機能は，構音機能や摂食嚥下機能との関係性を結び付けて考察することが重要である

　器質性構音障害は発語器官に構造的な問題があり，それによって構音障害が引き起こされている場合をいう[1]。頭頸部がんや外傷などが原因で，さらに器官の創傷や術後の再建などの**侵襲**が加わり，構音に異常をきたす。そのため，まずは**口腔内の正常な形態および運動**を理解するとともに，**手術内容**に関する知識，**発声発語器官の運動の評価方法**を把握する必要がある。発声発語器官の評価において，低下した機能と残存機能を確認し，構音機能や嚥下機能への影響を評価することで，効率的で効果的な訓練内容の立案につながる。

■口腔器官

　口腔は**歯列**，**顎**，**頰**，**口唇**，**舌**，**硬口蓋**，**軟口蓋**に分けられる。以下，各器官と構音機能の関係，運動評価のポイントについて解説する。

歯列

目的

　歯と構音機能の関係としては，歯の欠損や歯列不正などの歯の異常によって構音障害をきたすが，発話明瞭度は比較的保たれる[2]と報告されている。特に前歯異常はサ行やタ行，ナ行，ラ行などの歯音と歯茎音の異常をきたすため，**歯数**や**歯列不正**について評価を行う必要がある。

方法

　歯数（**図1**）は「右上7-1，左上1-7，右下7-1，左下1-7」のように表現することがある。
　歯列不正に関しては咬合時に上下関係にある

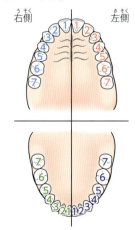

図1　歯列

上顎右側							上顎左側						
7	6	5	4	3	2	1	1	2	3	4	5	6	7
7	6	5	4	3	2	1	1	2	3	4	5	6	7
下顎右側							下顎左側						

153

歯（同側で同一の数字同士）が噛み合わさっているか必ず確認する。

顎

目的

顎は上顎と下顎に分けられる。**開口範囲**や，**閉口**が可能か，**開閉口時の顎偏位の有無**，**前後・左右運動**について運動評価を行う。

また，下顎歯肉がんや舌がんなどが下顎骨に及んでいる場合には下顎骨の切除が必要となる。下顎骨を切除する術式として下顎辺縁切除術，下顎区域切除術，下顎半側切除術があり，術後は下顎の切除範囲の確認，偏位や左右差，腫脹の有無などに関する**形態の評価**も重要である。

方法

- **開口範囲**：定規を用いて定量的に測定する方法や，簡易的に何横指であるかという方法で計測する。開口範囲が狭い場合，口腔容積が狭くなるため，舌の運動が制限され，音の歪みをきたす可能性がある。
- **閉口・上下運動**：歯列不正の評価と同様に閉口時の状態を評価する。福岡は，舌口底切除患者21名では口唇音と/s,z/を除いたほとんどの音において，下顎移動距離が健常群よりも有意に大きい値を示したことから，下顎の上下運動によって舌の運動量を補っていると報告している[3]。このように閉口・上下運動が困難な場合，閉口して舌と口蓋の距離を狭めることができず，歯茎破裂音などにに支障をきたすことがある。
- **顎の偏位**：顔面の正中線として人中を基軸とし，開口時と閉口時の下顎の偏りを評価する。偏位がある場合，舌と口蓋の位置関節が変わるため，歯茎音などが歪む可能性がある。
- **前後運動**：下顎を前後に動かすことにより評価を行う。舌前方のボリュームが小さく，下顎の前後運動が難しく，歯音や歯茎音の歪みが生じているときは，舌の後方のボリューム

が保たれていれば下顎の前方運動を促し，歯音や歯茎音の改善を試みることがある。

- **左右運動**：下顎を左右に動かすことで評価を行う。舌の右半側切除後に舌と口蓋の接触が不良の場合，残存舌である左舌の口蓋正中での接触を促したいときに，右方への下顎運動を促して構音の改善を図ることがある。このように前後・左右運動が構音の改善の手掛かりとなる場合もある。

口唇

目的

顔面神経麻痺を合併している場合は横引きや突出時の口唇の偏位を評価する必要がある。口唇が十分に閉鎖できない場合は両唇音の歪みをきたすことがある。口腔領域の術後では，顔面神経の**下顎縁枝**の損傷により下唇に麻痺をきたし，下唇を下げることが難しくなる。

方法

口唇は上唇と下唇からなり，横引き・突出の程度を評価する。

舌

目的

舌の切除範囲や可動域によって障害される音節は異なるため，**舌の形態と可動性**について評価を行う必要がある。

方法

- **形態**：残存舌や再建舌の範囲やボリュームを観察し，記録する（**図2**）。
- **可動性**：前後・左右・上下に分けて評価する。前方運動（挺舌）は口唇を越えて前方に突出させることができるかどうか，後方への運動は舌を咽頭に向かって引けるかどうか，左右運動は口角への接触が可能であるか，上下運動は上下歯の裏に接触が可能かどうかを評価する。特に舌の前後運動や上下運動が構音に影響する。前後運動の問題があると，母音や歯音，歯茎音，口蓋音で音の歪みを生じる。上下運動では舌

と口蓋の接触や狭めが必要な破裂音や破擦音，摩擦音，狭母音，半狭母音で歪みを生じる。

軟口蓋

目的

軟口蓋は口腔と鼻腔の境界に位置し，軟口蓋の挙上が困難になると<u>鼻咽腔閉鎖機能不全</u>によって開鼻声をきたすため評価が必要である。

方法

軟口蓋の運動評価は，「あ・あ・あ」と連続する発声を行わせ，発声時の軟口蓋の挙上を観察する。発声時に軟口蓋が硬口蓋後端の高さまで挙上するか，左右の口蓋弓が同じ高さまで挙上しているかを観察し，左右差や挙上の高さの程度を見る。軟口蓋の挙上が不良の場合は，破裂音や破擦音などでの鼻音化や，母音での開鼻声が生じ，共鳴の異常をきたすことがある。

知覚

表在感覚を診る方法としては，各部位の健側と非健側を示指や綿棒で触り，健側が10であるとするならば，非健側はどの程度触られているか質問して評価を行う[4]。異同弁別では，健側と非健側を同時に触り，片方を強く触り，もう一方を弱く触り，どちらが強く触っているか尋ねて答えてもらう方法がある。

図2　舌のシェーマ

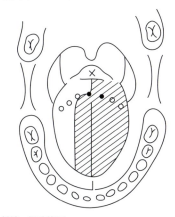

斜線：切除範囲

2　発話の評価

- 本人の置かれている状況を把握したうえで，発話意欲や心理的状況を観察する
- 構音訓練を軌道に乗せるためには，言語聴覚士が構音方法に関する知識を伝え，それが十分に理解されて実行に移せるかどうかがポイントとなる
- 実際の評価方法には100単音節発語明瞭度検査や発話明瞭度検査，ナゾメーター，鼻息鏡，ダイナミックパラトグラム，ソナグラム，超音波断層法などがある

■ 対象者の発話意欲や心理的状況

頭頸部がん患者の意欲や心情は十人十色であり，「発話を引き出すこと」は難しいことも多い。発話を引き出したい対象者の現状を把握し，心情を察したうえで，どのような声掛けを行うかが重要である。術後の対象者のなかには創部痛や合併症で苦しんでいる人もいるため，運動や発話の評価を行うのは難しいこともある。このときには，本人の心情に沿った声掛けを行い，少しでも発話や非言語的な意思表出（表情や筆談，スマホ入力など）があれば<u>傾聴</u>する。そして，本人に問うばかりではなく，言語聴覚士自身の話も織り交ぜながら，対象者の発話を引き出していく。お互いの思いを伝え合うような会話が徐々に生まれてくれば，そこで言語聴覚士としての役割を本人に伝え，評価・訓練へとつなげていく。

■ 対象者の発話に関する知識や理解度

対象者が発話のメカニズムについて理解するためには，イラストなどを示しながら，平易な言葉を用いて説明を行う。訓練を通して代償構音を獲得していくためには，構音様式や構音方法に関する知識を十分に理解し，自身の発話に意識を向けることが求められる。どれくらい自身の発話（発音，声の性質，大きさ，高さ）に関心をもっているか，病前と比べて現在の発話がどの程度であるか，日常会話で困る可能性があるかについて対象者自身が客観的に表現できるかどうかも確認する必要がある。

■ 100単音節発語明瞭度検査[5]

目的

障害されている音節とそうでない音節を把握する。

方法

日本語の100単音節が平仮名でランダムに配置されているリスト（**表1**）を対象者に一定間隔で音読してもらい，それを録音する。録音した音声を5名の健聴者が聴取し，聴取できた音を平仮名で記録用紙に記載してもらう（**図3**）。評価に際して，聞き取りの結果が合っていれば1，異なっていれば0として合計し，5名の平均値を求める。3名以上が正しく聴取できた音節と誰

も正しく聞き取れていない音節に分けてマーカーで印をつける。

■ 発話明瞭度検査

対象者と言語聴覚士との会話場面や文章の音読を発話サンプルとして，**表2**の5段階で評価する方法である。文章の音読は「北風と太陽」や「ジャックと豆の木」を用いることが多い。

表2　発話明瞭度検査

段階1：すべてわかる
段階2：ときどき，わからない言葉がある
段階3：話の内容を知っていればわかる
段階4：ときどき，わかる言葉がある
段階5：まったくわからない

補足

頭頸部がん患者の発話を聞き慣れている言語聴覚士や医師などが評価をした場合と，普段から聞き慣れていない事務職や学生などが評価した場合では，聞き慣れている人のほうが，発話明瞭度が良い傾向にある。日常生活では頭頸部がん患者の発話を聞き慣れていない場合のほうが多いため，可能であれば，聞き慣れた人以外による評価が望ましい。評価の際は評価者と人数を記録することが重要である。

■ 機器を用いる評価

開鼻声の評価

開鼻声および鼻咽腔閉鎖機能の評価として，内視鏡を用いた軟口蓋の動的評価を行うことができる。また，ナゾメーターを用いると，nas-

表1　100単音節リスト

	1	2	3	4	5	6	7	8	9	10
1	ご	に	ゆ	ぎゅ	しゅ	ろ	よ	が	ね	ちゃ
2	せ	へ	の	ひゅ	ぜ	びゅ	ら	み	か	きゅ
3	い	つ	き	しゃ	り	し	て	ぬ	ば	にゅ
4	ふ	びょ	しょ	きゃ	ひょ	げ	みゅ	じゅ	ぴょ	じょ
5	ぶ	で	ざ	ぷ	こ	ひ	な	ぴゅ	みゃ	ち
6	びゃ	りゃ	や	そ	ぴ	りゅ	わ	え	け	じ
7	ちょ	す	じゃ	ぐ	さ	ぞ	れ	だ	にゃ	りょ
8	べ	う	は	にょ	あ	も	め	ひゃ	た	ぺ
9	ず	ぼ	ぴゃ	ど	び	く	と	ぽ	ぎ	ぎゃ
10	ほ	みょ	る	ぱ	お	ちゅ	ま	ぎょ	む	きょ

alance score（開鼻声値）が測定され，開鼻声を定量的に評価することができる．これらは高価な機器であるが，簡易的には鼻息鏡を用いることにより鼻漏出の程度を測定することもできる．

舌と口蓋の接触に関する評価

ダイナミックパラトグラムや発話の音響分析を行うソナグラム，舌の動的評価を行う超音波断層法，MRIなどの方法がある．

図3　分析用紙の記載例

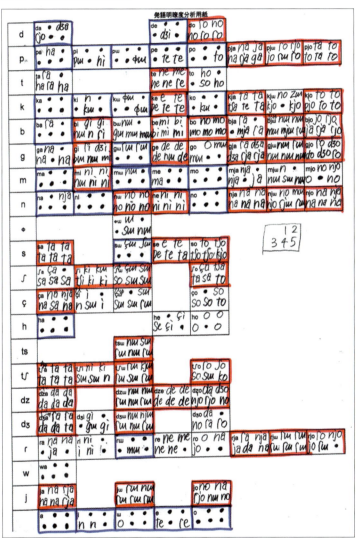

青色：3名以上が正しく聴取できた音節
赤色：誰も正しく聞き取れていない音節

【引用文献】
1) 斉藤裕恵 編著：言語聴覚療法シリーズ8 器質性構音障害，p.2, 建帛社, 2002.
2) 毛利　学, ほか：歯の異常による構音障害. 口腔・咽頭科：3(2)：1-14, 1991.
3) 福岡富士雄：健常人および舌口底切除症例の子音産生過程における下顎運動と音声の同期解析. 口腔科学誌, 38(2)：448-467, 1989.
4) 田崎義昭, ほか：ベッドサイドの神経の診かた 改訂16版, p.103, 南山堂, 2004.
5) 溝尻源太郎・熊倉勇美 編著：口腔・中咽頭がんのリハビリテーション―構音障害，摂食・嚥下障害―, p.85-87, 医歯薬出版, 2000.

4章 器質性構音障害

8 頭頸部がんに対するアプローチ

1 訓練の原則

- 言語聴覚士は頭頸部がん術後の意思疎通方法を確保することが重要である
- 構音障害になった患者の心理面を理解したうえで構音訓練を進めるべきである

頭頸部がん術後は，切除範囲により経過が異なる。切除範囲が大きくなるほど構音障害が重度化し，切除部位によって障害される音も異なる。そのため，型通りの訓練はなく，個別性も高いことから，頭頸部がん術後の構音障害のリハビリテーションにおいて確立された方法はない。頭頸部がん患者への構音訓練は，原則として以下の点を把握したうえで進める必要がある。

意思疎通の確保

頭頸部がんの手術の際，気道を確保するために気管切開を行うことが多く，術後1〜2週間は音声によるコミュニケーションが困難となる。意思疎通が思うようにできず，患者はストレスを抱えることが多い。そのため，まずは術後早期に患者の意思疎通の方法を確保する必要がある。意思疎通の方法には，①**筆談**，②**タイピング**，③**口形**などがあり（**表1**），患者に合わせた効率のよいコミュニケーション方法を選択することが重要である。

■ 筆談によるコミュニケーション

術後に意思疎通ができない期間が短期間であれば，筆談で対応することが多い。筆談は紙とペンがあれば手軽に始められ，意思を的確に伝えやすい。タブレット端末を用いて筆談することもある。ただし，文章を書くには時間がかかるため，長文や複雑な内容には不向きである。

■ タイピングによるコミュニケーション

タイピングが得意な場合はパソコン画面を用いて意思疎通をすることがある。キーボード入力の速さにより効率は変わるが，長文も容易に入力でき，筆談よりも速く意思を伝えることができる。入力した文字を音声出力する機能をもつソフトもある。しかし，デジタルデバイスがないと使えないため，場所や環境に依存してしまう。

表1 頭頸部がん患者が用いる意思疎通方法

方法	道具	特徴
筆談	紙，ペン	手軽に始められ，意思を的確に伝えやすい。長文や複雑な内容には不向き。
タイピング	パソコンなどのデジタルデバイス	タイピングが得意であれば長文も容易に入力できる。場所や環境に依存する。
口形	なし	道具を必要とせず，場所や環境に依存せず短時間でメッセージを伝えることができる。複雑な内容は伝達困難なことが多い。

■口形を用いたコミュニケーション

　口唇，顎の可動性に大きな問題がない患者は，口形を用いたコミュニケーション方法が有効である。口の動きで意思を伝えるため，道具を必要とせず，場所や環境に依存せず短時間でメッセージを伝えることができる。ジェスチャーを併用して単語レベルの内容を伝えることは可能であるが，複雑な内容は伝達困難なことが多い。また，相手の読唇スキルに依存することが多く，読唇に慣れる時間が必要である。病院内ではマスク着用が必要な場面が多く，口形によるコミュニケーションができないこともある。

　各コミュニケーション方法には一長一短があるため，「簡単な内容は口形で，複雑な内容は筆談」のように組み合わせるなど，単一の方法のみならずいくつかの方法を併用することにより，効率のよいコミュニケーション方法を確保することが望ましい。これらの方法を用いた意思疎通の確保は，術後の患者の心理的な安定に役立つことが多いため，術前から介入する場合は，あらかじめコミュニケーションに必要な物品を準備しておくと，術後の患者の心理的負担が少なくなる。

心理面のケア

　頭頸部がん患者は構音障害，嚥下障害，その他にも多くの心理的ストレスを抱えている。言語聴覚士は頭頸部がん患者を訓練するうえで，患者が抱える心理的ストレスを把握する必要がある。

　構音障害があると，自分の意思が相手に伝わらないことで患者はストレスを感じることが多い。相手に伝わらない経験が積み重なると，発話意欲が低下して家族やスタッフとの関係が悪化したり，訓練意欲が低下したりする。言語聴覚士は高い聴き取り能力，高いコミュニケーション能力をもって患者と接し，他職種では聴き取れなかった会話を聴き取ったり，会話の成功体験を増やしたりすることにより患者の発話意欲を向上させる必要がある。発話意欲が向上することで会話の機会が増えるため，構音器官を動かす頻度も増え，構音機能向上につながる。

　また，頭頸部がん治療後には嚥下障害を生じることが多いため，患者は，食べられないストレスや誤嚥することへのストレスも抱えている。言語聴覚士は構音障害へのリハビリテーションを提供するとともに，嚥下障害の向上を図るため，摂食嚥下リハビリテーションを実施する必要がある。

　構音障害，嚥下障害へのストレス以外にも，治療に伴う疼痛などの身体的な苦痛，審美面へのストレス，生命予後に対するストレスもある。また，仕事をしている患者は休職して加療するため，経済的なストレスやキャリアに関する不安も多く持ち合わせている。言語聴覚士はすべての心理的ストレスをケアすることはできないが，患者の抱えるストレスを把握して，少しでも軽減できるように努めることが訓練を進めるうえで重要である。

　これらの原則を踏まえたうえで構音機能を向上するために，以下の機能訓練，発話の訓練，補綴的治療を進めていく。

4章

器質性構音障害

2 機能訓練

- 構音機能の土台となる発語器官の運動機能を向上させる目的で実施する
- 舌，下顎，口唇，頸部の可動性や運動機能を向上させる方法を知る

　頭頸部がんの機能訓練は主に発語器官の運動を中心に行う。手術や放射線療法などの治療に伴う可動域制限が生じるため，①可動域を拡大することが第一優先である。可動域がある程度問題ない範囲まで動くようになったら，②筋力訓練，③速度訓練へと進めていく。術後早期は創部離開などのリスクがあるため，主治医の指示に従い訓練を進める必要がある。

●舌

❶可動域訓練　動画6-1〜4

目的
舌の可動性を改善させる。

前方運動
方法
舌の突出，挺舌ともいう。単純に「ベー」と前方運動するのではなく，最大努力で挺舌運動を行う。

後方運動
方法
舌の後退運動ともいう。舌を突出した状態から引き込む運動を行う。

挙上-反転運動
方法
開口した状態で舌尖を硬口蓋へ接触させる。そのまま舌尖を咽頭側へ動かし反転運動を行う。

> **ここに注意！**
> 舌切除例の場合，残存舌の量によってはほぼ可動性がないことがある。可動域が小さい場合は，対象者自身も動いているかわからないことがあるため，鏡を用いた視覚的なフィードバックや指や舌圧子で残存舌を触るバイオフィードバックを積極的に用いるとよい。

左右運動
方法
口角を目標に舌の左右運動を行う。

❷筋力訓練
　構音において舌の筋力は嚥下時に比べてそれほど必要ないが[1]，必要に応じて実施する。舌の筋力訓練にはいくつか方法があり，環境に応じて使い分けるとよい。

目的
舌の筋力を増強するために行う。いずれも即時効果はなく，4週間以上の継続が必要である。

道具を使用しない方法
方法

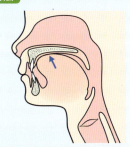

舌口蓋押付訓練（TPRT）とよばれる[2]。舌を硬口蓋に最大限強く押し付ける。10秒間押し付けた後に10秒間休憩することを5回繰り返し実施する。道具を用いないため，場所を選ばず簡単に実施できるという利点がある。

舌圧子を使用した方法
方法

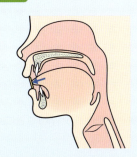

これまで臨床場面で一般的に実施されてきた舌筋力の強化方法である。訓練者が持つ舌圧子に舌を左右，前方，上方の方向に2秒間ずつできるだけ強く押し付ける[3]。簡便であるが，訓練負荷の定量性に欠ける。

舌圧測定器を使用した方法
方法

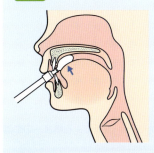

舌圧測定器に接続されているバルーン状の舌圧プローブを口腔内に挿入し，舌で口蓋に押し付ける運動を反復する。訓練の負荷の設定は1週目のみ最大値の60％，2週目以降は最大値の80％に設定し，1日に30回×3セット，週3回ほど実施する方法が示されている[4]。

補足
舌切除症例ではプローブを正中に置くことができないことが多い。その場合は，残存舌にバルーンを置き訓練する必要がある。プローブは単回使用である。

舌圧トレーニング用具を使用した方法
方法

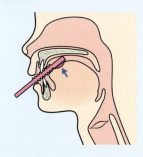

舌圧測定器よりも安価で入手しやすい舌圧トレーニング用具［ペコぱんだ®（ジェイ・エム・エス製）］が市販されている。用具を口腔内に挿入し，舌で口蓋に押し付ける運動を反復する。数種類の硬度があり，対象者の舌圧に合わせて硬度を選択する。訓練の負荷の設定は初めの2週間は最大値の60％，3週目以降は最大値の80％に相当する硬さの舌圧トレーニング用具を用いる方法が示されている[5]。

＊TPRT：tongue-to-palate resistance training

❸速度訓練 動画6-5

目的

舌の運動速度を改善させる。

方法

舌を前後，左右へ正確に速く動かす。メトロノームを使用することにより定量的に運動速度を規定することができる。

> **補足**
> 最近はスマートフォンでメトロノームの無料アプリがあるので，それを利用すると便利である。

●下顎

舌切除症例では，舌の可動域制限を補うために下顎の可動性が重要となる。放射線治療において咀嚼筋群が照射野に入ると開口障害を生じることがあるため，しっかりと下顎の可動域訓練を行う必要がある。下顎骨切除後や顎関節症のある症例への実施にあたっては主治医の確認を要する。

❶可動域訓練 動画6-6

目的

下顎の可動域を改善させる。

開口運動

方法

口を大きく開け，疼痛のない範囲で開口運動を行う。自ら開口した状態から徒手的に下顎を下方へ押すことにより負荷をかけて開口運動を行うことができる。

突出

方法

下顎を前方へ突出させる。

左右

方法

下顎を左右へ動かす。

●口唇

下顎骨切除や頸部郭清術による顔面神経下顎縁枝の損傷で下唇に麻痺が生じることがある。流涎による構音への影響がある場合には，訓練が必要である。

❶可動域訓練 動画6-7

目的

口唇の可動域を改善させる。

横引き─突出

方法

口唇の横引き─突出を行う。

❷筋力訓練 動画6-8

目的

口唇の筋力を改善させる。

方法
口唇を徒手的に横へ引き，突出するように指示する．鏡を用いたり，指を歯茎に押し付けるように指示すると運動が実現しやすい．

●頸部
頸部郭清術や放射線治療後に頭頸部の可動性が低下することが多い．頸部の可動域制限は嚥下機能への影響が大きいが，構音機能には強く影響しない．しかし，唾液処理や会話時のジェスチャーなど，頸部の可動性が求められる運動があるため，嚥下機能も踏まえて頸部の可動域訓練を実施することが望ましい．気管カニューレを装用している場合は，主治医に安静度を確認のうえ実施する．

❶可動域訓練　動画6-9
目的
頸部の可動域を改善させる．

左右への回旋
方法
頸部を左右へ回旋させる．肩と下顎を徒手的に押すことで，より頸部を伸張することができる．

側屈
方法
頸部を左右へ側屈させる．頭部と下顎を徒手的に押すことで，より頸部を伸張することができる．

前屈-後屈
方法
頸部を前屈-後屈させる．前屈時は頸部後方，後屈時は胸部を徒手的に押すことで，より頸部を伸張することができる．

> **ここに注意！**
> 放射線治療による早期有害事象として皮膚炎を生じた場合，疼痛も強く，悪化することがあるため，負荷のかけ方を主治医に確認する必要がある．

> **実践!! 臨床に役立つアドバイス**
> **機能訓練時の工夫**
> 言語聴覚士が1日にできる訓練は限られているため，訓練場面以外で自主練習をしてもらうことが重要である．自主練習用の訓練プログラムを用紙で提示したり，自主練習を実施したときに印をつける日誌などを用いたりすることで，自主練習を促す工夫をするとよい．

3　発話の訓練

- 音声音響学的・解剖学的知識の指導を行う
- 単音→単語→短文→長文のように難易度を調整する
- 代償構音により子音を生成する

音声音響学的知識，解剖学的知識の指導

対象者は，各音の構音点の位置を知らないため，手術によって切除された部位と障害された音の関係を理解させることが重要である．また，その構音点の子音にはさまざまな構音様式がある．

対象者には，手術によって器質的に失った部位，可動性の低下と音の障害のメカニズムについて説明を行う．具体的には，「舌尖の切除症例では舌尖で生成する歯茎音や硬口蓋音が障害される」などのように解剖学的部位や障害される構音点

の場所，その部位で生成される音の構音様式などの音声音響学的知識を指導する。

構音訓練の進め方

構音訓練は単音→単語（語頭→語中・語尾）→短文→長文→自由会話という順序で進める。

■ ①-1 単音

訓練は母音→子音の順序で進めることが多い。母音はすべての音の基本となるため，初めに明瞭に構音ができるようにする。舌の切除範囲にもよるが，/a/は保たれることが多く，/i/と/e/，/o/と/u/がそれぞれ置換しやすいため，それぞれ弁別できるように訓練を進める。

子音の訓練音の選択は100単音節発語明瞭度検査などの評価結果から考える。初めは訓練効果が得られやすい易しい音から始める。数回に1回歪むような音や，後続母音によって構音が歪む音などを選択する。難しい音（繰り返し構音しても歪む音など）を初めに選択して訓練を行うと，改善しないことに対して訓練意欲の低下が生じる。

母音，子音ともに，構音のコツは動作を大げさに，強調することである。例えば，/ka/と構音する際，できる限り破裂を強くするなどである。構音障害があると強調が難しいことが多いため，障害されていない別の構音点で破裂音を強調する感覚をつかんでもらい，目的とする訓練音に般化させてもよい。対象者にうまく構音動作が伝わらない場合は，**破裂音**の場合は「っっか」のように促音を入れたり 音声1 ，摩擦音の場合は「s: a」のように子音の時間を長くするように指導し，強調するよう工夫する 音声2 。口頭で説明が難しい場合は図で説明するように工夫している。

単音で正確に構音できるようになったら，それを連続で構音するように指導する。同一構音点で，後続母音を変化させることなどにより難易度を調整することができる。

■ ①-2 代償構音

どれほど訓練しても構音できない難しい音がある場合は，従来の方法ではない構音方法で音を生成する必要がある。頭頸部がん患者が用いる**代償構音**を以下に挙げる。

歯茎音

舌尖切除後に歯茎音が構音できない場合，下唇を歯茎部に当てることにより代償的に歯茎音を生成する（**図1**）。

軟口蓋音

舌後方部の欠損により軟口蓋音破裂が生成できない場合，舌根と咽頭を収縮させることによ

図1 代償構音：歯茎音

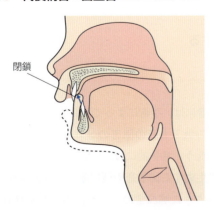

図2 代償構音：咽頭破裂音

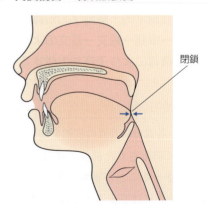

り咽頭破裂音を生成して代償する（**図2**）。自然に獲得することが多いが，コツがつかめない場合は，ガラガラうがいをするように模倣させた後に構音すると，生成できることがある。

■②単語

単音で構音ができるようになれば，続いてその音が入る単語の訓練を行う。単語の難易度は，音の配置や発話速度により調整する。音の配置については，語頭音が最も構音しやすい。訓練音を語頭に置くことで，構音前に構えることができ，強調しやすい。訓練音が語中や語尾に含まれる単語は，その前の音から構音動作が連続するため強調しにくくなり，難易度が高くなる。まずは語頭に訓練音がある単語から始め，語中・語尾の単語の訓練を進めていく。

難易度は，単語の発話速度を変えることにより調整することができる。例えば，/k/を訓練するために，「魚」を構音する際に「さ・<u>か</u>・な」と1音ずつ区切る。それができたら，「さ<u>か</u>な」と単語の中で強調する 音声3 。

■③短文

単語で構音できるようになったら，短文を用いた練習を進めていく。例えば，/k/を訓練音とすると，その音を多く含んだ文を例示して，「<u>こ</u>の魚（さ<u>か</u>な）はお買い得（お<u>か</u>いど<u>く</u>）」と強調しながら進める。自ら音を強調できないときは，強調する音に下線を引くなどわかりやすくする 音声4 。

■④長文や自由会話

長文や自由会話になると発話速度の調整が重要となる。発話速度を遅くすることで発話明瞭度は改善する。自ら発話速度の調整が難しい場合は，文節で区切るフレージング法を使用することにより調整できる場合がある。

臨床に役立つアドバイス

構音訓練時の工夫
　自らの構音を正確に聞くことが苦手な対象者もいる。そのときは録音を行い，自らの発話を繰り返し聞くことで，自らの構音の誤りに気付けることがあるため有効である。

フィードバックの重要性

対象者自らの構音の正誤判断能力は人それぞれである。うまく構音できているときとできていないときの違いを対象者自身で認識できていない場合は，その正誤を言語聴覚士がフィードバックする必要がある。フィードバックの方法には大きく分けて**結果の知識（KR）**と**パフォーマンスの知識（KP）**がある。KRは，構音後に与えられる結果に関する情報のことで，「今の音は綺麗に構音できていた」，「今の音は歪んでいた」などのように，結果に関するフィードバック情報のことである。KPは，構音終了後に与えられるパフォーマンスに関する情報のことで，「口形が小さかった」，「摩擦音の子音の持続時間が短かった」などのように，構音動作に関するフィードバック情報である。KRのほうが運動学習を促すためには効果的で，KPは対象者自身が構音に注意を向けることに効果がある。構音を正誤（KR）のみならず，「なぜ歪んだのか」，「なぜ正確に構音ができたのか」というパフォーマンスに関するフィードバック（KP）を行うことが構音訓練には重要である。

またフィードバックする方法として，録音した音を対象者自身で聞くことで，自らの構音の状態を正確に把握する方法もある。

聞き手のテクニック

p.159の心理面のケアで記載したが，構音障害があると自分の意思が相手に伝わらないことで

＊KR：knowledge of result　　＊KP：knowledge of performance

患者はストレスを感じることが多い。相手に伝わらない経験が積み重なると，発話意欲が低下して家族やスタッフとの関係も悪化したり，訓練意欲が低下したりする。対象者自身が構音訓練により明瞭度を向上させるとともに，聞き手も聴き取る工夫をすることにより会話を成功させる頻度を増やすことができる。

■①口元を見る

会話の相手の構音時の口形を見ることにより，聴き取りやすくなる。そのため，マスクをはずせる環境であればはずして会話することが望ましい。また，対面で会話をすることにより相手の口元を見やすくなる。

■②環境を整える

騒音下では対象者の発話が聴き取り難くなる。テレビの音，エアコンの音，周りに多くの人がいる状況など，騒音を生み出す原因は多い。個室で訓練をしたり，テレビを切るなど，騒音を少なくすることで聴き取りやすくなる。

■③フィードバック

聴き取れない箇所をそのままにしておくと，会話が進み，話題がわからなくなることがある。対象者とのラポートが形成できている場合は，聴き取れなかったことを伝えて，再び聴き取れなかった箇所を繰り返してもらう。

4 補綴的治療

POINT
● 手術などで失われた組織や機能を補償する補綴装置を顎顔面補綴という
● 頭頸部がんの構音訓練において用いる補綴装置には舌接触補助床，顎義歯，口蓋閉鎖床，スピーチエイドなどがある

補綴とは

補綴（ほてつ）とは，歯科治療において，歯の欠損時にクラウン（かぶせ物）や義歯で補うことをいう。そのなかでも頭頸部がんにおいて，舌や軟口蓋，口唇，顔面の器質的な欠損に対して，手術により失われた組織や機能を補償する補綴装置を顎顔面補綴という。

補綴装置の種類

補綴装置には失われた組織や機能を補償する働きがあり，言語聴覚療法の場面では構音機能や嚥下機能を改善する目的で作製することが多い。ここでは，構音機能の改善を目的とした補綴装置について解説する。

■舌接触補助床

舌接触補助床［PAP（ピーエーピー，パップとよばれる）］は，舌がん術後に舌のボリュームや可動性が低下して舌と口蓋との接触が不十分になった症例に対して用いられる補綴装置である。口蓋部を隆起させたPAPを上顎に装用することにより，舌が口蓋に接触しやすくなる効果がある。これまで，PAPを装用することによる効果は報告されているが，隆起させる位置は個々の対象者に合わせて調整する必要がある。歯茎音で歪みがある場合は前方を隆起させ（**図3a**），軟口蓋音で歪みがある場合は後方を隆起させる（**図3b**）。左右差がある場合は，対象者の舌の可動性を考慮して隆起させる。隆起の程度は，聴覚的評価や**パラトグラム**で評価しながら調整することが多

＊PAP：palatal augmentation prosthesis

い。診療場面における調整では静的なパラトグラムを用いて舌と口蓋の接触の有無を確認し，厚みを調整する。

　上顎に歯がある場合はクラスプという金具で歯に固定する。無歯顎で総義歯を装用している場合はその口蓋部を隆起させる。

　訓練が進むにつれて構音機能が改善してくると，PAPの厚みを薄くしていくことがある。適宜，言語聴覚士が評価を行い，必要に応じて歯科医師に相談しながら調整を行っていく。

対象：舌がん術後などの舌切除症例

■ 顎義歯

　上顎切除後に口腔と鼻腔が交通することで開鼻声になる際に用いる補綴装置である（**図4**）。上顎の瘻孔を塞ぐ栓塞子と人工歯を有している。装用効果の評価は開鼻声の有無，鼻息鏡，ナゾメーターなどを使用する。顎義歯は大きい義歯になることが多いため，自ら着脱できるように練習する必要がある。

対象：上顎歯肉がん，硬口蓋がんなどによる上顎切除症例

■ 口蓋閉鎖床

　栓塞子（obturator：オブチュレーター）ともいう（**図5**）。顎義歯と同様に口蓋の欠損により口腔と鼻腔が交通することで，構音時の呼気鼻漏出による開鼻声症例に用いられる補綴装置である。口蓋の瘻孔部を塞ぐものであり，顎義歯のような人工歯は有していない。

対象：硬口蓋欠損症例

図3　舌接触補助床

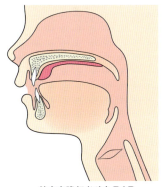

a　前方を隆起させたPAP

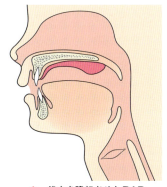

b　後方を隆起させたPAP

図4　顎義歯

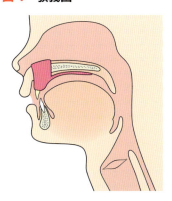

図5　口蓋閉鎖床

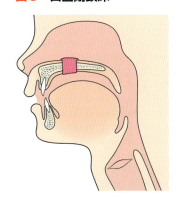

■ スピーチエイド

　スピーチエイドは手術により軟口蓋の長さが短くなった患者に装着する補綴装置である（図6）。構音時に軟口蓋の長さが足りず空隙がある際に，空隙を埋める栓を有したスピーチバルブを装用することにより，鼻咽腔閉鎖不全を改善させることができる。バルブの大きさや位置の調整は，聴覚的評価だけでなく，内視鏡を用いて評価することが望ましい。

対象：中咽頭がん術後症例など

■ 鼻孔弁（NSV）

　NSVは，鼻孔に着脱ができる小さな一方弁の装置である（図7）[6-8]。構音時に鼻腔への呼気漏出がある患者に適応がある。軟口蓋挙上装置やスピーチバルブのような口腔内の装置と異なり，違和感が少なく装用することができる。開口障害や咽頭反射が強い症例では口腔内の装置が装用できないことがあるが，そのような症例にはNSVの適応がある。NSVは作製できる施設が限られているため，事前に施設に作製できるかどうか確認をする必要がある。

■ エピテーゼ

　腫瘍，外傷，炎症，先天奇形などが原因で生じた顔表面を含む欠損部を補填修復し，その審美的改善とともに，構音機能の改善を図る補綴装置である。口唇や頬部，外鼻などのエピテーゼは構音時の共鳴にもかかわってくる。

補綴装置作製の流れ

　補綴装置は歯科医師により作製されるため，完成までに装用する箇所の印象採得（型どり），調整など複数回受診する必要がある。また，複数回の通院が可能かどうか，対象者や家族のニーズも含めて言語聴覚士は適応患者を見極める必要がある。

　補綴装置を作製する際には，言語聴覚士が同席することが望ましい。特に，PAPの隆起する部位や量は，少しの変化で構音機能を大きく変化させる調整作業を要する。言語聴覚士はPAPをどのように調整するか歯科医師と協働することで，よりよい補綴装置の作製に役立つ。歯科医師との調整の際に同席する場合は，装用効果をリアルタイムで評価するために，ターゲットとなる音の含まれた単語（語頭，語中，語尾）や短文を準備しておくと，よりスムーズに調整が可能となる。

　なお，すべての歯科医が頭頸部がんの補綴装置を積極的に作製しているわけではなく，むしろそのような施設を探さなければならないのが現状である。各施設のウェブサイトの情報を参

図6　スピーチエイド

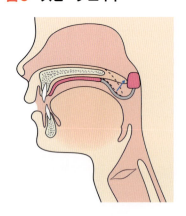

図7　NSV

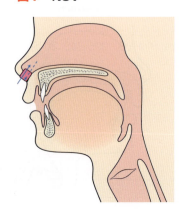

＊NSV：nasal speaking valve

照し，作製できるか事前に確認しておく必要がある。日本補綴歯科学会や日本顎顔面補綴学会では認定医や専門医を検索することができるため，施設を探す際に大変参考となる。また，日本顎顔面補綴学会のホームページには認定をもつ言語聴覚士，歯科技工士，歯科衛生士も閲覧できることから，初めて補綴装置の作製を検討する際に役立つ情報が掲載されている。

補綴装置を用いたリハビリテーション

補綴装置を作製する段階で即時的に効果が得られることも多いが，PAPなどは装用することで舌と口蓋の接触が変化するため，新たな構音方法を獲得する必要がある。そのため，補綴装置を装用しただけで終了とせず，装用した状態で構音訓練を継続しなければならない。

また，いずれの補綴装置も即時効果が得られることが多いが，新たな構音様式になるため，装用後の構音訓練が必要となる。また，口腔内に補綴物という異物が入ることにより唾液が増えることが多く，一時的に唾液が増加することで発話明瞭度が低下し，装用をやめてしまう対象者もいる。そのため，事前に唾液が増える可能性を伝え，装用を継続できるよう訓練を進めることが重要である。

また，訓練途中で構音機能が改善することがあるため，言語聴覚士が適宜評価を行い，歯科医と連携してPAPの口蓋部の厚みを薄くするなどの調整も必要となる。

補綴装置と嚥下機能

頭頸部がん患者は，構音機能のみならず，嚥下機能も低下する。そのため，補綴装置は嚥下機能改善のためにも作製される。PAPは，構音機能を改善する目的で作製する際は，構音点を重視した隆起のある形態となるが，嚥下機能を改善する目的の場合は，食塊の流れを考慮して口蓋の中央部に飛び出した隆起を設けないことが多い。構音機能，嚥下機能のどちらかに特化した補綴装置を作ったり，両方の機能のバランスを重視して作製することもあり，患者のニーズに合わせてどちらの機能を重視するかを検討する。

4 章

器質性構音障害

【引用文献】
1) Yano J,et al.：Differences in biomechanical features of tongue pressure production between articulation and swallow. J Oral Rehabil, 39(2)：118-125, 2012.
2) Namiki C, et al.：Tongue-pressure resistance training improves tongue and suprahyoid muscle functions simultaneously. Clin Interv Aging, 14：601-608, 2019.
3) Lazarus C,et al.：Effects of two types of tongue strengthening exercises in young normals. Folia Phoniatr Logop, 55(4)：199-205, 2003.
4) Yano J,et al.：Effects of anterior tongue strengthening exercises on posterior tongue strength in healthy young adults. Arch Oral Biol, 98：238-242, 2019.
5) Yano J, et al.：Effects of Tongue-Strengthening Self-Exercises in Healthy Older Adults：A Non-Randomized Controlled Trial. Dysphagia, 36(5)：925-935, 2021.
6) Suwaki M,et al.：Nasal speaking valve: a device for managing velopharyngeal incompetence. J Oral Rehabil, 35(1)：73-78, 2008.
7) Suwaki M, et al.：The effect of nasal speaking valve on the speech under experimental velopharyngeal incompetence condition. J Oral Rehabil, 35(5)：361-369, 2008.
8) Mikamo S, et al.：Effect of nasal speaking valve on speech intelligibility under velopharyngeal incompetence：a questionnaire survey. J Oral Rehabil, 42(2)：136-143, 2015.

4章　器質性構音障害

9　頭頸部がん患者の社会参加

1　コミュニケーションの問題や合併症に対する配慮

- 構音障害の重症度と社会参加には関連がある
- 復職をする場合，職場との協議が重要である
- 摂食嚥下障害や吸引の有無，外科的治療に伴う上肢などの運動制限，疼痛，審美性の問題と多岐にわたる

　復職や地域でのかかわりなどの社会参加の場面において，構音障害により，ことばがスムースにうまく伝わらないことで社会参加を躊躇する例が少なくない。熊倉は100単音節発語明瞭度検査で**発語明瞭度が70％以上**あれば実用性が十分あり，**50％以下**では実用性が低く，筆談やなるべく話さないようにする傾向がみられた[1]と報告している。また，**発話明瞭度が3（話の内容を知っていればわかる）以下**と判定したときは口頭でのコミュニケーションの実用性がないとされており，構音障害の重症度が高くなると社会参加が制限される[1]。

　しかし，重症であれば社会復帰ができないということではなく，その際は本人と職場側による配置転換の調整や，合併症に対する職場側の配慮がどれほどなされるかがポイントとなる。また，摂食嚥下障害や吸引の有無，外科的治療に伴う上肢などの運動制限，疼痛，審美性の問題と多岐にわたるケースもある。

　以下に筆者が経験したケースを紹介する。

■40歳代男性，舌がん術後の症例

　長距離トラックの運転手をしていた患者。舌亜全摘術と腹直筋皮弁再建が施行され，復職前の100単音節発語明瞭度は55％であった。

　本人は今回を機に，長距離の運転は身体への負担があることや頸部の可動域に問題があること，万が一事故を起こした場合に，構音障害が原因で状況説明が円滑にできない可能性があることから，職場と協議して，倉庫内の管理業務に配置転換となった。また，摂食嚥下障害もあり，食事の様子を他者に見られたくないという思いがあったことから，昼食は車中で摂取したり，簡易的に摂取のしやすいパウチ容器に入ったゼリータイプの栄養補助食品を摂ったりしていた。本人は日常会話場面で，「聞き返されたらもう一度言い直すと伝わる」，「携帯会社に電話したら30分のうち2，3回しか聞き返されなかった」とポジティブな感想が聞かれた。

　趣味活動もほとんどしていなかった。その後徐々に活動も増えて友人と外出した際には術後数年が経過していたが，初めての外食でカレーを食べることができたと嬉しい報告もあった。

■60歳代男性，舌がん術後の症例

　倉庫内でフォークリフトを扱う仕事をしていた患者。舌亜全摘出術と腹直筋皮弁再建術が施行され，復職前の100単音節発語明瞭度検査は60％であった。

　職場と協議し，構音障害のためリフトに乗り

ながら他者と会話をすることが難しいとの判断から，倉庫内の在庫管理業務に配置転換となった。腹直筋皮弁再建のためか重い荷物を運ぶ際に力が入りにくいことや腰痛があったことから，運動療法や整体に通っていた。

会話は寡黙なほうであり，職場では最低限の会話をしているとのことであった。妻との会話では，ときに聞き返される程度で，本人は妻と仕事や食事などの話をよくしており，慣れている会話相手には発話量が多かった。

摂食嚥下障害があり，仕事の際の昼食は職場ではあまり摂取せず，朝夕の食事で十分摂るように工夫していた。

30歳代女性，気管がんの症例

翻訳業に従事する患者。呼吸苦を主訴に救急搬送され，気管切開術を受けた。気管癌の診断を受け，手術適応ではあったが，術後の上肢の可動域制限や審美性の問題があり，化学放射線治療を選択した。気道閉塞のリスクがあるため，気管カニューレを装用していた。

治療後もスピーチタイプの気管カニューレ下で，最長発声持続時間の短縮や低音域での発声となり，気管切開術前までの音声との違いを訴えていたが，音声での会話は可能であった。咳や痰が出るため，

その際に相手を待たせてしまうと言っていた。吸引が定期的に必要であったため，職場復帰の際は加湿器や吸引器の設置に関する職場との協議を行い，出勤形態はオンライン業務と出勤の併用を考慮してもらい，元の職場に同じ業務内容で復職している。

頭頸部がん患者の社会参加の問題と言語聴覚士の対応

1例目と2例目の症例のように，本人の構音障害に加えて，職場の環境や業務内容により，病前に従事していたとおりに復職できないケースがある。この場合は職場側の配慮も重要で，管理業務などに配置転換となるケースもある。また構音障害のみならず，摂食嚥下障害や身体の運動制限などに関する内容にも配慮する必要があり，多職種での情報共有が重要である。

言語聴覚士の対応として，周術期では機能や能力の改善を目的に介入していくが，病態が落ち着き，経口摂取や構音訓練を集中的に介入するころから，徐々に社会参加に目を向けたアプローチが重要となる。本人の性格や習慣を理解し，本人にとってよりよい社会参加となるよう，寄り添った支援をしていく。

【引用文献】

1) 熊倉勇美：舌切除後の構音機能に関する研究－舌がん60症例の検討－．音声言語医学，26(3):224-235，1985.

【参考文献】

1. 溝尻源太郎，熊倉勇美 編著：口腔・中咽頭がんのリハビリテーション－構音障害，摂食・嚥下障害－，医歯薬出版，2000.

第5章

運動障害性構音障害

5章 運動障害性構音障害

1 運動障害性構音障害の定義

　運動障害性構音障害という用語に対応する英語名称は「dysarthria」である。言語聴覚士国家試験出題基準でも「運動障害性構音障害」が採用されているため，この名称を用いればよいかというと，実はそれほど単純ではない。ここでは，dysarthriaの定義と日本国内における翻訳名称の歴史的変遷についてポイントを絞って概説する（**表1**）。ただし，この問題を真に理解するには「speech」をどう訳すのか（例えば，発話，発語，発声発語）など，複数の側面がかかわるため，思った以上に複雑である。詳細な内容は引用文献を参照いただきたい。

　なお，本項では「どの訳語が適切か？」という意図はなく，英語表記dysarthriaを用いる。

表1　motor speech disordersとdysarthriaの日本語訳とその要点

motor speech disorders	運動性発話障害 運動性構音障害	いずれも，dysarthriaと発語失行の2つを総括した用語であるという定義は共通しており，speechの訳語を「発話」とするか「構音」とするかによって違いがある。
dysarthria	運動障害性構音障害 発語運動障害	「構音」や「発語」がspeechの一連の流れを一括する（発声の過程を含む）という解釈と，「構音」や「発語」が狭義の構音（発声の過程を含まない）という解釈（あるいは誤解されやすいという主張）という2つの立場によって違いがある。なお訳語の説明を行うために，本項では英語表記のdysarthriaを使用しているが，「どの訳語が適切か？」という意図はないことにご留意いただきたい。
	ディサースリア 神経原性発声発語障害	
	麻痺性構音障害 運動性構音障害	運動麻痺ではない神経系の病態における異常も含む，「運動性」という術語は発語失行を含むと解釈される，という点で現在使用されなくなった。

1 dysarthriaの定義

● dysarthriaは神経筋疾患に起因する運動障害による発話実行系障害の総称である

　dysarthriaは，発話（speech）に関連した運動を制御する神経・筋系の異常に起因する発声発語の障害と定義されている[1]。したがって，（狭義の）**構音（articulation）** のみならず，**呼吸，発声，鼻腔共鳴，韻律**をも含む障害である，という認識については日本国内でも共通認識が得られていると思われる。これらの運動に必要な動作の強さ，速さ，範囲，安定性，リズム，正確さの異常を反映する神経学的発話障害（neurologic speech disorders）の総称がdysarthriaである。

　運動性伝導路を経て**発声発語器官**（呼吸器系，喉頭，鼻咽腔，口腔構音器官）に伝達される各器官は，運動指令に従った複雑で精緻な動きによって協調的に活動する。この過程は，**発話の実行系**とよばれる。発話にかかわる運動の制御または実行の神経病理学的障害は，単一または複数

用語解説　発声発語器官と口腔構音器官　発声発語器官は，顔面下部，舌，下顎，軟口蓋，喉頭，呼吸器などの発話を造り出す器官の総称のことである。一方，口腔構音器官は，そのうち顔面下部，舌，下顎を含む狭義の構音を担う器官の総称として用いることが多いので，混同しないように注意する。

の感覚運動異常によるものであり，多くの場合，筋力低下，痙性，協調運動障害，不随意運動，または過剰な筋緊張，筋緊張低下，筋緊張変動が含まれる。

> **学習の要点**
> dysarthriaは運動障害による発話の障害であるため，発声発語器官の構造異常（例えば，気管切開による発声障害や口蓋裂による鼻咽腔閉鎖不全），吃音などは含まれない。

> **補足**
> 除外するべき障害として心因性および構造的異常に伴う発声発語障害，吃音の3つが挙げられる。

2 dysarthriaの翻訳名称

POINT
- 構音という用語を発話実行系のどの段階で解釈するかで立場が分かれる
- 現在も翻訳名称については専門家による議論が続いている

1990年代にdysarthriaの訳語について議論が行われ[2-4]，以降は「**運動障害性構音障害**」という訳語と，カタカナ表記をする「**ディサースリア**」が併存していた。その後，苅安[5]が，「神経原性発声発語障害」を自身の書籍のなかで用い，2023年に，西澤ら[6]が「**発語運動障害**」を提唱した。苅安も西澤らも，dysarthriaの訳語として構音障害という用語が不適切であるとの見解を示した。ただし，「運動障害性構音障害」と記された文献でも，廣瀬[7]が述べているように，「構音という表現のなかにoral speechの要素はすべて含まれていると解釈することも可能である」という立場をとっている。

そのほか，「麻痺性構音障害」が用いられたり，「運動性構音障害」が提案されたりしたこともあったが，専門家による議論の末，現在は使用されなくなった。なお，dysarthriaが運動麻痺ではない運動障害も含むため，「麻痺性」という用語が使われなくなったことは，念のため強調しておきたい。

近年では，「発語運動障害」の翻訳名称に対して，日本ディサースリア臨床研究会が，2つの点を指摘した。第一に「発語」と「構音」はほぼ同義として扱われる場合がある点[8]，第二に「構音障害」と同様の理由から他の障害も含む誤解を招くという点である。以上のような立場から，仮名で示すことによりこの混乱を解消することができると改めて主張した[9]。

> **補足**
> メイヨー・クリニック学派では，dysarthriaと発語失行の2つを一括し，motor speech disordersとよんでいる。この用語についても，運動性発話障害や運動性構音障害など，複数の翻訳名称が用いられている。文献を参照する場合，著者がどの意味で使用しているのか確認が必要である。
> 間違ってもこれらとdysarthriaとを混同して使ってはいけないという点に是非ご留意いただきたい。

以上，dysarthriaの定義と日本語への翻訳名称の歴史的変遷について概説した。現在も多くの専門家が適切な術語使用のために議論を続けている。

本書では国家試験出題基準に合わせて，運動障害性構音障害（dysarthria）と記載する。

【引用文献】

1) Duffy JR：Motor Speech Disorders: Substrates, Differential Diagnosis, and Management, 4th ed, Mosby, St Louis, 2020.

2) 西尾正輝：Motor Speech DisordersとDysarthriaをめぐる定義および翻訳用語上の混乱と誤りについて．総合リハビリテーション，22(10)：861-865，1994.

3) 小島義次：発声発語運動遂行の障害は「運動性構音障害」としたい．音声言語医学，40(4)：402-402，1999.

4) 西尾正輝：かつてわれわれはDysarthriaを「構音障害」と呼んでいた，といえる新たなる時代を迎えよう：小島氏への異論．音声言語医学，41(1)：73-73，2000.

5) 苅安　誠：dysarthriaの定義と基本的事項．神経原性発声発語障害dysarthria，p.2-13，医歯薬出版，2017.

6) 西澤典子，ほか：Dysarthriaの翻訳名称について．音声言語医学，64(1)：24-32，2023.

7) 廣瀬　肇，ほか：言語聴覚士のための運動障害性構音障害学，医歯薬出版，2001.

8) 日本音声言語医学会 編：新編 声の検査法，p.3，医歯薬出版，2009.

9) 日本ディサースリア臨床研究会：ディサースリアの翻訳用語について．（https://www.dysarthrias.com/wp/honyaku/）（2024年7月22日閲覧）

5章 運動障害性構音障害

2 原因疾患と運動障害

1 錐体路系疾患

POINT
- 錐体路系の疾患によって起こる運動障害性構音障害（dysarthria）のサブタイプは，痙性および一側性上位運動ニューロン障害性である
- 呼吸器系を除くほぼすべての発声発語器官が皮質延髄路により支配され，その部位や広がりに対応した症候が出現する
- 錐体路徴候には，①痙性麻痺，②深部（腱）反射亢進，③病的反射陽性，④表在反射消失の4つが含まれるが，実際は錐体外路系を含む上位運動ニューロンが関与している

錐体路系疾患と運動障害

錐体路は，広義には皮質脊髄路と皮質延髄路を含む（狭義には皮質脊髄路のこと）。特に皮質延髄路が障害されると，顔面，口腔，咽頭，喉頭など，話し言葉にかかわる多くの発声発語器官に運動障害が起こる。一方，四肢・体幹を支配している皮質脊髄路の障害では，呼吸器系に運動障害が起こる。

運動障害性構音障害のサブタイプには，両側の損傷による**痙性**，片側の損傷による**一側性上位運動ニューロン障害性(UUMN)**がある。

錐体路系疾患は，脳血管疾患，脳腫瘍，多発性硬化症，運動ニューロン病など，さまざまな病因により発現するが，運動を支配する神経系のなかでも**直接活性化経路**という領域の損傷によって主に解釈する（**図1**）。ただし，特に両側損傷の場合，実際には錐体外路などを含む上位運動ニューロンも関与する。

中枢神経系の損傷では筋群がまとまって障害される。両側性の損傷であれば障害はより複雑となる。一方で，片側性の損傷の場合は，左右非対称な姿勢から，バランスをとるために過剰な努力を伴い，楽な呼吸や発声が実現できない状態になる。

■ 両側の上位運動ニューロン損傷

両側性の損傷の場合，筋力低下と痙性が主に関与する。これらは発話運動の速度・範囲の低下をもたらす。通常，急性期には弛緩傾向で，時間経過とともに筋緊張亢進と痙性が徐々に顕在化する。この筋緊張亢進は，上肢では屈筋群が，下肢では伸筋群が優位になる。

錐体路が障害されたときにみられる症候を，錐体路症状（徴候）とよび，一般に①**痙性麻痺**，②**深部反射亢進**，③**病的反射陽性**，④**表在反射消失**の4つが含まれる。

また，感情失禁，病的泣き・笑いを合併することが多い。両側大脳半球の損傷を受けている

臨床に役立つアドバイス

軟口蓋麻痺の原因
両側の上位運動ニューロン損傷では，ほぼすべての症例で，軟口蓋に重度の麻痺が起き，口腔内圧を高める構音が難しくなる。この軟口蓋麻痺は，鼻咽腔の閉鎖にかかわる筋が大脳皮質運動野からの両側支配を受けていることが原因である。

＊UUMN：unilateral upper motor neuron

図1 話し言葉にかかわる神経系の概念図

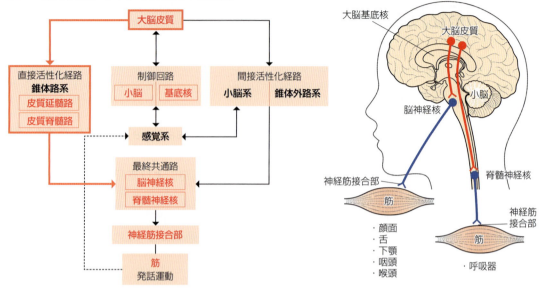

錐体路系疾患に関連する主な領域を赤線で示している。

(文献1をもとに作成)

ため、意識障害や認知機能低下などがあり、全身・発話機能も重篤な損傷を受けている場合が多い。

> **補足**
> **痙性（spasticity）**
> 痙性は「速度依存性の筋緊張の亢進」である。つまり、他動的に筋を速く伸長させると緊張が高くなり、ゆっくり伸長させると緊張は高くならない。これにより、折りたたみナイフ現象を解釈することができる。ただし、痙性麻痺は、弛緩性麻痺に比べてより複雑で、その病態は十分には解明されていない。

■片側の上位運動ニューロン損傷

UUMNの損傷に伴う運動障害はしばしば「両側損傷の軽度な状態」と誤解されることもあるが、実際には、大脳皮質運動野から投射された神経が一側支配の場合に、運動麻痺が顕在化する。基本的に、顔面下部（顔面神経領域）と舌（舌下神経領域）の筋に病巣と反対側の中枢性麻痺を呈する（図2）。一方、顔面上部、咽頭、喉頭については両側支配であるため、一側の上位運動ニューロン損傷では顕著な運動麻痺は生じないと考えられている。しかし、臨床的にUUMNタイプの例でも軟口蓋や喉頭で片側の麻痺を合併することがある。これは、支配の左右の程度に関する個人差が影響すると解釈されている。

片麻痺患者は、左右のアンバランスにより、特有の異常パターンを作り出す。これは、動作時だけでなく、心理面の影響などによっても引き起こされる。そのような左右非対称な姿勢では、本来のバランスが崩れ、もっている能力を十分に発揮できなくなる。片側の錐体路損傷の場合、病巣、年齢などによっても異なるが、一般的に予後は良好なことが多い。

Duffyら[2]の調査によると、一側性の損傷例では、顔面下部の一側性筋力低下が82％、舌の一側性筋力低下が52％、軟口蓋の一側性筋力低下が5％を占め、顔面下部と舌に集中していた。

> **用語解説　運動麻痺** 身体の各部分を随意的に動かすことのできない症状のことをいう。運動麻痺は、上位運動ニューロンと下位運動ニューロンのいずれのレベルの障害でも起こる。上位運動ニューロン（錐体路）の障害に起因するものを中枢性運動麻痺、下位運動ニューロンの障害に起因するものを末梢性連動麻痺という。

図2　発声発語にかかわる運動性脳神経への皮質運動野からの両側支配と一側支配

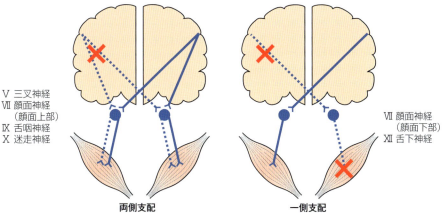

V 三叉神経
Ⅶ 顔面神経
　（顔面上部）
Ⅸ 舌咽神経
Ⅹ 迷走神経

Ⅶ 顔面神経
　（顔面下部）
Ⅻ 舌下神経

両側支配　　　一側支配

UUMNタイプでは，右の皮質運動野からの投射が障害されると一側支配でのみ運動麻痺が顕在化する。

> **補足**
> **上位運動ニューロン**
> この用語は文献によって異なる意味で用いられることがある。しばしば錐体路と同義で用いられるほか，錐体路，錐体外路，小脳系を含む名称として用いられることもある。本項内では，後者の意味でこの用語を用いている。

脳血管障害

脳血管障害は，脳梗塞，脳塞栓，脳内出血，くも膜下出血に大別される（**表1**）。各血管の灌流領域と，脳神経核までの経路が障害される部位や範囲に対応した症候が出現する。

■ 大脳半球の損傷

両半球の左右の上位運動ニューロン経路は近接していない。したがって，単発の大脳半球脳卒中では痙性運動障害性構音障害が生じることはない。

■ 脳幹の損傷

脳幹では左右の上位運動ニューロン経路が近接しているため，脳底動脈の支配領域における単発の梗塞により，痙性タイプを伴う両側性の上位運動ニューロン損傷が十分に起こりうる。

表1　脳血管障害の主な種類

脳梗塞	脳の血管が詰まり灌流領域が虚血状態となることで酸素・栄養供給がなくなり，細胞が壊死する状態である。
脳塞栓	心臓の疾患，不整脈が原因となり，心臓や血管内で形成された栓子が微小血管に移動し，血管を塞ぐ。血流が止まった部位から，遠位に閉塞が生じるので脳梗塞と同様の症候が発現する。
脳内出血	脳内の血管が破れ，そこから遠位の部位に血液の供給が滞ることで脳梗塞と同じ状況となる。
くも膜下出血	くも膜下腔で起きた出血によって脳表面の血管に攣縮が生じる。結果的に脳梗塞と同じ状況になる可能性がある。

変性疾患：運動ニューロン疾患（MND）

■ 筋萎縮性側索硬化症（ALS）

運動ニューロン（上位・下位）もしくは脊髄の前角細胞を侵すため，筋萎縮により筋力が低下し，発話において球（延髄）の支配筋が収縮しなくなる。運動障害性構音障害のサブタイプは痙性のほかに弛緩性を加えた混合性となる。

ALSには特異的なバイオマーカーがなく，臨床像からの診断が基本であるにもかかわらず，病型は多彩で，診断基準に合致しない症例もまれではない。ALSは従来，発症様式により，①上

＊MND：motor neuron disease　＊ALS：amyotrophic lateral sclerosis

肢の筋萎縮と筋力低下が主で下肢は痙縮を示す上肢型（普通型），②運動障害性構音障害・嚥下障害など球症状が主体となる球麻痺型，③下肢から発症し腱反射が早期から低下・消失する下位運動ニューロン徴候が前面に出る下肢型，④①〜③のすべてがみられる古典型 ALS に分類されることが多かった。

しかし近年，種々の非典型的な ALS の臨床病型が報告され，その発症機序における遺伝要因あるいは環境要因に関心がもたれている。

■ 上位運動ニューロン（predominant-upper motor neuron）型 ALS

錐体路型（pyramidal type）ALS ともよばれ，下肢の痙性が強く，痙性対麻痺の臨床像を呈することが多い。経過が緩徐な場合には，後述の原発性側索硬化症（PLS）とされることもある。一側の上下肢を侵し，痙性片麻痺を呈する亜型（Mills 亜型）も存在する。

■ 原発性側索硬化症（PLS）

皮質運動野の運動ニューロンが選択的かつ系統的に障害される一方で，古典的 ALS と異なり脳幹・脊髄の運動ニューロンは変性しない。したがって，痙性タイプとなる。臨床診断基準は提案されているが，特異的なバイオマーカーは存在しない。

> **補足**
> **偽性と仮性**
> 以前は延髄の障害による球麻痺と似た症候を示す偽性球麻痺（pseudobulbar palsy）のことを，仮性球麻痺と記載することが多かったようである。pseudo は「似て非なるもの」を意味するため，日本神経学会では偽性球麻痺という記載を推奨している。

偽性球麻痺

偽性球麻痺は単一の疾患名を指す名称ではなく，症候としての概念であるが，運動障害性構音障害の臨床では特に理解しておくべきものである。名称の由来である球麻痺については p.187「下位運動ニューロン」を参照のこと。

上位運動ニューロンの両側に損傷があり，かつ延髄に障害がなくても，発声，構音，嚥下，咀嚼障害など，球麻痺の様相を呈した場合，偽性球麻痺とよばれる。偽性球麻痺では，安静時には表情も単調となる。偽性球麻痺と球麻痺を比べると，障害される範囲は偽性球麻痺のほうが広く，神経症候も多彩である。

偽性球麻痺は，臨床的に皮質─皮質下型，線条体型，橋型に分類することができる（表2）。

> **学習の要点**
> 原因疾患を学ぶ際に，疾患群名＞疾患名＞症候群名＞症候名（運動障害名）＞タイプ分類のどの水準か意識して知識を整理する（例：脳血管障害＞脳梗塞（両側大脳半球）＞偽性球麻痺＞痙性麻痺＞痙性タイプ）。

表2　偽性球麻痺の損傷部位別の臨床病型

皮質─皮質下型	顔面や咽頭の随意運動の障害が重度で，随意運動と自動運動との解離が大きいことが多い。顔面の筋緊張は低下し，強制泣きや強制笑いを認めない。代表的なものに弁蓋部症候群があり，両側性では随意性嚥下運動が不能になる。
線条体型	筋強剛により顔貌はこわばり，麻痺が隠蔽される。進行性核上性麻痺もこの型に含まれる。
橋型	口唇，舌，口蓋帆の麻痺を起こすことがあり，ときに重篤な嚥下障害を起こす。また，四肢麻痺や運動失調を伴うことがある。強制泣きや強制笑いが出現する。

（文献3をもとに作成）

用語解説　球麻痺　脳幹にある疑核および舌下神経核から出ている第9（Ⅸ），10（Ⅹ），12（Ⅻ）脳神経の障害のことを指し，独立した病名ではなく状態を示す。しばしば，第7脳神経も一緒に障害されるが必須条件ではない。

180　＊PLS：primary lateral sclerosis

2 錐体外路系疾患

- 錐体外路系の疾患によって起こる運動障害性構音障害のタイプは運動低下性と運動過多性である
- 錐体外路系疾患に伴う運動障害は，大脳基底核ループの3つの回路（ハイパー直接路・直接路・間接路）のバランスが崩れた結果によるものと解釈できる
- 運動過多性は，不随意運動が現れた部位，タイミング，およびその種類によって多様な発話症状を呈するため，診断名よりも徴候としての運動障害の理解が重要である

錐体外路系疾患と運動障害

錐体外路系の障害で生じる運動障害性構音障害のサブタイプには，**運動低下性**と**運動過多性**がある（図3）。

錐体外路系の重要な機能は，錐体路が巧緻な運動を実行することができるよう，「姿勢」のような筋緊張がかかわる運動を維持することであり，自動的で反復的，かつ粗大な運動を統合している。また，感情の表出においても重要な役割を果たしている。

大脳基底核ループとよばれる制御系の3つの回路のアンバランスによる，運動を「抑制しすぎている（ハイパー直接路と間接路）」もしくは「引き出しすぎている（直接路）」という2つの対照的な運動機能障害が主体となる。

■ 運動低下性

運動低下性では，安静時振戦，筋強剛（筋固縮），寡動・動作緩慢，姿勢反射障害，仮面様顔貌，小字症，矛盾運動など（図4）を認め，代表疾患としてパーキンソン病（PD）が挙げられる。

典型例では**寡動**，**筋強剛**，**振戦**があり，これが発話に影響を与える。表情に乏しく，口輪筋に振戦を認めることがある。また，連続的運動

図3 話し言葉にかかわる神経系の概念図

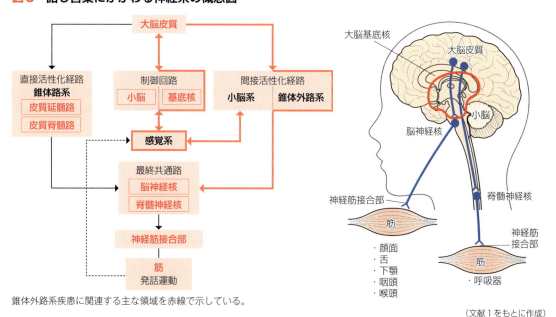

錐体外路系疾患に関連する主な領域を赤線で示している。

（文献1をもとに作成）

＊PD：Parkinson's disease

図4　PDにみられる姿勢

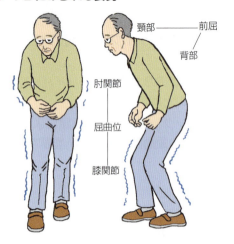

時の**運動範囲の狭小化**や**運動起始困難**を認める。

筋強剛は，錐体外路系の病変による筋緊張が高い状態である。筋強剛は四肢の関節を他動的に伸展させようとすると異常な抵抗を示す。

> **補足**
> **筋強剛(rigidity)**
> 強剛とは「速度に依存しない筋緊張亢進」のことであり，遅くても速くても，他動的に動かしたときに筋緊張が高まって抵抗を感じる状態である。
> 筋強剛は緊張性伸張反射(筋の伸張が持続されている間，持続して伸張反射が現れる)の亢進と解釈される。

■ 運動過多性

錐体外路系の障害で生じる運動過多性では，不随意運動が出現し，その特性や発現部位によって，話し方が影響を受ける。Huntington病は代表疾患として記載されることが多い。不随意運動が生じる筋の部位や不随意運動の出現のしか たによって症状が異なる。

姿勢が維持できなかったり，決まった運動を無目的に続けてしまったりすること全般を含む，多種多様な状態が該当するため，多様な疾患がこの運動過多性に分類される。

パーキンソニズム

■ パーキンソン病(PD)

進行の遅い特発性の神経学的疾患である。家族性の症例が1〜2％含まれる。PDの重症度を把握するうえではYahr(ヤール)の分類が有用である(**表3**)。

> **臨床に役立つアドバイス**
>
> **PDの認知機能と運動症状の関連**
> PDの認知機能低下は，運動障害とも相互に関連することが示唆されている。特に振戦優位のPD患者に比べて，寡動，姿勢保持障害，歩行障害が優位なPD患者における認知症発症のリスクが高く，前頭葉症状である作業記憶障害と寡動との関連性が示唆されている[4]。運動障害性構音障害が広義のコミュニケーション障害と考えると，このような視点をもつことは重要である。

■ 進行性核上性麻痺(PSP)

パーキンソニズムを呈するが，その症候は多様で，典型例では眼球の随意運動が進行性に障害される。また，動作緩慢，進行性体軸性ジストニアを伴う筋強剛，偽性球麻痺，および認知症が出現する中枢神経系の変性疾患である。したがって，運動障害性構音障害のサブタイプは

表3　PDの重症度に関するヤールの分類

1度	症状は一側性で機能的障害はないか，あっても軽微である。
2度	両側性の障害があるが，姿勢保持の障害はなく，日常生活，職業は多少の障害はあるが行える。
3度	立ち直り反射に障害がみられる。活動はある程度制限されるが職種によっては仕事が可能であり，機能的障害は軽ないし中等度だが，まだ1人での生活が可能である。
4度	重篤な機能障害を呈し，自力のみによる生活は困難となるが，支えられずに立つこと，歩くことはどうにか可能である。
5度	立つことも不可能で，介助なしにはベッドまたは車椅子に付きっきりの生活を強いられる。

＊PSP：progressive supranucvear palsy

運動低下性のほか，痙性や失調性が併発し，混合性になることが多い。診断は臨床的に行う。古典例は，Steele-Richardson-Olszewski 症候群とよばれることもある。

パーキンソニズム優位多系統萎縮症（MSA-P）

以前は多系統萎縮症（MSA）のなかでも線条体黒質変性症（SND）とよばれていたパーキンソニズムが主体となる病型である。通常は，進行すると小脳性運動失調が併発し，混合性となる（p.184「小脳系疾患」も参照のこと）。

> **実践!! 臨床に役立つアドバイス**
>
> **MSA の吸気性喘鳴と嚥下障害[5]**
> 中枢性両側声帯麻痺の原因としては MSA が多く，正中固定すると気管切開を行わなければ患者は命を落とす可能性がある。吸気性喘鳴と嚥下障害の進行は，MSA における声帯麻痺のサインとして気管切開の判断基準となる。

> **補足**
>
> **さまざまなPSPの病型**
> Höglinger ら[7]によると，臨床的に PSP の病型は 10 種類もあり，それらは運動障害だけでも様相がさまざまである。その他の分類も提唱されており，統一的な分類方法は確立されていないのが現状である。PSP におけるサブタイプの診断においては，より慎重に，臨床症候を丁寧に診ることが言語聴覚士には求められる。

不随意運動群

患者の意図とは無関係に起こる筋の非合目的的（目的の達成に不必要）な運動過多状態のことを不随意運動群とよぶ。これは，意図によらない反射運動とは別である。運動過多性に分類され，その原因疾患は大部分が不明であり，薬剤性，遺伝性，神経変性疾患，中毒性／代謝性，脳血管障害，感染性，外傷性，腫瘍性，炎症性疾患などが関与している。

主に以下のような不随意運動がある（図5）。

振戦：律動的で細かな運動。
ジストニア：持続の長い骨格筋の収縮もしくは間欠的な筋収縮。多くは決まった部位や行動に限定される。
アテトーゼ：持続時間の長いねじるような運動。
チック：顔面や首，肩などの筋が不随意的に収縮を繰り返す運動で，出現する部位は多様である。運動チックと音声チックに分けて症状を捉えることが多い。
バリズム：投げるような四肢の激しい運動。
舞踏運動：不規則に繰り返される短くやや速い運動。
ジスキネジア：不規則に起こる比較的速い運動。
ミオクローヌス：突発性で稲妻のような短時間筋収縮。

> **補足**
>
> **吃逆（しゃっくり）**
> 吃逆は横隔膜のミオクローヌスで，生理的ミオクローヌスに分類される。

図5　不随意運動の分類

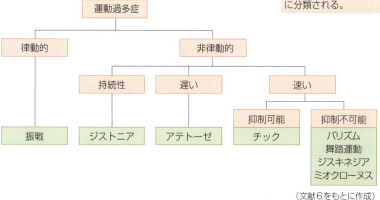

（文献6をもとに作成）

---

*MSA：multiple system atrophy　*MSA-P：multiple system atrophy with predominant parkinsonism
*SND：striatonigral degeneration

以下に不随意運動を呈する主な疾患を示す。

> **補足**
> **症状と徴候**
> 　平山[8]によると，自覚的な状態を「症状」[symptom(s)]，外から他者が観察できるものを「徴候」[sign(s)]とよぶ。また，「症候」は症状と徴候を一括した日本語特有の略語のような呼び方である。症候には次の①②の2通りの使い方がある。①筋萎縮のように患者自身が気づいている「症状」であると同時に，臨床家が客観的に把握できる「徴候」であるとき，②パーキンソン症候のように，パーキンソン病にみられる症状と徴候を一括してよぶとき。

■ ハンチントン病

運動障害性構音障害は必発で，主に発声発語全体に影響するが，声の大きさ，高さに関するプロソディー面の障害が主体となる。認知症も合併し，臨床上では易怒性などの前頭葉症状が問題となることもある。以前は，ハンチントン病を舞踏病として記載している文献も見受けられたが，本疾患以外にも舞踏運動は生じうる。

■ 顎口舌ジストニア

発話時などに，口腔構音器官に局所性の持続的な筋収縮が起きる疾患である。薬剤誘発性が多い。

■ 軟口蓋振戦（軟口蓋ミオクローヌス）

軟口蓋にミオクローヌスが出現し，発話に影響を及ぼすことがある疾患である。

■ 音声振戦症

発声時に律動的な喉頭の運動が起こり，声が震える疾患である。運動過多性で出現頻度は比較的高いようである。

■ 痙攣性発声障害

発声行動で出現する喉頭のジストニアと考えられており，不随意運動群に分類される。したがって，言語病理学的に運動障害性構音障害に分類でき，さらにそのサブタイプは運動過多性に分類できる。内転型（発声時に声帯が必要以上に内転し詰まったような声になる）が多く，女性に多い。音声振戦に並び，運動過多性で出現頻度は高いようである。

> **補足**
> **「系」**
> 　本項では「系」もしくは「系統」という接尾辞のついた用語を多く掲載している。例えば，多「系統」萎縮症，小脳「系」である。これは，英語で表記したときの「system」に該当する。これらは，一連の流れや1つのまとまりのことを意味する。例えば，小脳と小脳系は，指すものやことが異なり，小脳系の場合は小脳以外に脳幹部など連絡している領域も含み，さらには「働き」に関する事項も総括すると考えることもできる。したがって，「系」や「系統」を用いる場合は留意する必要がある。

3　小脳系疾患

- 小脳系の疾患によって起こる運動障害性構音障害のサブタイプは失調性である
- 協調運動の症状を起こす小脳性運動失調（ataxia）のみならず，小脳性筋緊張低下や小脳系由来の不随意運動も，小脳系疾患における運動障害として念頭に置く必要がある

小脳系疾患と運動障害

小脳系の障害により生じる運動障害性構音障害では，発声・構音に関する運動の時間的・空間的な調節機能が障害される。実現しようとした各運動の協調や段階的な運動調節などが困難となる。運動障害性構音障害のサブタイプは**失調性**となる。

小脳がもつ役割は，共同的な運動を行うとき，特に熟練した運動を調節し制御することにある。錐体外路系（基底核系）が主に遅く粗大な運動を

調節するのに対して，小脳系は主に速く巧緻な運動を調節する。解剖生理学的には，錐体外路系に小脳系を含める文献もあるが，運動障害性構音障害を含む運動障害について論じるとき，錐体外路系と小脳系を区別すると都合がよい（図6）。以下に主な運動障害を示す。

■ 小脳性筋緊張低下

小脳が損傷されたときは，筋緊張の低下を呈す。これは，発話運動の開始の遅れや，メリハリのない発話の原因になると考えられるが，詳細は不明である。

■ 小脳性運動失調

運動の大きさ，範囲，方向などを的確に制御できないことにより生じる動作の拙劣さのことを運動失調という。運動失調は損傷部位によっていくつかに分類されるが，発話に関連するものは小脳系の損傷に起因する小脳性運動失調のみによるという見解が多い。

なお，神経学の領域では，しばしば運動失調と協調運動障害は同義で用いられている。

■ 小脳損傷由来の震え

小脳損傷に起因する震えとして企図振戦（intention tremor）があり，企図振戦と小脳振戦は同義語として使用される場合がある。また，企図振戦に似た徴候として終末動揺がある（図7）。終末動揺（terminal oscillation）とは，小脳性運動失調により，目標物に近づくにしたがって，最後に四肢が揺れる現象のことであり，目標物に到達すると震えが消える。一方，企図振戦は，目標物に到達しても震えが消えない。

脳血管障害

■ 小脳

小脳半球や小脳中部の損傷で運動障害性構音障害が生じる。損傷部位によって，発話異常の出現頻度や様相が異なっている可能性があるが，詳細は不明である。

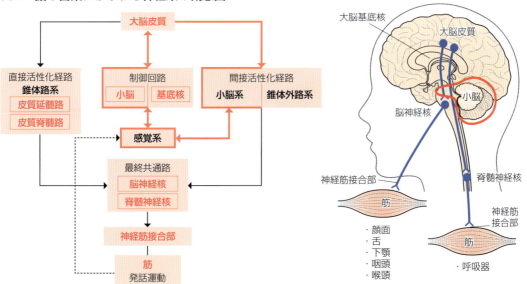

図6　話し言葉にかかわる神経系の概念図

小脳系疾患に関連する主な領域を赤線で示している。

（文献1をもとに作成）

図7 小脳疾患と関連のある震え

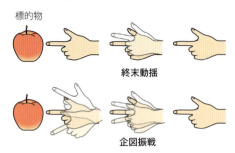

■ 脳幹部（小脳路）

脳幹部にも小脳は連絡線維をもっているため，失調性運動障害性構音障害が生じる。わが国でも，右の中脳の腹側部から背側部にかけて病巣を認めた報告例がある[9]。小脳半球や中部の損傷例と運動障害性構音障害の特徴は必ずしも同様ではない可能性があるが，詳細は不明である。

変性疾患

■ 脊髄小脳変性症（SCD）

小脳性あるいは脊髄性の運動失調を主症状に，その他の中枢神経系または末梢神経系の多様な障害を併存しうる神経変性疾患である。SCDは単一の疾患名ではなく，臨床症状や病理所見あるいは遺伝的に異なるいくつかの病型の総称で

あり，遺伝性と孤発性に分けられる。

■ 小脳失調優位多系統萎縮症（MSA-C）

孤発性SCDの1つで，尿失禁もしくは起立性低血圧を含む自律神経不全，レボドパ反応性不良パーキンソニズムもしくは小脳症候群を呈する。運動障害性構音障害のサブタイプは，進行中にどのような症状が加わるかによって異なる。失調が主症状であれば失調性となるが，経過とともに運動低下性を合併し混合性となる。

MSAは発症様式により，いくつかの病型に分かれる。もともとは3つの疾患が個別の疾患として報告されたが，現在では同一疾患として確立した。さらに，3つの病型ではなく，小脳型とパーキンソン型の2病型に分類する方法が主流である（図8）。

① Shy-Drager症候群（SDS）

自律神経症状から始まり，高度の起立性低血圧とともに多様な自律神経症状の出現を主徴とする。

② オリーブ橋小脳萎縮症（OPCA）

小脳性運動失調症状を主徴とする。

③ 線条体黒質変性症（SND）

パーキンソニズムを主徴とする。

図8 多系統萎縮症（MSA）の病型の考え方の変遷

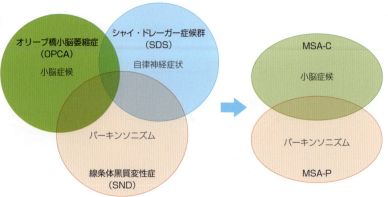

現在はMSAをパーキンソニズム優位型（MSA-P）と小脳失調優位型（MSA-C）に類型している。

* SCD：spinocerebellar degeneration　* MSA-C：multiple system atrophy with predominant cerebellar ataxia
* SDS：Shy-Drager syndrome　* OPCA：olivopontocerebellar atrophy　* SND：striatonigral degeneration

4 下位運動ニューロン障害

- 下位運動ニューロンの障害によって起こる運動障害性構音障害のサブタイプは弛緩性タイプである
- 損傷した脳神経が担っている筋群に弛緩性麻痺が生じるため，限局的な障害像となる
- 変性疾患や自己免疫疾患では，広範に障害されることが多く重症化する可能性が高い

下位運動ニューロン障害と運動障害

下位運動ニューロンは，脳幹にある運動性脳神経核から始まり，神経筋接合部で筋と接合している。大脳皮質運動野から投射された複数の上位運動ニューロンが最終的に延髄や脊髄の神経核に収束するため，最終共通路の障害として解釈される。つまり，運動性神経核そのものが損傷された核性においても，核よりも下位のレベルで受傷した核下性においても，弛緩性麻痺を呈する（図9）。下位運動ニューロン障害による運動障害性構音障害のサブタイプは**弛緩性**である。

発話に必要な下位運動ニューロンの損傷に起因する運動麻痺はニューロパチー（末梢神経障害）とよばれ，単ニューロパチー，多発ニューロパチー，多発性単ニューロパチーに分けられる（表4）。

■ 弛緩性麻痺

弛緩性麻痺は，最終共通路の損傷を反映するものであるため，反射的，自動的，随意的運動のすべてが障害を受ける。筋を他動的に運動させると抵抗の減弱を示す。この弛緩性麻痺は，**筋力低下，筋緊張の低下，反射の喪失**が主な特徴である。また，萎縮や線維束性収縮（攣縮）をよく随伴する。神経筋接合部では特に，継続使用による筋力低下と休息による回復を示す。

図9 話し言葉にかかわる神経系の概念図

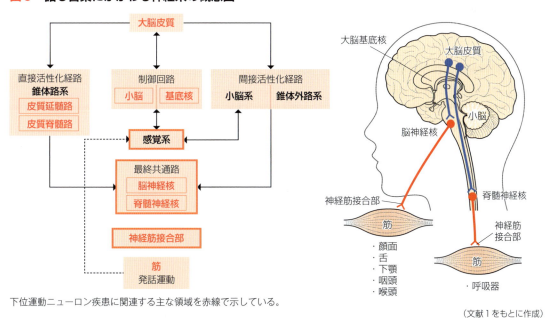

下位運動ニューロン疾患に関連する主な領域を赤線で示している。

（文献1をもとに作成）

表4 ニューロパチーの主な分類

単ニューロパチー	1本の末梢神経だけに起こる損傷で、侵された領域に感覚の異常（しびれやチクチクする感覚）、弛緩性麻痺（筋力の低下）がみられる。
多発ニューロパチー	末梢神経系が両側に広がった状態で、左右対称性の症候が生じる。
多発性単ニューロパチー	2つ以上の単一神経が同時あるいは連続して障害されるものであり、通常左右非対称性である。

■ 脳神経

末梢神経系の損傷では、そのニューロンが支配する筋だけが局所的に障害される。喉頭だけが障害されたり、顔面だけが障害されたり、片側のみ障害されたりすることは珍しくない。

発話においては、三叉・顔面・舌咽・迷走・舌下神経の5つの脳神経が重要といわれている。

これらの5つの脳神経の起始核のある部位（起源）と機能のより詳しい解剖生理については、p.22を参照のこと。

脳神経の損傷

■ 顔面神経麻痺

脳神経麻痺のなかでも、顔面神経麻痺は最も頻度が高いといわれている。原因疾患は、感染症、腫瘍や外傷など多様である。末梢性の顔面神経麻痺の場合は、病巣と同側の上下顔面に弛緩性の麻痺が生じる（図10）。一方、中枢性の片側顔面神経麻痺であれば、顔面下部のみに中枢性麻痺が生じる（p.177「錐体路系疾患」の項も参照のこと）。したがって、前頭筋（額）にしわを作るように指示すると、末梢性の顔面神経麻痺ではできないが、中枢性の顔面神経麻痺例では可能である。

発話は、口唇の閉鎖を必要とする子音などの歪みが主体となる。その他の発声や鼻咽腔閉鎖に関連する障害は起こらない。

> **実践!! 臨床に役立つアドバイス**
>
> **線維束性収縮（攣縮）の確認**
>
> 線維束性収縮（攣縮）は、安静時に観察される徴候であり、随意運動時に観察されるものではない[10]。つまり、随意運動である挺舌で観察することはできない。
>
> なお、本徴候が「脊髄前角細胞の」変性途中に起こるものと記載されることがあるが、末梢神経障害であれば出現する可能性がある。ただし、筋疾患によって本徴候は出現せず、すべての弛緩性麻痺に起きる徴候ではない点には留意したい。

図10 発声発語にかかわる運動性脳神経への皮質運動野からの両側支配と一側支配

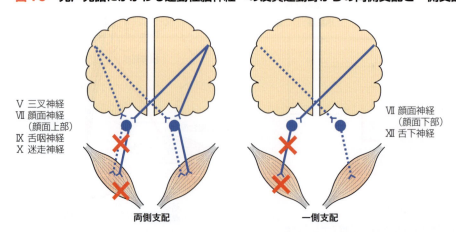

Ⅴ 三叉神経
Ⅶ 顔面神経（顔面上部）
Ⅸ 舌咽神経
Ⅹ 迷走神経

Ⅶ 顔面神経（顔面下部）
Ⅻ 舌下神経

両側支配　　一側支配

弛緩性タイプでは、右の運動性脳神経が障害されると両側・一側支配いずれにおいても運動麻痺が顕在化する。

■Wallenberg症候群（延髄外側症候群）

椎骨動脈の血栓を原因とした延髄外側部の病変により起こる症候群。疑核の損傷に起因する病側の反回神経麻痺と軟口蓋麻痺によって，高確率で嚥下障害を合併する。したがって，核性の下位運動ニューロン障害に伴う弛緩性麻痺によって，運動障害性構音障害のサブタイプは弛緩性を含むことになる。

ただし，擬核以外にも，小脳系などの神経路も障害されるため，病変と同側に顔面の感覚障害，角膜反射の低下ないし消失，Horner症候群，眼振，小脳性運動失調も認める。つまり，音声言語病理学的には混合性と判定される。

変性疾患（運動ニューロン病）

■球脊髄性筋萎縮症（SBMA）

通常成人男性に発症する，遺伝性下位運動ニューロン疾患である。上位運動ニューロン徴候は認めず，ALSからは独立した疾患単位である。下位運動ニューロン症候として，顔面，舌および四肢近位部優位の筋萎縮および筋力低下と，筋収縮時の著明な線維束性収縮（攣縮）が主症状である。発話に関する臨床所見では，軟口蓋の弛緩性麻痺による高度の開鼻声が特徴的である。

進行すると嚥下障害，呼吸機能低下などがみられ，呼吸器感染を繰り返すようになる。また，軽度のアンドロゲン不全症候として，睾丸萎縮，女性化乳房などがみられる。

自己免疫疾患

■Guillain-Barré症候群（GBS）

原因不明の疾患だが，ウイルス感染の後に好発する。末梢神経の機能障害が急性あるいは亜急性に発症するのが特徴である。組織学的には，局所的な脱髄を末梢神経と脳神経で認める。顔面・口腔・咽頭，眼の諸筋が初めに侵され，過

半数の患者で顔面の筋力低下，嚥下障害が生じ，弛緩性タイプを呈する。

早期の完全な回復を示すこともあるが，そうでない場合には回復に数カ月を要する。一部の患者では，筋力低下が残存することもある。多くは感染に後発する両下肢から始まる上行性の四肢麻痺と腱反射低下・消失を特徴とする。

本疾患は脱髄型と軸索型に分類される。重症度には幅があり，早期から歩行可能な例もあれば，完全四肢麻痺をきたしたり，呼吸筋麻痺により人工呼吸器を必要としたりする例もある。

> **補足**
> **Fisher症候群（FS）**
> GBSの亜型と考えられており，先行感染の後に急性発症する外眼筋麻痺，運動失調，腱反射低下あるいは消失を3徴候とする症候群である。

脊髄損傷

発声発語器官のなかでも，呼吸器系だけは脳神経の神経支配を受けておらず，脊髄神経の支配を受けている。呼吸筋麻痺が発話に影響を及ぼしていれば運動障害性構音障害と診断される。

> **基礎分野へのリンク**
> **呼吸筋の神経支配**
> 呼吸筋は，吸気筋と呼気筋に分けられるが，吸気筋の主動筋である横隔膜は頸髄神経（第3～5頸神経の一部）の支配を受けている。呼気筋の主動筋である腹筋群（腹直筋，外腹斜筋，内腹斜筋，腹横筋）は主に肋間神経の支配を受けている。

脊髄損傷例では，吸気筋と呼気筋がともに障害される。吸気筋の主動筋である横隔膜を支配する脊髄神経は第3～5頸髄から出ているので，受傷部位が第3頸髄以上のレベルであれば吸気筋麻痺が出現する。第4頸髄以下であれば十分な換気が得られる。しかし，第5頸髄の受傷でも随意的な呼気運動は障害される（**図11**）。留

用語解説 ホルネル症候群 顔面の片側において，まぶたが垂れ下がり，瞳孔が小さいままになり，汗をあまりかかない状態のこと。

＊SBMA：spinal and bulbar muscular atrophy ＊GBS：Guillain-Barré syndrome ＊FS：Fisher syndrome

意すべきこととして，頸髄損傷例では通常呼吸筋が障害されても他の脳神経領域に異常は認められない。

神経筋接合部の疾患

臨床的には，弛緩性麻痺は下位運動ニューロンや後述の筋疾患のほか，神経筋接合部の障害によっても筋緊張が低下し，いわゆる弛緩性麻痺と筋無力（症）を呈する。

■ 重症筋無力症

本疾患は自己免疫疾患で，末梢神経終末端から出るアセチルコリンと，筋側の受容体との間の受け渡しの障害である。主症状は骨格筋の急速な易疲労性（筋無力）であり，筋力の低下が顕著である。休憩をとると若干回復するが，すぐに疲労する。日内変動があり，朝に比べて夕方のほうが筋無力が強くなる。弛緩性タイプのほか，眼瞼下垂や眼球運動障害を呈する。また，呼吸筋の筋無力が強くなり，呼吸ができなくなることがある。

図11 脊髄損傷における呼吸筋の障害の特徴

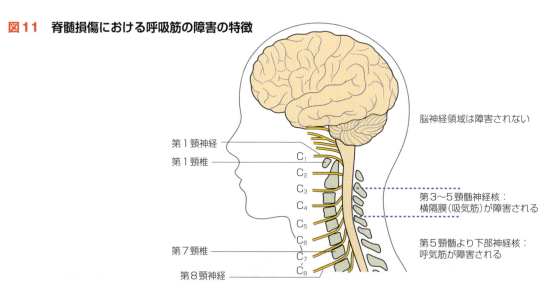

5 筋疾患

- 筋の疾患によって起こる運動障害性構音障害のサブタイプは弛緩性である
- 筋疾患に伴う弛緩性麻痺では，神経原性と異なる所見（例えば舌肥大）があるため，留意が必要である
- 筋徴候に伴う二次的不正咬合が構音に影響する可能性も考慮する

筋疾患と運動障害

前述の運動障害は，いずれも神経系の病変によるものを中心に解説した。一方，筋疾患は「筋自体」の病変である（**図12**）。したがって，これまでの下位運動ニューロン疾患および神経筋接合部で起きる弛緩性麻痺とは質的に異なる部分も多い。

また，多くは遺伝性であり，炎症なども原因となる。通常，筋疾患の場合は，筋萎縮と筋脱力が主な運動障害となるが，病型によって対照

的な徴候を呈することがある。

■ 筋原性筋萎縮

筋の容積が減少した状態を指す。通常，筋疾患の場合は，筋脱力（筋力の低下）を伴う。

■ 筋強直（ミオトニア）

骨格筋が収縮した後，すぐに弛緩できない現象を示す。また，筋強直のある患者の筋を素早く打叩（だこう）すると，筋収縮が一定時間持続する（percussion myotonia）。打叩後の筋強直が舌に起きた場合は，その形状からクローバー舌ともよばれる。一見して神経原性の筋萎縮や舌圧痕と似ているが，あくまで打叩したときにのみ観察される（図13）。

図12 話し言葉にかかわる神経系の概念図

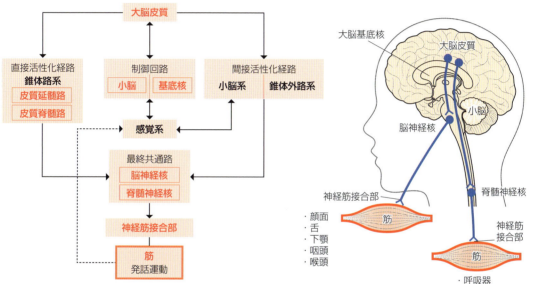

筋疾患に関連する領域を赤線で示している。

（文献1をもとに作成）

図13 運動障害性構音障害に関連した舌の異常

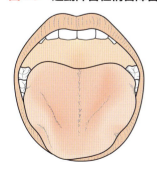

a　神経原性舌萎縮
ALSの弛緩性麻痺に伴って起きた舌の萎縮。

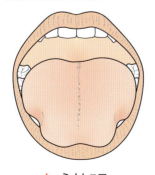

b　ミオトニア
舌圧子で挟んで叩打するとクローバー状に収縮する。

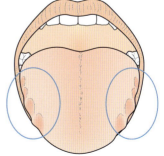

c　舌圧痕
舌そのものに異常はないが歯列弓に当たっている人，もしくは舌が浮腫んでいる人の舌縁に跡が残っている（青丸部分）。

用語解説　筋脱力（muscular weakness）　平山[11]によると，一般的に「筋脱力」は，力が入らない状態をさすため，原因はどうあれ現象を具体的に表現したものである。つまり，「運動麻痺による筋脱力」という表現は成り立つことになる。しかし，神経学用語として用いる場合は，筋自体の病変で「筋脱力」，上位・下位運動ニューロンの病変では「運動麻痺」として記載されることが多い。

■ 舌の偽性筋肥大(macroglossia)

一部の筋ジストロフィーでは舌肥大を認める。筋萎縮が顕在化しない病型では，この所見が，臨床診断上重要になることがある。

筋ジストロフィー(MD)

筋線維の変性・壊死を主徴とし，臨床的には進行性に骨格筋の筋萎縮と筋脱力を認める遺伝性疾患である。重症化すると心肺機能低下に至り，車椅子や人工呼吸器管理を必要とする。筋ジストロフィーは疾患群の名称であり，デュシェンヌ型，肢帯型，顔面肩甲上腕型，福山型，筋強直性などのさまざまなタイプがある。

■ 筋強直性ジストロフィー(MyD)

遺伝性の常染色体優性の疾患で，複数の器官に影響を及ぼすことがある成人で最も多い筋ジストロフィーである。MyDは，臨床的に**筋萎縮・筋脱力**に加えて**筋強直**と**多臓器障害**を特徴とする。病理学的には筋線維の壊死・再生が目立たないので，筋強直性症候群に分類されることもある。筋萎縮が顔面に起こると(側頭筋や咬筋の筋萎縮)，額の横幅が狭くなり**斧様顔貌**という特徴的な顔貌になる。原因となる遺伝子異常によって1型(DM1)と2型(DM2)に分けられる。

■ Duchenne(デュシェンヌ)型筋ジストロフィー(DMD)

進行性の筋ジストロフィー，舌肥大を伴うことがある。舌は常に形を変えるため，大きさを客観的に評価することは困難であるが，いくつかの間接的・主観的な事実から評価する。DMDでは臼歯部で舌の幅を計測すると，舌肥大の発現頻度が健常者に比べ有意に高い[12]。

筋炎

急性から亜急性に進行する対称性の四肢近位筋や体幹・舌・咽頭・喉頭などに筋痛，筋力低下，筋酵素上昇を伴う自己免疫性の炎症疾患で，舌筋や咽頭筋などに筋炎が生じ，咽頭筋の筋力低下に起因してしばしば開鼻声を呈する。以下の2つに大別される。

多発性筋炎：筋症状のみの状態。
皮膚筋炎：皮膚症状を合併した状態。

臨床症状は多様で，筋・皮膚症状以外に高頻度で間質性肺炎を合併する。嚥下障害で発症することもあり，輪状咽頭筋の病変で線維化が顕在化すると，食道入口部の弛緩が不十分となる。結果的に食塊の食道への送り込みが困難となる。

学習の要点
現在のタイプ分類は，原則的に損傷部位と対応する。例えば，小脳疾患では企図[振戦]と名の付く症候が現れるが，これが発話に影響したとしても，小脳由来であるため運動過多性ではなく失調性に分類される。

【引用文献】
1) Duffy JR：Motor Speech Disorders：Substrates, Differential Diagnosis, and Management 4th ed, Mosby, St Louis, 2020.
2) Duffy JR, et al.：Dysarthria associated with unilateral central nervous systems lesions: A retrospective study. Journal of Medical Speech-Language Pathology, 4(2)：57-70, 1996.
3) 伊藤裕之：嚥下障害の神経症候学的検討，偽性球麻痺，球麻痺，嚥下失行．耳展，41(2)：159-164，1998.
4) 池田将樹：パーキンソン病の認知機能障害．Jpn J Rehabil Med, 56(3)：199-203, 2019.
5) 木村百合香，ほか：両側声帯麻痺を来した多系統萎縮症における気管切開時の検討．日本耳鼻咽喉科学会会報，110(1)：7-12, 2007.

*MD：muscular dystrophy   *MyD：myotonic dystrophy   *DMD：Duchenne muscular dystrophy

6) Bridenbaugh SA, et al. : Movement Disorders. In: Roller-Wirnsberger R, et al (eds). Learning Geriatric Medicine. Practical Issues in Geriatrics. Springer, Cham. (https://doi.org/10.1007/978-3-319-61997-2_20), 2018.

7) Höglinger GU, et al. : Clinical diagnosis of progressive supranuclear palsy : The Movement Disorder Society criteria. Mov Disord, 32(6) : 853-864, 2017.

8) 平山惠造：症状，徴候，症候，症候群の使い分け．Brain and Nerve 脳と神経，48(6)：580，1996.

9) 時田春樹，福永真哉：右の中脳梗塞により失調性ディサースリアを呈した一例．ディサースリア臨床研究，4(1)：9-11，2014.

10) 園生雅弘：線維束性収縮．日本内科学会雑誌，89(4)：623-628，2000.

11) 平山惠造：用語と概念，運動麻痺(筋脱力)/筋無力/無動．神経症候学 第2版 第2巻，p.1-4，文光堂，2006.

12) 佐々木俊明：筋ジストロフィーの歯科学的特徴．IRYO，61(12)：786-790，2007.

【参考文献】

1. Hanoun S, et al. : Speech and language abnormalities in myotonic dystrophy : An overview, J Clin Neurosci, 96 : 212-220, 2022.

2. 平山惠造：神経症候学 第2版 第1巻，p.393-395，文光堂，2006.

5章 運動障害性構音障害

3 運動障害性構音障害の分類と発話特徴

1 運動障害性構音障害の分類

- 運動障害性構音障害（dysarthria）は，損傷部位からタイプ分類が行われる．損傷部位によって発話症状は異なるため，タイプ分類，病因，損傷部位，神経・筋の病態を整理する
- タイプ分類には，痙性構音障害，一側性上位運動ニューロン性構音障害，弛緩性構音障害，失調性構音障害，運動低下性構音障害，運動過多性構音障害，混合性構音障害がある

　運動障害性構音障害は損傷部位から病型分類（タイプ分類）が行われる．損傷部位によって生じる発話症状は異なり，タイプ分類，病因，損傷部位，神経筋の病態を理解する必要がある．なお，タイプ分類が同じであっても，身体の運動障害や発話症状は対象者ごとに多様である．

　両側性の上位運動ニューロンが障害を受けると痙性構音障害を生じ，片側のみの場合には一側性上位運動ニューロン性構音障害（UUMN dysarthria）を生じる[1, 2]．両側の上位運動ニューロンの障害では，偽性球麻痺（仮性球麻痺）が生じ，発声，共鳴，構音の異常に加えて，嚥下障害を認める症例が多い．下位運動ニューロンの障害や筋疾患，神経筋接合部の障害では弛緩性構音障害が生じる[1, 2]．

　大脳基底核回路の損傷では，不随意運動を主体とした運動過多性構音障害，パーキンソン病に代表される運動低下性構音障害となり，小脳回路の損傷では失調性構音障害が生じる[1, 2]．また，上位と下位の運動ニューロンが障害されるなど，損傷部位が複数ある場合には混合性構音障害として分類される[1, 2]．代表的な疾患として，痙性タイプと弛緩性タイプが混在する筋萎縮性側索硬化症（ALS）が挙げられる．

　運動障害性構音障害のタイプ分類と原因疾患を**表1**に示す．

臨床に役立つアドバイス

両側性および片側性障害とタイプ分類
　上位運動ニューロンの障害は両側性と一側性でタイプ分類が異なるが，下位運動ニューロンの障害は両側，一側にかかわらず，タイプ分類が弛緩性構音障害となることに注意する．両側損傷により発話症状の重症度が高い症例もあれば，一側性で発話症状が軽度の症例もある．

用語解説　痙性構音障害で生じる偽性球麻痺と弛緩性構音障害で生じる球麻痺の違いは，いずれも運動ニューロンの損傷によって生じる病態である．両者の違いを以下に整理する．
球麻痺　延髄病変で舌咽神経，迷走神経，舌下神経などが障害され，発語，嚥下・咀嚼ができなくなる状態を指す[3]．
偽性球麻痺　両側性の皮質延髄路の障害で，発話や嚥下が障害される状態を指す[3]．「仮性球麻痺」も同様の意味として使用されることがあるが，日本神経学会では偽性球麻痺としている[4]．

* UUMN：unilateral upper motor neuron　* ALS：amyotrophic lateral sclerosis

表1　運動障害性構音障害のタイプ分類と原因疾患

タイプ分類	代表的な原因疾患	損傷部位	神経筋の病態
弛緩性	ポリオ 脳卒中 重症筋無力症 球麻痺 Guillain-Barré症候群 筋ジストロフィー	下位運動ニューロン	弛緩性麻痺 筋力低下 筋緊張低下 筋萎縮 線維束性収縮（攣縮）
痙性	脳卒中 脳腫瘍 脳炎 外傷 痙直型脳性麻痺 偽性球麻痺（仮性球麻痺）	上位運動ニューロン （両側皮質延髄路）	痙性麻痺 筋力低下 筋緊張の亢進 運動範囲の制限 運動速度の低下
失調性	脳卒中 脳腫瘍 脳外傷 脊髄小脳変性症 失調型脳性麻痺 Friedreich運動失調症 感染症 中毒（アルコールなど） 多系統萎縮症（MSA-C）	小脳系	不正確な運動 運動速度低下 筋緊張低下 不規則な交互変換運動
運動低下性	パーキンソン病 パーキンソン症候群 多系統萎縮症（MSA-P）	錐体外路系	運動速度低下 運動範囲の制限 無動・寡動 筋固縮（筋強剛） 運動の自発性消失
運動過多性	【急速型】 Huntington病 コレア 感染症 Tourette症候群 バリスム	錐体外路系	速い不随意運動 筋緊張の変動
運動過多性	【緩徐型】 アテトーゼ ジストニア ジスキネジア 脳卒中 脳腫瘍 薬物誘発性	錐体外路系	回転・捻転運動 運動速度低下 不随意運動 筋緊張亢進
一側性上位運動ニューロン性（UUMN）	脳卒中 脳腫瘍 頭部外傷	上位運動ニューロン （片側皮質延髄路）	痙性麻痺 筋力低下 運動範囲の制限
混合性 ・痙性 ・弛緩性	筋萎縮性側索硬化症（ALS） 頭部外傷 脳卒中	上位・下位運動 ニューロン	筋力低下 運動速度低下 運動範囲の制限
混合性 ・痙性 ・失調性 ・運動低下性	Wilson病	上位運動ニューロン， 小脳系，錐体外路系	企図振戦 筋固縮（筋強剛） 痙性麻痺 運動速度低下
混合性（不定性） ・弛緩性 ・痙性 ・失調	多発性硬化症	不定	不定

MSA-P：multiple system atrophy, parkinsonian variant

（文献1，2をもとに作成）

2 運動障害性構音障害の異常所見と発話特徴

● 発声発語器官の異常所見は発話症状を評価するために重要である．各疾患や各タイプによって異常所見や発話症状は異なる

運動障害性構音障害では，中枢神経，末梢神経，筋系の病変によって発声発語器官の運動障害が生じ，それに起因する多様な発話症状がみられる．原因となる発声発語器官の異常所見（**表2**）を理解したうえで，各タイプの発話症状（**表3**）について理解する．

タイプによって発話症状は異なり，また，同じタイプであっても必ずしも同じ発話特徴となるわけではない．例えば，痙性タイプにおいて舌の運動障害が強く，重症度が高い場合には，

表2 運動障害性構音障害の各タイプと発声発語器官の所見 動画7-1

発声発語器官の異常所見	弛緩性	痙性	失調性	運動低下性	運動過多性	UUMN
筋萎縮	◎					
線維束性収縮（攣縮）	◎					
咽頭反射の減弱	○					
筋緊張低下	○		○			
易疲労性と休息による回復	◎					
連合運動（瞬き／下部顔面）[※1]	◎					
片側の軟口蓋筋力低下，カーテン徴候	◎					
咽頭反射の亢進		◎				
吸啜反射		◎				
口尖らし反射		◎				
下顎反射		◎				
測定異常[※2]			◎			
仮面様顔貌[※3]				◎		
顎，口唇，舌の振戦様運動				◎		
運動範囲の制限（交互変換運動時）		○		◎		
頭部の振戦			○	○	○	
不随意運動					◎	
ミオクローヌス（発声発語器官）					◎	
多発性運動チック					◎	
振戦（発声発語器官）					◎	
一側性の顔面下部の筋力低下						◎
一側の舌の筋力低下	○					○

◎：顕著な特徴，○：認めることもある，空欄：認めることはまれ，または通常はない

[※1] 連合運動：正常に収縮している筋に隣接う筋肉の異常収縮．
[※2] 測定異常：小脳系の病変で生じる協調運動障害．距離を正確に判断できず，目標の運動範囲を超えたり，運動範囲に届かないこと．下顎や舌，顔面の交互変換運動を行ったときに運動範囲が安定しないこと．
[※3] 仮面様顔貌：運動低下性でみられる表情筋の運動減少や無動の状態を指す．

（文献1，2をもとに作成）

母音，子音ともに歪みがみられる。一方で舌の可動範囲が保たれている場合には，母音の歪みはほぼ認められず，子音の歪みがメインとなることも多い。発話特徴の理解にあたっては，原因となる運動障害についても必ず併せて理解する。

各タイプと発話明瞭度，発話の自然度の関係性[5] については，標準ディサースリア検査（AMSD）に詳細が示されている。ほぼすべてのタイプにおいて，発話明瞭度よりも発話の自然度のほうが平均評価点が不良であり，特に弛緩性構音障害，失調性構音障害，運動過多性構音障害では，発話明瞭度に比較して発話の自然度が目立って不良であった。これに対し，運動低下性構音障害では，若干ではあるが発話明瞭度のほうが不良であった。痙性構音障害では発話明瞭度と発話の自然度の双方で群を抜いて不良であり，発話機能が全体的に著しく低下する傾向がある[5]。

表3 運動障害性構音障害の各タイプにおける発話特徴 音声5

発話特徴	弛緩性	痙性	失調性	運動低下性	運動過多性	UUMN	発話特徴の原因と考えられる主な運動障害
声の大きさの平板化	○	○	○	◎	○	○	呼吸機能や発声機能低下による変化の乏しい声門下圧
声量の低下	○			◎			声門下圧低下（呼気流量の減少，声帯の低緊張など），心理的問題
声の大きさの過度な変動※3			◎		◎		不随意運動や失調症状による声門下圧調節の障害
気息性嗄声	◎	○		○			反回神経麻痺による声帯麻痺や声門閉鎖不全
粗糙性嗄声	○	○					声帯の緊張の左右差，声帯振動の左右差，声帯の器質的問題
努力性嗄声・絞扼的発声※1		◎	○		○		声帯の過緊張，肺活量低下よる代償的な声帯の内転，不随意運動による緊張の異常
無力性嗄声	○						声門下圧の低下（声帯の低緊張，呼気流量の減少）
声の翻転※2	○	◎	○		○		輪状甲状筋の過度な収縮，不随意運動による影響
声の高さの平板化（単調子）	○	○	○	◎	○	○	パーキンソン病による抑揚の減少，声帯の伸縮や緊張の変化が減少
声の高さの異常		○	○	○	○		声帯筋の筋緊張の亢進または低下，輪状甲状筋の筋力低下や筋緊張の変化
声の高さの変動			○	○	◎		内喉頭筋や外喉頭筋の筋緊張の変動，不随意運動
声の振戦			○	○	◎		体幹など呼吸に関する器官の振戦，喉頭や頸部の振戦
開鼻声	◎	○		○			軟口蓋の麻痺や協調運動障害による鼻咽腔閉鎖不全
母音の歪み		○	◎		◎		発声発語器官の筋力低下や麻痺（重度），鼻咽腔閉鎖不全

次ページに続く

＊AMSD：Assessment of Motor Speech for Dysarthria

表3　運動障害性構音障害の各タイプにおける発話特徴（続き）

発話特徴	弛緩性	痙性	失調性	運動低下性	運動過多性	UUMN	発話特徴の原因と考えられる主な運動障害
構音の歪み	◎	◎	◎	◎	◎	◎	発声発語器官の筋力低下や麻痺（重度〜軽度），協調運動の障害，鼻咽腔閉鎖不全
発話の短いとぎれ	◎	◎	◎	◎	◎	○	肺活量低下，声門閉鎖不全による呼気流量の増大，発声発語器官の協調運動障害
発話速度低下	○	◎	○		◎	○	発声発語器官の運動速度低下，測定異常，不随意運動による影響
不規則な構音の誤り			◎		○	○	失調症状，不随意運動
不規則な交互変換運動			◎		◎	○	失調症状，不随意運動
語音（音素）の引き延ばし※4		○	◎		○		発話速度の減少，正確な構音を目指した代償的な反応
不適切な休止（沈黙）※5				◎	○		運動低下性構音障害に伴う起声開始困難，不随意運動による休止
短時間での発語の加速				◎			運動低下性構音障害に伴う発話速度の上昇
発話速度の変動			◎		◎	○	失調症状や不随意運動に伴う発話速度の上昇
語音（音素）の繰り返し				◎			運動低下性構音障害に伴う音素，音節の繰り返し
同語反復				◎			運動低下性構音障害に伴う単語の繰り返し

◎：顕著な特徴，○：認めることもある，空欄：認めることはまれ，または通常はない

※1 絞扼的発声：強く絞り出すような発声や喉詰め発声[1]
※2 声の翻転：声の高さが突然裏声になり，声の高さを制御できない状態
※3 声の大きさの過度な変動：声の大きさが突然大きくなったり，小さくなる状態[1]
※4 語音（音素）の引き延ばし：音節や音素の持続時間の不自然な延長
※5 不適切な休止（沈黙）：発語の途中で入る不適切な沈黙

（文献1，2をもとに作成）

【引用文献】
1）西尾正輝：ディサースリア臨床標準テキスト 第2版，医歯薬出版，2022.
2）Duffy JR：Motor Speech Disorders: Substrates, Differential Diagnosis, and Management 4th ed, Elsevier, 2019.
3）田崎義昭，ほか：脳神経障害の診かた．ベッドサイド神経の診かた 第18版，南山堂，2016.
4）伊藤裕之：嚥下障害の神経症候学的検討．耳鼻咽喉科展望，41（2）：159-164,1998.
5）西尾正輝：実施成績．標準ディサースリア検査，p.95-107，インテルナ出版，2004.

4 運動障害性構音障害の評価・診断

1 発声発語器官の検査

- 発声発語器官の検査は，標準ディサースリア検査（AMSD），標準失語症検査補助テスト，運動障害性（麻痺性）構音障害dysarthriaの検査法－第1次試案などに含まれている
- 姿勢，呼吸，喉頭，軟口蓋，下顎，舌，顔面下部の運動機能を評価する。安静時の形態や左右差，運動範囲，運動速度などが評価項目としてあげられる

　運動障害性構音障害（dysarthria）の発話症状の原因を評価するためには，呼吸機能や発声機能，共鳴機能，構音機能に関連する発声発語器官の精査が必要となる。発声発語器官の検査は，標準ディサースリア検査（AMSD）[1]，標準失語症検査補助テスト－発声発語器官および構音の検査[2]，音声言語医学会による運動障害性（麻痺性）構音障害dysarthriaの検査法－第1次試案[3]などが挙げられる。各検査項目を**表1**に示す。

　発声発語器官において信頼性の高い評価を行うためには，各検査のマニュアルや実施方法に基づいて実施しなければならない。発声発語器官の検査における代表的な評価項目と観察ポイントについて以下に示す。詳細な評価項目や評価方法は各検査を参照してほしい。

発声発語器官の評価のポイント

■ 姿勢，運動

評価項目の例

　座位保持能力，姿勢の左右差，筋緊張の左右差，胸郭や脊柱の形状など。

評価のポイント

- 背もたれや肘置きがないと座位を保持できない場合は，体幹の筋力低下が疑われる。座位保持が不安定な場合，円背姿勢となる患者も多い。
- 体幹や頸部の回旋や側屈，アライメント（肩，骨盤，胸郭など）の左右差，筋緊張の左右差など，姿勢の異常がないかを確認する（**図1**）。

表1 代表的な発声発語器官の検査と検査項目

検査名	検査項目
標準ディサースリア検査	1. 呼吸機能　2. 発声機能　3. 鼻咽腔閉鎖機能　4. 口腔構音機能（舌，口唇・頬部，下顎）
標準失語症検査補助テストⅡ 発声発語器官の機能	発声：1. 呼吸　2. 発声 発語器官：1. 頬部　2. 下顎　3. 口唇　4. 舌　5. 軟口蓋　6. 咽頭　7. 喉頭　8. 歯　9. 知覚 口腔顔面の随意動作
音声言語医学会dysarthriaの検査法	(a) 器官の検査 1. 口唇　2. 頬部　3. 下顎　4. 舌　5. 軟口蓋・咽頭　6. 喉頭　7. 歯　8. 顔面・口腔内知覚および感覚　9. oral apraxia　10. 反射

図1 臨床でみられる座位姿勢の崩れ

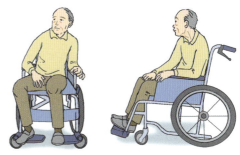

姿勢に左右差のある場合や体幹に筋力低下を認める対象者の車椅子座位。

＊AMSD：Assessment of Motor Speech for Dysarthria

■ 呼吸

評価項目の例
安静時呼吸数，呼気持続時間，深呼吸など。

評価のポイント
- 安静時の状態を評価するときは，呼吸へ意識を向けさせないように注意する。
- 安静呼吸時の呼吸数は通常12〜18回/分[4]である。評価では，胸郭や腹部の運動を観察する。安静呼吸補助筋群（胸鎖乳突筋，僧帽筋，斜角筋など）が活動し，努力的な呼吸になっていないか確認する。
- 最長呼気持続の測定では，吸気時の胸郭の拡張や呼気時の腹筋群の活動なども観察する（図2）。

■ 喉頭

評価項目の例
内視鏡所見，外喉頭筋の緊張など。

評価のポイント
- 医師による内視鏡所見がある場合には，声帯の過内転，声帯の開閉，左右差，器質的異常等を確認する。
- 甲状軟骨や舌骨を左右へ動かし，舌骨および喉頭周囲の筋緊張の左右差を確認する（図3）。

> **基礎分野へのリンク**
> **発声と喉頭周囲の筋緊張**
> 舌骨喉頭周囲には舌骨上下筋群が走行しており，声の高さの調整や喉頭の周囲の緊張に関連する。【参考→『Crosslink 発声発語・摂食嚥下の解剖・生理学』p.17〜21で舌骨上下筋群を確認しよう！】

■ 軟口蓋

評価項目の例
/a/発声時の視診，ブローイング時の鼻息鏡など。

評価のポイント
- 軟口蓋の挙上においては，硬口蓋後端の高さを基準とした運動範囲とする[1]（図4）。
- 舌咽神経，迷走神経の障害がある場合には，「アー」の発声時に軟口蓋や口蓋垂が健側へ偏位する（カーテン徴候）（図5）。

■ 舌

評価項目の例
挺舌範囲，左右運動，前後運動，舌尖挙上，奥舌挙上など。

評価のポイント
- 安静時の舌を評価する際は，不随意運動の有

図2　吸気時の呼吸補助筋群の活動
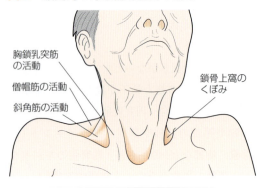

図3　舌骨喉頭周囲の筋緊張の確認
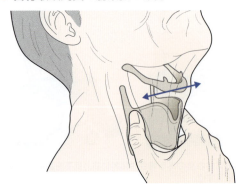

図4　軟口蓋挙上の運動範囲
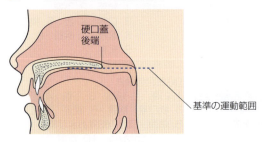

無や線維束性収縮（攣縮）を確認する（図6）。
- 挺舌は舌の筋力低下や麻痺を評価するうえで有用である。片側の舌下神経麻痺があるときには，麻痺側に舌が偏位する（図7）。
- 舌の前後運動や左右運動では，運動速度の評価に加えて，失調症状による運動のリズムの乱れ，運動範囲の変化も観察する。
- 舌の運動時に下顎の代償運動がある場合には，バイトブロックなどで下顎の運動を制限して評価する。

■ 下顎
評価項目の例
開口範囲，開口−閉口運動など。
評価のポイント
- 開口範囲の測定では定規やノギスで測定する。老年群では男性で平均 48.9 ± 8.6 mm，女性で 45.6 ± 7.4 mm である[1]。
- 閉口筋の筋力を評価する際には，舌圧子を噛んでもらい，引き抜く力に抵抗できるかどうかを確認する。

■ 顔面下部
評価項目の例
安静時の左右差，口唇の突出−横引き運動など。
評価のポイント
- 顔面下部の左右差は，口角の位置，鼻唇溝の深さ，口輪筋や頬部の筋緊張などを評価する（図8）。
- 運動時は口唇の突出や横引きの粗大運動時に運動範囲や速度，左右差を評価する。

図5 カーテン徴候
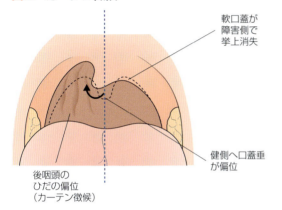

図6 舌の萎縮と線維束性収縮（攣縮）
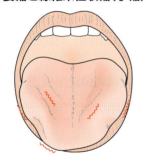

図7 舌の偏位
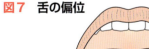
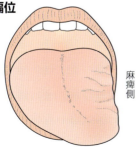

図8 安静時の顔面下部の評価
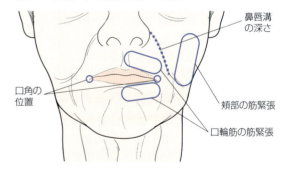

図9 口輪筋の筋力評価
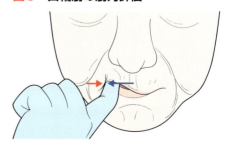

- 口輪筋の筋力評価では，口角から外側に力を加え，口輪筋を収縮させて口唇を閉鎖する（図9）。

■ 反射

評価項目の例

病的反射の評価。

評価のポイント

- 病的反射である口とがらし反射や吸啜反射を確認する。反射がみられる場合には，上位運動ニューロン（皮質延髄路）の障害が疑われる[1]。いずれも正常では出現しない。
- 吸啜反射の評価では，上唇から口角にかけてこすり，口を尖らせる反応がみられるかどうかを確認する（図10）。
- 口尖らし反射では，人中を叩いて口が尖るような反応を示すかどうかを確認する（図11）[5]。

> **補足**
> 口蓋裂言語検査（言語臨床用）[6]を使用することにより，鼻咽腔閉鎖機能を詳細に調べることも可能である。

図10 吸啜反射 動画8-1

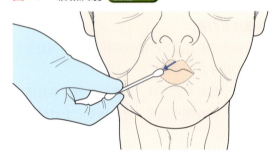

図11 口尖らし反射 動画8-1

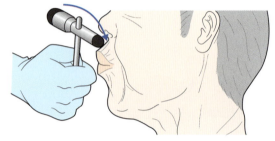

2 発話の検査

- 発話評価は，主に標準失語症検査補助テスト，標準ディサースリア検査（AMSD），音声言語医学会による運動障害性（麻痺性）構音障害dysarthriaの検査法－第一次案などが使用される
- 発話症状や重症度を評価する聴覚心理学的評価として発話特徴抽出検査，発話明瞭度，発話の自然度が使用されている
- 各検査で行われる構音の誤りの分析は，単音，単語，短文，文章を用いて音の誤りや語の音の配列の誤りを評価する

わが国における運動障害性構音障害の発話評価は，標準失語症検査補助テスト，標準ディサースリア検査（AMSD），音声言語医学会による「運動障害性（麻痺性）構音障害dysarthriaの検査法－第一次案」に含まれており，発話特徴の評価，明瞭度の評価，構音の誤りの分析，発声発語機能の評価に大別される[7]（表2）。

発話特徴の評価

発話特徴抽出検査（図12）は「運動障害性（麻痺性）構音障害dysarthriaの検査法－第1次案」に含まれている。

目的

発話特徴の検査では，声質，声，話す速さ，話し方，共鳴・構音の側面から発声発語機能の病態を推定する。

方法

会話や文章サンプルを基にして評価を行う。聴覚心理学的評価のため，検査者間によって評価結果に差が生じることに注意する。

表2　発話の評価項目と評価方法

発話特徴の評価	発話特徴抽出検査
明瞭度の評価	会話明瞭度検査（5段階） 会話明瞭度検査（9段階）
構音の誤りの分析	単音，単語，短文等での構音の誤りの分析 音声学的対立を利用した単語明瞭度評価法
発声発語機能の評価	最長発声持続時間 オーラルディアドコキネシス

実践!! 臨床に役立つアドバイス

発話特徴抽出検査で発話症状を把握する

発話特徴抽出検査は発話症状の各側面を見落とすことなく評価することができる。また病態を把握できるだけではなく，訓練プログラムの立案や，重症度の比較によって訓練内容の優先度を検討する際に役立つ。

図12　発話特徴抽出検査

		項　目	異常の程度 (0：正常，±4：最も異常)	備　考
声質	1	粗　　糙　　性	0　2　4	
	2	気　　息　　性		
	3	無　　力　　性		
	4	努　　力　　性		
声	5	高　さ　の　程　度	−4　−2　0　2　4　低〜高	
	6	声　　の　　翻　　転		
	7	大　き　さ　の　程　度	小〜大	テープの場合，評価不要
	8	大　き　さ　の　変　動		
	9	段　々　小　さ　く　な　る		
	10	声　の　ふ　る　え		
話す速さ	11	速　さ　の　程　度	−4　−2　0　2　4　遅〜速	
	12	段　々　速（遅）く　な　る	遅〜速	
	13	速　さ　の　変　動		
話し方	14	音・音節がバラバラにきこえる	0　2　4	
	15	音・音節の持続時間が不規則にくずれる		
	16	不自然に発話がとぎれる		
	17	抑　揚　に　乏　し　い		
	18	繰　り　返　し　が　あ　る		
共鳴・構音	19	開　　鼻　　声	0　2　4	
	20	鼻漏れによる子音の歪み		
	21	母　音　の　誤　り		
	22	子　音　の　誤　り		
	23	構音の誤りが不規則に起こる		
全体評価	24	異　　常　　度	0　2　4	
	25	明　　瞭　　度	1　3　5	

（文献8より転載）

検査のポイント

検査の際には発話音声を録音し何度も聞きなおして評価しよう！　ただし，録音すると実際の声の大きさが評価できないので，声の大きさに関する項目は実際の発話を聞いて評価しよう。

5章

運動障害性構音障害

> **学習の要点**
> 発話特徴抽出検査によって，声質，声，話す速さ，話し方，共鳴・構音の異常性を評価することができる。各項目の異常がどのような機能低下と関連しているかを理解しよう。
> 例：「気息性嗄声」は声門閉鎖不全と関連し，「開鼻声」は鼻咽腔閉鎖不全と関連している。

明瞭度の評価

会話明瞭度検査は，会話の伝達度の程度を「よくわかる」～「ほとんどわからない」の5段階で評定する田口の会話明瞭度検査[9]が知られているが，わずかな悪化や改善を評価することは困難であった[1]。伊藤はこれらの問題に対して，中間段階を設けた9段階の会話明瞭度検査の信頼性を検証し[10]，より細かい評定を行うことが提案されている[7]。標準ディサースリア検査では9段階の明瞭度評価が使用されている（**表3**）。また標準ディサースリア検査では，発話の重症度に関するパラメータとして，発話の自然度を設けている[12]。

目的

発話明瞭度では発話内容の伝達度を評価し，発話の自然度ではプロソディの適切性を評価する。

方法

標準ディサースリア検査では，自由会話，短文の音読，長文の音読，情景画から発話サンプルを収集して評価する。

> **補足**
> 発話明瞭度が発話内容の明瞭さを評価するのに対して，発話の自然度は発話速度，リズム，イントネーション，ストレス・パターンなどのプロソディーの逸脱の程度を評価している。必ずしも発話明瞭度の重症度と発話の自然度の程度とは一致しないことに注意する[12]。

構音の誤りの分析

構音の誤りの分析は，前述の標準失語症検査補助テスト，標準ディサースリア検査，「運動障害性（麻痺性）構音障害dysarthriaの検査法－第一次案」の単音，単語，短文，文章などを発話させ，音の誤りを評価する。

目的

音の誤りを評価し，症状の分析に加えて，訓練立案のための情報を収集する。

方法

単音や連続音，単語，短文，長文，情景画，自由会話から発話サンプルを収集し分析を行う。原則的に，各種検査の課題を用いて評価する場合が多いが，言語聴覚士が準備した評価用の課題や訓練用の課題でも評価が可能である。

音の誤りの種類や記述方法はp.44～の記載方法に準じて行う。

表3　会話明瞭度と発話の自然度における評価基準

会話明瞭度		発話の自然度	
1	よくわかる	1	全く自然である（不自然な要素がない）
1.5	1と2の間		
2	時々わからない語がある	2	やや不自然な要素がある
2.5	2と3の間		
3	聞き手が話題を知っていればわかる	3	明らかに不自然である
3.5	3と4の間		
4	時々わかる語がある	4	顕著に不自然である
4.5	4と5の間		
5	全く了解不能	5	全く不自然である（自然な要素がない）

（文献12より引用）

臨床に役立つアドバイス

運動障害性構音障害のタイプで異なる発話の明瞭度と自然度の関係

発話の明瞭度と発話の自然度は一般的に以下のような傾向がある[12]。
- 弛緩性構音障害, 失調性構音障害, 運動過多性構音障害では発話明瞭度よりも発話の自然度が低下する。
- 運動低下性構音障害では若干発話明瞭度のほうが低い。
- 痙性構音障害では, 発話明瞭度と自然度がともに低下し, 重症化する傾向がある。

発声発語機能の評価

■ 最長発声持続時間

運動障害性構音障害においては, さまざまな原因によって最長発声持続時間が低下する。例えば, 横隔膜や外肋間筋の筋力低下によって吸気量が十分に確保できない場合には, 呼気量が減少して最長発声持続時間が低下する。また声帯の麻痺によって気息性嗄声が生じている場合には, 発声時呼気流率が高くなるため, 途中で呼気を供給できなくなり最長発声持続時間が低下する。

最長発声持続時間を計測する際には声質や声の高さ, 声の大きさについても評価することで発話症状の把握に役立つ。例えば失調性構音障害の症例では, 呼吸筋や喉頭の失調症状により, 声の大きさや高さが変動する。このように持続時間以外にも発話症状が現れる場合が多いため, 対象者を慎重に観察し, 発声時の音声を慎重に聴取する（表4）。

■ オーラルディアドコキネシス

[pa], [ta], [ka], [pataka] をできるだけ速く繰り返すように指示し, 1秒間あたりの反復回数を測定する。各タイプの発話症状を評価するために, 反復速度だけでなく, 速さや声量についても注意深く聴取する。図13にオーラルディアドコキネシス時の発話特徴の例を示す。

表4 運動障害性構音障害の各タイプにおける発声時の特徴の例

タイプ	発声時の特徴の例
痙性	努力性嗄声・絞扼的発声, 開鼻声
弛緩性	声量の低下, 気息性嗄声
失調性	声の大きさの過度な変動, 声の高さの変動
運動低下性	声量の低下, 不適切な休止

図13 オーラルディアドコキネシス時にみられる発話症状 音声6

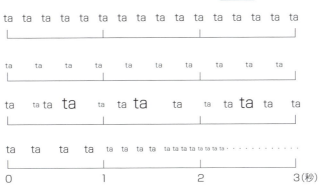

※声の大きさを文字の大きさで示している。

3 コミュニケーション能力の検査

POINT
- コミュニケーション能力の評価を行うことにより，QOLへ与える影響を評価できる
- 日本語版のコミュニケーション能力の評価は今後の開発が望まれる
- 疾患や病態に応じた評価もあり，適切な評価を選択することにより病状進行の程度やコミュニケーション能力を簡便に評価できる

発声発語器官の検査，発話の検査に加え，実際のコミュニケーション能力の評価を行うことによりquality of life（QOL）への影響を評価することができる。全般的なコミュニケーション能力の評価として，発声や発話に関する自覚的困難度を評価するVoice Handicap Index（VHI）やSpeech Handicap Index（SHI），QOLの評価を行うquality of life in the speaker with dysarthria（QoL-DyS），コミュニケーションによる参加を評価するcommunicative participation item bank（CPIB）がある（**表5**）。音声障害の対象者を主な対象としたVHIは，日本語へ翻訳され国内でも広く利用されている（**図14**）。一方，運動障害性構音障害に対するコミュニケーション能力の評価について日本語化された評価は少なく，今後は日本語版の作成が望まれる。

疾患や病態に応じたコミュニケーション能力の評価として，脊髄小脳変性症はinternational cooperative ataxia rating scale（ICARS），多系統萎縮症（MSA）はunified MSA rating scale（UMSARS），筋萎縮性側索硬化症（ALS）はthe ALS functional rating scale（ALSFRS），パーキンソン病はunified Parkinson's disease rating scale（UPDRS）がある。また失調症状に対する評価としてscale for assessment and rating of ataxia（SARA）や球麻痺症状に対するNorris bulbar scale（NBS）がある（**表6**）。疾患や病態に合わせた評価を選択することで，病状進行の程度やコミュニケーション能力を簡便に評価できる。

表5 全般的なコミュニケーション能力の評価

自覚的困難度の評価	Voice Handicap Index（VHI） Speech Handicap Index（SHI）
QOLの評価	quality of life in the speaker with dysarthria (QoL-DyS)
コミュニケーションによる参加	communicative participation item bank (CPIB)

（文献13より引用）

＊MSA：multiple system atrophy　＊ALS：amyotrophic lateral sclerosis

図14　Voice Handicap Index（VHI）日本語版

声に関する質問紙（VHI）

声の問題であなたの日頃の生活がどのように影響を受けているかについて教えて下さい。この質問紙には声に関して起こりうる問題が記載してあります。この2週間のあなたの声の状態について以下の質問に答えて下さい。以下の説明を参考に該当する数字に○をつけて下さい。

0＝全く当てはまらない，問題なし
1＝少しある
2＝ときどきある
3＝よくある
4＝いつもある

1. 私の声は聞き取りにくいと思います。	0 1 2 3 4
2. 話していると息が切れます。	0 1 2 3 4
3. 騒々しい部屋では，私の声が聞き取りにくいようです。	0 1 2 3 4
4. 1日を通して声が安定しません。	0 1 2 3 4
5. 家の中で家族を呼んでも，聞こえにくいようです。	0 1 2 3 4
6. 声のせいで，電話を避けてしまいます。	0 1 2 3 4
7. 声のせいで，人と話すとき緊張します。	0 1 2 3 4
8. 声のせいで，何人かで集まって話すことを避けてしまいます。	0 1 2 3 4
9. 私の声のせいで，他の人がイライラしているように感じます。	0 1 2 3 4
10. 「あなたの声どうしたの？」と聞かれます。	0 1 2 3 4
11. 声のせいで，友達，近所の人，親戚と話すことが減りました。	0 1 2 3 4
12. 面と向かって話していても，聞き返されます。	0 1 2 3 4
13. 私の声はカサカサした耳障りな声です。	0 1 2 3 4
14. 力を入れないと声が出ません。	0 1 2 3 4
15. 誰も私の声の問題をわかってくれません。	0 1 2 3 4
16. 声のせいで，日常生活や社会生活が制限されています。	0 1 2 3 4
17. 声を出してみるまで，どのような声が出るかわかりません。	0 1 2 3 4
18. 声を変えて出すようにしています。	0 1 2 3 4
19. 声のせいで，会話から取り残されていると感じます。	0 1 2 3 4
20. 話をするとき，頑張って声を出しています。	0 1 2 3 4
21. 夕方になると声の調子が悪くなります。	0 1 2 3 4
22. 声のせいで，収入が減ったと感じます。	0 1 2 3 4
23. 声のせいで，気持ちが落ち着きません。	0 1 2 3 4
24. 声のせいで，人づきあいが減っています。	0 1 2 3 4
25. 声のせいで，不利に感じます。	0 1 2 3 4
26. 話している途中で，声が出なくなります。	0 1 2 3 4
27. 人に聞き返されるとイライラします。	0 1 2 3 4
28. 人に聞き返されると恥ずかしくなります。	0 1 2 3 4
29. 声のせいで，無力感を感じます。	0 1 2 3 4
30. 自分の声を恥ずかしいと思います。	0 1 2 3 4

（文献14より転載）

表6　疾患や病態に応じたコミュニケーション能力の評価

脊髄小脳変性症	international cooperative ataxia rating scale (ICARS)[19]
多系統萎縮症（MSA）	unified MSA rating scale (UMSARS)[20]
筋萎縮性側索硬化症（ALS）	the revised ALS functional rating scale (ALSFRS-R)[21]（表7）
パーキンソン病	Movement Disorder Society unified Parkinson's disease rating scale (MDS-UPDRS)[22]
失調	scale for assessment and rating of ataxia (SARA)[23]
球麻痺症状	Norris bulbar scale (NBS)[24]（図15）

表7 the revised ALS functional rating scale(ALSFRS-R)

	4	会話は正常
	3	会話障害が認められる
1.言語	2	繰り返し聞くと意味がわかる
	1	声以外の伝達手段と会話を併用
	0	実用的会話の喪失

（発話に関する項目のみを抜粋）

（文献21より引用）

図15 Norris bulbar scale日本語版

	普通にできる	幾分支障がある	十分にはできない	全くできない
1. 息を一気に吹き出す	3 普通にできる	2 弱いが吹き出せる	1 鼻にもれる	0 全くできない
2. 口笛を吹く（口とがらしができる）	3 普通にできる	2 弱いが口笛らしく聞こえる	1 口笛の形になるが音は出ない	0 全くできない
3. 頬をふくらます	3 普通にできる	2 頬を押すと息が漏れる	1 口唇は閉じるが頬は膨らまない	0 口唇も閉じない
4. 顎を動かす	3 あらゆる方向に動かせる	2 左右上下に動かせるが，ゆっくりで弱い	1 きわめてゆっくりで動く範囲も狭い	0 全くできない
5. ラララと言う	3 普通にできる	2 ゆっくりとなら言える	1 ラの発音が不明瞭	0 全くラとは言えない
6. 舌を突き出す	3 普通にできる	2 口唇より外に出せる	1 歯列まで出せる	0 歯列を越えない
7. 舌を頬の内側につける	3 舌を頬の内側につけ強く舌を収縮できる	2 つけることができるが収縮が弱い	1 頬に触れることができるが収縮しない	0 つく所までいかない
8. 舌を上顎につける	3 舌を上顎につけて強く押すことができる	2 接触して維持できる	1 上に向かって舌が動く	0 舌は殆ど動かない
9. 咳払いをする	3 普通にできる	2 痰が切れる程度にできる	1 痰が切れる所まで行かない	0 全くできない
	なし	少しはある	ある	程度がひどい
10. 流涎	3 なし	2 下を向く，食事中，会話などにある	1 食事，会話などをしなくとも時々ある。あるいは時々よだれを拭く必要がある	0 絶えず流涎がある
11. 鼻声	3 なし	2 少しはある	1 はっきりとわかる程度	0 話の内容がわからない程度
12. 口ごもり，内容不明瞭	3 なし	2 ときどき解らない言葉が混じる	1 ときどき解る言葉が混じる	0 殆どわからない
13. 食事内容	3 常食	2 軟食	1 きざみ食	0 半流動食

総点　　　　　　点

（文献24より転載）

【引用文献】

1) 西尾正輝：標準デイサースリア検査，インテルナ出版，2005.

2) 日本高次脳機能障害学会（旧日本失語症学会）Brain Function Test委員会：標準失語症検査補助テスト─発声発語器官および構音の検査．新興医学出版，1999.

3) 日本音声言語医学会言語委員会 運動障害性（麻痺性）構音障害小委員会：「運動障害性（麻痺性）構音障害dysarthriaの検査法─第一次案」短縮版の作成．音声言語医学，40(2)：164-181，1999.

4) 間瀬教史：PART1 呼吸・心臓リハビリテーションに共通した評価方法．ビジュアル実践リハ 呼吸・心臓リハビリテーション 第1版，p.14-35，羊土社，2009.

5) 田崎義昭，ほか：ベッドサイド神経の診かた，南山堂，2016.

6) 日本コミュニケーション障害学会口蓋裂言語委員会：口蓋裂言語検査（言語臨床用）DVD付，インテルナ出版，2013.

7) 椎名英貴，苅安　誠：dysarthriaの評価．音声言語医学，60(4)：286-294，2019.

8) 伊藤元信，ほか：運動障害性（麻痺性）構音障害dysarthriaの検査法—第1次案．音声言語医学，21(3)：194-211，1980.

9) 田口恒夫：言語障害治療学，医学書院，1966.

10) 伊藤元信：単語明瞭度検査の感度．音声言語医学，34(3)：237-243，1993.

11) 小澤由嗣，ほか：音声学的対立を利用した単語明瞭度評価法（日本語版）の試み．音声言語医学，44(2)：119-130，2003.

12) 西尾正輝：ディサースリア臨床標準テキスト第2版，医歯薬出版，2022.

13) 日本音声言語医学会：Dysarthria診療の手引き2023年版，インテルナ出版，2024.

14) 日本音声言語医学会：声に関する質問紙（VHI），2012.(http://www.jslp.org/pubcomm/vhi.pdf)(2024年12月20日閲覧)

15) Rinkel RN, et al.：Speech Handicap Index in patients with oral and pharyngeal cancer: better understanding of patients' complaints. Head Neck, 30(7)：868-874, 2008.

16) Piacentini V, et al.：Reliability and validity of an instrument to measure quality of life in the dysarthric speaker. Folia Phoniatr Logop, 63(6)：289-295, 2011.

17) Baylor C, et al.：Validating the Communicative Participation Item Bank (CPIB) for use with people with aphasia: an analysis of Differential Item Function (DIF). Aphasiology, 31(8)：861-878, 2017.

18) 苅安　誠：神経原性発声発語障害，医歯薬出版，2017.

19) Trouillas P, et al.：International Cooperative Ataxia Rating Scale for pharmacological assessment of the cerebellar syndrome. The Ataxia Neuropharmacology Committee of the World Federation of Neurology. J Neurol Sci, 145(2)：205-211, 1997.

20) Wenning GK, et al.：Multiple System Atrophy Study Group. Development and validation of the Unified Multiple System Atrophy Rating Scale (UMSARS). Mov Disord, 19(12)：1391-402, 2004.

21) Cedarbaum JM, et al.：The ALSFRS-R: a revised ALS functional rating scale that incorporates assessments of respiratory function. BDNF ALS Study Group (Phase III). J Neurol Sci, 169(1-2)：13-21, 1999.

22) Goetz CG, et al.：Movement Disorder Society UPDRS Revision Task Force. Movement Disorder Society-sponsored revision of the Unified Parkinson's Disease Rating Scale (MDS-UPDRS): scale presentation and clinimetric testing results. Mov Disord, 23(15)：2129-2170, 2008.

23) Weyer A, et al.：Reliability and validity of the scale for the assessment and rating of ataxia: a study in 64 ataxia patients. Mov Disord, 22(11)：1633-1637, 2007.

24) 小田英世，ほか：ALS患者の身体機能評価尺度の信頼性と因子構造．Brain and Nerve 脳と神経，48(11)：999-1007，1996.

5章　運動障害性構音障害

5 運動障害性構音障害に対するアプローチ

1 訓練の原則

- 運動障害性構音障害（dysarthria）においては，現存能力を最大限に生かす「ベストスピーチ」を目指すことが多い
- 発話の運動機能や伝達能力の改善だけを目標とするのではなく，QOLの改善を目指す
- 神経可塑性の原理や知覚-運動学習を理解したうえで訓練を実施する

目標の設定

　軽度例を除き，運動障害性構音障害例の多くでは，発話機能を正常化させることは難しい。運動障害性構音障害の要因となっている発声発語器官の麻痺を完全に回復させたり，進行性の神経・筋疾患の病期の進行を止めたりすることが困難だからである。そのため，運動障害性構音障害における治療目標は，正確な発話を目指す「パーフェクトスピーチ」よりも，現存能力を最大限に活かす「ベストスピーチ」を目指すことが多く，この点は小児の構音障害例との目標の相違の1つとなる。

　また，目標設定の際に留意したいのは，対象者のQOLを考慮することである。たとえ発声発語器官の麻痺や発話の伝達能力に改善が認められたとしても，そこにQOLの改善が認められなければリハビリテーションの意義が乏しくなる。発話明瞭度の改善のみに目を向けるのではなく，対象者の家族や生活，生きがいにも視野を広げた目標設定が求められる。

訓練の原則

　近年は**神経可塑性の原理**ならびに**知覚-運動学習**の考え方を用いる傾向にある。その背景には，①運動障害性構音障害の障害基盤は神経および筋に起因すること，②対象者自身のモチベーションが訓練の効果に直結すること，③自ら課題を見つけ，対応する能力が般化には必要なことなどが挙げられる。訓練では言語聴覚士がすべてを教えるのではなく，対象者のモチベーションを上げ，対象者自身に学んでもらう体制と関係性を整えることが重要である。

■ 神経可塑性の原理

　神経可塑性とは，損傷した神経系の構造や機能を再編成し，得られる運動自体を変化させる神経系の能力のことを指す。この原理は，今日におけるリハビリテーションの基盤となっており[1]，それは運動障害性構音障害の訓練でも例外ではない（**表1**）。

■ 知覚-運動学習（perceptual-motor learning）

　知覚および運動の改善には筋肉や神経自体を回復させるだけでなく，筋肉に最適な命令を送れるようにし，脳の神経回路における信号を調整すること，すなわち「筋肉を上手に動かし，その動かし方を脳が学習すること」が重要となる。そのため，四肢や体幹の機能障害と同様に，運動障害性構音障害に対するアプローチにおいても，

知覚-運動学習の概念が重要視されてきている。

表2に，訓練に利用できる知覚-運動学習の考え方の一例を参考として記載した。

訓練の際に心がけること

■ テクニシャンにならず，プロフェッショナルになる

根拠に基づく医療（EBM）の重要性が示されて以降，運動障害性構音障害領域においてもEBMを基盤とした訓練技法が広まってきた。型にはめた体系的な訓練法は高いエビデンス（根拠）が蓄積されやすい。その一方で，基盤となった論文の被験者に含まれなかった症例や，対象者ごとに多様な背景因子もある。ましてや疾患に伴う症状や病巣も一様ではない。臨床の場で出会う多様な症例それぞれに対して，体系的な訓練だけでは応用を効かせることが困難となる場合がある。エビデンス（根拠）に基づく訓練技法を磨くことも重要だが，それだけではテクニシャンとなってしまう。訓練効果や対象者の反応などの不確実性を受け入れながら[5,6]，対象者に合わせた訓練を選択し実行できる本物のプロフェッショナルになれるよう心がけたい。

表1　神経可塑性の原理

1. use it or lose it	使用しないと神経回路は減衰する
2. use it and improve it	使用すれば機能が促進する
3. specificity	トレーニングの性質が可塑性の性質を決定する
4. repetition matters	十分な反復が必要
5. intensity matters	十分な強度が必要
6. time matters	タイミングは異なる
7. salience matters	トレーニングの経験が十分であること
8. age matters	若い脳であればより起こりやすい
9. transference	伝達トレーニングの経験が，同様の行動の獲得を促進する
10. interference	ある経験による可塑性が他の行動の獲得を妨げることがある

（文献1をもとに作成）

表2　訓練に利用できる知覚-運動学習の考え方

項目	内容
練習スケジュール[2]	ブロック練習に続いてランダム練習が理想 ブロック練習：コンスタントに同じ練習を行う 　例：AAAAA，BBBBB，CCCCC… ランダム練習：変化のあるさまざまな課題を行う 　例：ABCDE，DCAEB，CBEAD…　　※大文字アルファベットは練習の種類を示す
フィードバック[3]	たくさん行うよりも，なるべく少ないフィードバックで 実施過程ではなく，結果に焦点を当てる
タイミング[3]	練習の実行後に行う
練習構造[4]	部分（part）ごとの練習よりも，全体（total）での練習を行う

＊EBM：evidence based medicine

2　発声発語器官に対する訓練

POINT
- 発声発語器官に対するアプローチとして，体幹，呼吸筋，口唇，下顎，舌，軟口蓋の筋力の向上，可動性範囲の拡大，協調運動の改善などを目的とした介入が行われる
- アプローチの際には，筋の走行や機能を理解したうえで，発話症状の原因となっている要素の改善を図る
- 代表的な機能訓練の種類や目的を理解し，適切な訓練を選択することが重要である

　発声発語器官に対するアプローチは，主に口唇，下顎，舌，軟口蓋の筋力の向上，可動性範囲の拡大，協調運動の改善などを目的とした非言語性口腔運動訓練（NSOME）[7]が行われている。発声発語に関連する筋のストレッチは頻繁に行われており，主に痙攣や固縮のある症例が適応とされる[8]。また，舌の挙上や口唇閉鎖などの運動，下顎の開口-閉口，舌の突出-後退，口唇の突出—横引きなどの交互運動[9,10]は筋力の改善，可動範囲の改善，協調運動の改善を目的に実施されることが多い。

姿勢・呼吸に対するアプローチ

　発話時には安定した姿勢で，十分な呼気の供給が必要となる。運動障害性構音障害の患者では，体幹の筋力低下，胸郭の可動性低下などにより，発話に必要な吸気量の確保や十分な呼気の供給ができない症例も多い。そのような場合，姿勢の調整や胸郭の可動性改善，呼吸筋のトレーニングが必要となる。

■ 姿勢の調整

　座位姿勢が保持できない場合，骨盤を中間位で保持することが難しく，骨盤の後傾や側方傾斜を認めることがある。また体幹が麻痺側へ傾斜し，空間で保持することが困難になるなど，安定した座位姿勢を維持することが難しい。そのような場合には，姿勢アライメントの調整が必要となる。図1のように体幹の姿勢を調整する前に骨盤の位置や姿勢を整えたうえで，体幹のポジショニングを行うように配慮する。姿勢は疾患や重症度によっても問題点が異なるため，理学療法士や作業療法士に相談のうえ，姿勢アライメントの調整や姿勢への介入を行う。

図1　不安定な座位姿勢とポジショニングの例

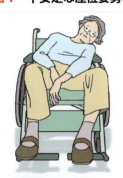

骨盤が後傾・麻痺側へ傾斜
体幹が麻痺側へ傾斜

介入前の姿勢

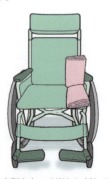

麻痺側方向への崩れに対して
クッションや枕で姿勢を修正

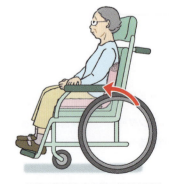

骨盤の後傾や麻痺側の傾斜を調整

ポジショニングの例

＊NSOME：non-speech oral motor exercises

■ 呼吸に対するアプローチ

肋骨や胸椎の可動性は十分な吸気量を確保するために重要である．図2のように肋間や胸椎の可動性を高めるアプローチや胸郭の運動をサポートすることにより，十分な吸気量の確保や安定した呼気の供給を目指す．また吸気が努力的な場合，斜角筋や胸鎖乳突筋，僧帽筋，菱形筋，脊柱起立筋，大胸筋なども活動するため，これらの筋に対しても介入が必要である．呼吸へのアプローチについては医師や理学療法士に相談のうえ，チームで介入する．

■ 呼吸筋トレーニング

呼吸筋のトレーニングとして，呼気筋抵抗訓練（EMST）が考案され，パーキンソン病患者の呼気の筋力が改善したと報告されている[9]．近年は吸気筋と呼気筋に抵抗を与えるTHE BREATHER®を用いた訓練も考案され，最大呼気流量の増加や発話明瞭度の改善がみられたとする報告もある[10]．その他，長息生活®やブローイング・トレーナーJrなど呼吸筋に対するさまざまな器具が販売されている（図3）．

図2 呼吸へのアプローチ 動画9-1, 2

脊柱・体幹の回旋
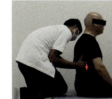
右（左）胸部，左（右）の肩甲骨を押さえて体幹を右（左）回旋させる．

下部胸郭
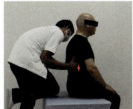
呼気時に下方・内側に向かって軽く圧迫する．

胸部・背部のストレッチ
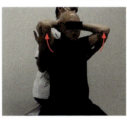
背部で体幹を固定し，後頭部で手を組む．肘を後方に引き，大胸筋を伸長させる．

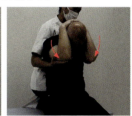
肘を胸の前で合わせ，菱形筋や僧帽筋中部線維を伸長させる．

上部胸郭
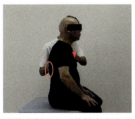
脊柱を押さえて体幹を安定させ，呼気時に胸骨を下方に圧迫する．

シルベスター法
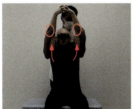
両肘を抱え，呼気時に挙上させる．

頸部の側屈
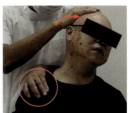
前・中斜角筋，胸鎖乳突筋のストレッチを行う場合には側屈させる．

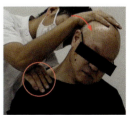
後斜角筋，僧帽筋上部線維のストレッチを行う場合には頸部を少し屈曲させる．

図3 呼吸筋トレーニングの器具 動画9-3

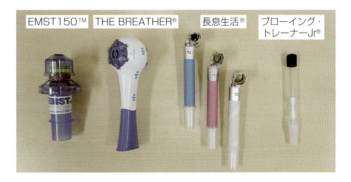

---

* EMST：expiratory muscle strength training

鼻咽腔閉鎖機能に対するアプローチ

運動障害性構音障害では開鼻声を認める症例が多く，鼻咽腔閉鎖不全に対する介入が行われる。介入方法は，軟口蓋挙上装置（PLP）などの補綴治療，咽頭弁形成術などの外科治療，ブローイングや構音練習などの訓練に分類される（**表3**）。睡眠時無呼吸症候群に対して使用される持続的鼻腔内陽圧負荷（CPAP療法）も開鼻声の訓練に利用される。ブローイングは簡便に行うことができるため，臨床で用いられることが多いものの訓練効果のエビデンスは限定的である[11]。運動障害性構音障害の患者に対して行う場合には適応を慎重に検討する。

発声発語器官に対するアプローチ

発声発語器官に対するアプローチとして代表的な方法に，ストレッチや口腔運動が挙げられる。ストレッチは関節可動域の改善や筋緊張の低下，痙縮の軽減などを目的として行われ，運動障害性構音障害患者においては主に舌や口唇，顔面，外喉頭筋などで行われる[8]。原則として，筋線維の走行に沿ってストレッチを行うことを意識する。口腔運動については，対象となる筋や運動を意識させること，下顎などで生じる代償運動を制限することがポイントとなる。

表3 鼻咽腔閉鎖機能不全への介入

補綴治療	・軟口蓋挙上装置（PLP）
外科治療	・咽頭弁形成術 ・咽頭弁移植術
訓練	・ブローイング（笛，ロウソク，綿毛，ストローなど） ・バイオフィードバック（鼻息鏡，鼻腔気流トランスデューサー） ・持続的鼻咽腔陽圧負荷療法（CPAP療法）（**図4**） ・プッシング ・アイシング ・非通鼻音（特に破裂音）を使用した単語の構音

図4 持続的鼻腔内陽圧負荷（CPAP） 動画9-4

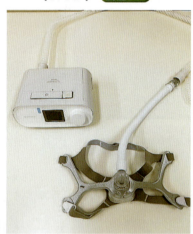

●発声発語器官に対する代表的なストレッチ 動画9-5

❶大頬骨筋，小頬骨筋のストレッチ

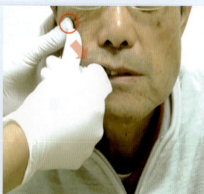

目的
大頬骨筋，小頬骨筋の筋緊張が高い場合に筋緊張の調整を行う。

方法
人差し指にガーゼを巻いた状態で，口腔前庭に人差し指を挿入して大頬骨筋，小頬骨筋を把持する。もう一方の手で大頬骨筋，小頬骨筋の一端を押さえ，矢印方向に沿って伸長する。

ここに注意！
指が滑ってしまうと大頬骨筋，小頬骨筋が十分に伸長されない。指腹を使って痛みの出ない範囲でしっかりと筋を把持しよう。

用語解説　痙縮：上位運動ニューロンの病変により伸張反射が増強し，筋トーヌスが亢進した状態。膝蓋腱反射などの深部反射は亢進する。

*PLP：palatal lift prosthesis　*CPAP：continuous positive air pressure

❷ 頬筋，笑筋のストレッチ

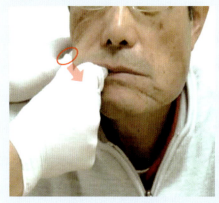

目的

笑筋，頬筋の筋緊張の亢進を改善する。また頬部の自動運動が難しい場合に他動的な運動を行う。

方法

人差し指にガーゼを巻いた状態で，口角から指を挿入して筋腹を把持する。口腔内へ挿入していないほうの指はしっかりと筋腹の起始部を押さえる。口角に向かってゆっくりと伸長する。

臨床に役立つアドバイス

頬筋へのアプローチの目的

両唇破裂音などでは，口唇閉鎖に加えて，頬筋が働くことにより口腔内圧が上昇する。筋緊張が高い場合や，運動範囲が低下している場合などにストレッチを行おう。

❸ 上縦舌筋，下縦舌筋のストレッチ

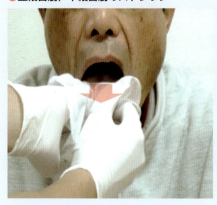

目的

舌が後方に引き込まれるなど，舌の筋緊張が高い場合に実施する。伸長刺激を行うことにより舌への感覚刺激の入力を図る。

方法

舌をストレッチする際には，両手の親指と人差し指にガーゼを被せ，そのまま舌を把持する。舌を引き出す際には不快感を伴うため，表情などを見ながらゆっくりと伸長する。

❹ 横舌筋のストレッチ

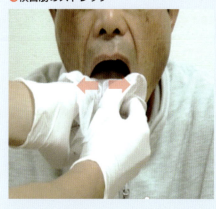

目的

横舌筋の緊張が高く，舌の幅が狭くなっているような場合に行う。横舌筋を伸長するイメージで，舌全体の筋緊張を調整する。

方法

舌をストレッチする際には，両手の親指と人差し指にガーゼを被せ，そのまま舌を把持する。舌を引き出す際には不快感を伴うため，表情などを見ながらゆっくりと伸長する。

ここに注意！

舌の先端部分だけではなく，舌全体を把持するように意識する。横方向へ舌を広げるようなイメージで伸長する。

5章 運動障害性構音障害

❺ 頬筋の運動　動画9-6

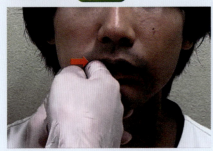

目的

顔面下部の麻痺がある場合に，頬の筋活動を促し，破裂音生成時に口腔内圧が十分に高まることを目的として行う。

方法

頬を口腔前庭に挿入し，指腹で軽く外側へ圧をかける。「頬の動きで指を歯に押し付けてください」と指示し，頬筋の活動を誘導する。

基礎分野へのリンク

発声発語器官の解剖とアプローチ

　口輪筋，頬筋など，顔面下部を構成する表情筋は，両唇破裂音などの構音において重要な役割を担っている。また内舌筋が主に舌の形態を変化させ，外舌筋が主に舌の位置を変えることで，母音や子音を生成する。顔面や舌へアプローチをするうえで，解剖や各筋の働きについては必ず押さえる。【参考→『Crosslink 発声発語・摂食嚥下の解剖・生理学』p.115で表情筋の種類や走行を，p.119で内舌筋や外舌筋の種類や機能を確認しよう！】

❻ 舌と頬筋の協調運動

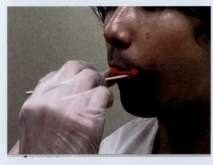

目的

舌の左右運動や捻転運動が低下している場合や舌と頬の協調運動が低下している場合に行う。頬と舌の協調的な運動を通して，咀嚼時に食物を歯列にのせる舌運動を改善する目的で行う。

方法

左右いずれかの口腔前庭に綿棒を挿入し，頬と舌で左右の口腔前庭へ綿棒を移動するように促す。

基礎分野へのリンク

【『Crosslink 発声発語・摂食嚥下の解剖・生理学』p.104で咀嚼時の舌運動を確認しよう！】

❼ 舌尖部の下制運動

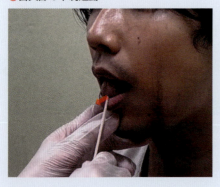

目的

舌前方部の細かい運動（分離運動）が難しい対象者に対して行う。舌尖部を下制するため，主に下縦舌筋の活動を誘導する。

方法

綿棒の柄を下唇の正中部に当て，前方に押し出すように指示する。可能な限り口唇より外側に押し出すように誘導する。

❽舌前方部の左右運動

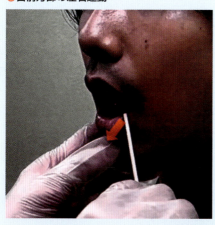

> 目的
> 舌前方部の細かい運動（分離運動）が難しい対象者に対して行う。

> 方法
> 綿棒の柄を下唇の側方部に当て，舌を口角付近まで移動させてから押し出すように誘導する。

❾舌前方部の挙上

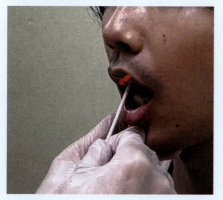

> 目的
> 舌尖部の挙上が難しい対象者に対して行う。主に上縦舌筋の運動を誘導する。

> 方法
> 綿棒の柄を歯茎部や硬口蓋前方に当て，舌で前方に押し出すように指示する。可能な限り舌尖で綿棒の柄の先端をしっかりと押すように指示する。

> ⚠ ここに注意！
> 舌の運動を誘導する際には，舌の動きに伴って下顎の代償運動が生じやすい。代償運動が生じる場合には，下顎を徒手的に固定したり，バイトブロックを使用したりするとよい。

運動障害性構音障害の発声発語器官へのアプローチとして統一された方法はないが，さまざまな文献[12-15]で具体的な方法が紹介されている。各アプローチによって目的が異なるため，病態に応じたアプローチ方法の選択が重要である（動画9-7, 8）。ストレッチや口腔運動以外にも，抵抗を加えて筋力の増大を目指す抵抗訓練や，感覚の入力を目的としたアイシング，振動刺激を与えて筋肉の緊張を緩和させるバイブレーションなどが行われることもある。

> やってみよう
> 顔面下部や舌のストレッチは，まず健常者同士で実施しよう。実施される人は筋の伸長の程度や痛みの有無について，実施している人に適宜フィードバックしながら，練習しよう。

> 補足
> NSOMEが運動障害性構音障害患者の発話機能へ与える効果についてはエビデンスが乏しく[16]，その適応については慎重に検討すべきである[11]とされている。病態に応じて，NSOME，発話訓練，代償手段の獲得など，プログラムのバランスを検討する必要がある。

3 発話の訓練

> **POINT**
> - 発話の訓練を用いることにより，早期のコミュニケーション手段の確立を目指す
> - 単語レベルの訓練には「対照的生成ドリル」と「明瞭度ドリル」がある
> - 文や会話レベルの訓練には「clear speech」や「singing speech」などがあり，「LSVT LOUD®」「SPEAK OUT!®」などの体系的アプローチの一部もこれに含まれる
> - 歯科との連携や，補綴的アプローチも考慮するとよい

運動障害性構音障害における発話の訓練は，主に現状の発声発語器官を活かして発話の伝達能力を高めていくことに主軸が置かれ，「能力訓練」とよばれる。一方で，麻痺や筋力低下を改善させることに注力するアプローチのことを「機能訓練」とよぶ（図5）。

発声発語器官に麻痺が残っていたとしても，発話の仕方を工夫したり，意識して発音したり，意識的に声量を増大させたり（p.232，体系的訓練のLSVT参照），口を大きく動かして発話させたり，発話速度を低下させたりすること（p.221，発話速度の調節法参照）によっても発話の明瞭度や伝達能力を劇的に向上させることができる。このようなアプローチが発話の訓練（能力訓練）として扱われる。

麻痺や筋力の改善を目標に積極的な訓練を行ったとしても，即座に効果が得られることは少ない。そのため，発話の訓練を機能訓練と併せて施行することが早期のコミュニケーション手段の確立のために必要となる。

単音・単語レベル

運動障害性構音障害における単音・単語の訓練を行うには，音の誤り方，麻痺の程度，構音・発声法を考慮するとよい。

軽度の運動障害性構音障害例においては，子音の歪みが前景に立つことが多く，重度例になるほど母音の誤りも出現してくる[17]。また，子音においては相対的に，破擦音（/dz/，/tɕ/など），破裂音（/b/，/p/）が誤りやすく，それぞれ/dz/は/d/に，/tɕ/は/t/へと単純化し，/b/が/p/に，/p/が/b/へと有声化‒無声化の誤りが目立つ[18]。従って訓練初期には，このような音が重ならないような訓練語を選択するとよい。

また，舌の麻痺が重度であれば，舌を使用した/t/，/k/，/r/の表出は困難となり，軟口蓋の麻痺が重度であれば/m/と/b/などの区別が困難となる。従って，発声発語器官の機能改善の程度を頭に入れながら訓練を行うとよいだろう。

加えて，破裂音は口腔内圧を高める子音であるため呼吸機能が低下している段階では学習しづらいなど，音声学的に発声発語器官との関連性も視野に入れながら訓練を遂行していく必要がある。

図5 運動障害性構音障害における能力訓練と機能訓練のイメージ

能力訓練
現状を工夫して使用する
現在もっている発声発語器官の機能を最大限に活かすため，話し方の工夫を行うアプローチ

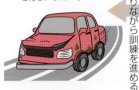
傷ついた車でもなんとか走らせるイメージ

互いのバランスを取りながら訓練を進める

機能訓練
発話の基盤となる神経や筋を整える
発声発語器官において，麻痺を改善させたり，筋力増強を図るアプローチ

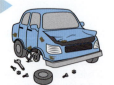
傷ついた車を直すイメージ

---

*PAP : palatal augmentation prosthesis

> **補足**
>
> **舌接触補助床**
>
> 舌の運動が著しく障害されている場合には、舌接触補助床（PAP）（p.166参照）の利用を考慮してもよい。
>
> 肥厚させる部位や量は、舌と口蓋部の接触が促される程度に調整し、舌と口蓋の間に生じる「死腔」を塞ぐ。主に構音点の改善に寄与すると報告されているが、①作製が必要なこと、②多くがPLPが付与されたPAPでの報告であること[19-22]、③装用時の違和感により継続的な装着が困難な症例があること[23,24]などにも留意が必要である。

以下に、構音を中心とした能力訓練を紹介する。前述の内容を加味しながら、階層的な訓練、難易度の設定を試みるとよい。

■ 対照的生成ドリル

語頭の1音素だけが音韻論的に異なる単語のペアを対象者に発話させ、その音の違いを意識させる[25]。

舌の麻痺が重度な症例では、舌の運動機能低下のため、/k/や/t/の発音の際に発せられた構音は、/k/も/t/も同様に歪んでしまう。このような症例に対して**対照的生成ドリル**を用いることで、そこに意味を伝えようとする対象者の意思が働き、対象者は「/k/に近い音」や「/t/に近い音」を構音しようとするようになる。この方法で/k/と/t/の違いを生み出す。単なる音読訓練と異なり、発音しようとする語に意味をもたせることや、ペアにしてそれぞれを比較しながら構音させることで音の違いが明確になる。

さらに、前述の構音の誤りや口腔内圧を高める音（破裂音や破擦音など）などを考慮し、対照的生成ドリルの課題を設定すると、より練習効果が高まると考えられる（図6）。

今日では市販のドリル集[26]を用いることにより容易に実施できるようになった。

■ 明瞭度ドリル

1音素が異なる単語リストを用いて、対象者はそのなかから選定した単語を読み上げ、聞き手（主に言語聴覚士）が対象者の発話した単語を同定していく[25]。対象者は自らの構音のうち、どの音がどの音に異聴されやすいかを確認できるため、日常生活場面において、それらの語をより意識して話すことにつながる（図7）。

図7　明瞭度ドリルの一例とその実施場面の一例

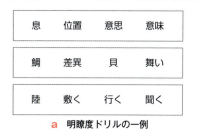

a　明瞭度ドリルの一例

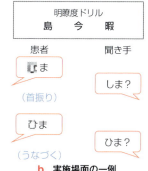

b　実施場面の一例

図6　対照的生成ドリルとその実用課題例

破裂音—摩擦音	
/k/	/ʃ/
金塊（きんかい）	深海（しんかい）
黄身（きみ）	染み（しみ）
聞く（きく）	敷く（しく）
気合（きあい）	試合（しあい）

破裂音—破擦音	
/k/	/ts/
茎（くき）	月（つき）
組み（くみ）	罪（つみ）
空港（くうこう）	通行（つうこう）
暗い（くらい）	辛い（つらい）

破裂音—破裂音	
/k/	/t/
会社（かいしゃ）	代謝（たいしゃ）
鎌（かま）	玉（たま）
柿（かき）	滝（たき）
辛い（からい）	盥（たらい）

5章　運動障害性構音障害

文・会話レベル

後述の発話速度調節訓練も発話の訓練に含まれるが，本項ではそれ以外の発話の訓練を紹介することとした（p.221参照）。また，体系的アプローチについても一部を紹介する。

■clear speech, Be Clear

口を意識的に大きく動かし，「はっきり」話すことを指導する。原著に基づくと，文レベルに留まらず，単語レベルから実施し，交互反復運動，短文，長文へと体系的に実施する技法として紹介されている[27]（p.234参照）。

■singing speech

「try to sing it!」の精神で歌を歌うことをイメージしながら話す方法である。重度の発話障害によりコミュニケーションがまったく取れなかったパーキンソン病者に対して本技法を実施した結果，友人や家族との短時間のコミュニケーションが可能となった症例が報告されている[28]。

■声量のフィードバック

声量低下を主症状とするパーキンソン病者に声量のフィードバックを促すことにより，声量の増加と意識化に伴う明瞭度の向上をめざす。自身の声量を定量的かつ客観的に把握できる点が大きな利点である。

声量の測定やフィードバックには騒音計の利用が便利である。近年はスマートフォン（スマホ）のアプリケーション（アプリ）も利用できる。無料で利用できるアプリも複数あるが，スマホの機種や基本ソフトウェア，アプリにより算出される値に差が出るため，補正をするなど利用の際には留意が必要となる。また，フィードバックには各種音響分析機器も利用できる。

日常生活場面での利用には，ブレスレット形式のHi-Volt[23]や，頸部前方に装用されたマイク

から専用機器やスマホにデータを蓄積していくportable voice accumulators[24]なども考慮できる。

■LSVT LOUD® やSPEAK OUT!®

主にパーキンソン病を起因とする運動障害性構音障害に使用される訓練法である。それぞれ，「Speak Loud（声は大きく）」と「Speak with INTENT（意識して話そう）」をキャッチフレーズとしている。詳細はp.232を参照のこと。

■グループ訓練

改善した発話の状態を維持し，その能力を高めるために，集団療法（グループセラピー）を活用するとよい[29]。前述のSPEAK OUT!® では The LOUD Crowd®[30]がその役割を担っている。ほかにもパーキンソン病者向けにHiCommunication[31]などの成果も報告されている。

> **補足**
>
> **HiCommunication**
> 10週間で30時間のセラピーが行われる訓練で，①言語聴覚士主導のグループセラピーが2回，②自主トレーニング1回が毎週行われる。「大きな声」と「構音の正確性」を目指す練習から，会話や物語の伝達，記憶ゲーム，連想ゲームなどを用いた認知的負荷を加えながらの練習まで行う。7～10週目には，言語聴覚療法室外や雑音下での発話練習など般化に向けたトレーニングも加わる。

■ゲームの利用

ゲームを報酬として利用したり，気分転換，自主トレーニングとして活用したりする。

近年は音声コントロールを利用したゲームである「Bla Bla Bla」[32]や「Scream Go Up」[33]など，スマホ用のアプリを活用した訓練成果が各種文献[34]やホームページでも紹介されている。ゲームとして利用する場合，多くのアプリは難易度（設定）が健常者向けであり，運動障害性構音障害患者に対して難しく利用が限定的となることが多いので，言語聴覚士が一度自身で実施した後に対象者に紹介するとよい。

■音楽療法やITの活用，その他

　継続的な訓練や精神的な支えとして，音やリズムを活用した報告もある[35]。前述のLSVTにおいてはwebベースでの訓練であるLSVT for LIFE®[36]が紹介されている。コロナ禍を経た近年では，わが国を含め世界中でオンラインでのサポートの環境も整いつつある。

　また，音楽療法やカラオケも運動障害性構音障害へのアプローチとして利用されている。対象者が楽しみながら継続できる方法を積極的に活用し，機能の維持を図るとよい。

　そのほか，発話機能改善のために**軟口蓋挙上装置（PLP）**や**スプリント**が補綴的治療の一部として用いられることもある。

> **補足**
> **PLP**
> 　PLPは口腔装置の1つであり，上顎に装用している硬口蓋部から伸びた挙上子により軟口蓋を挙上させ，軟口蓋の動きをサポートしたり，改善を図る装置である。装用による開鼻声の軽減のほか，構音の改善と発話明瞭度の改善が報告されている（p.124参照）。

> **補足**
> **スプリント**
> 　口・顎・舌ジストニア例で用いられることがある。近年，口・顎・舌ジストニアにはさまざまなタイプがあると考えられており，スプリントが功を奏すのは，自然と口を開けてしまう「開口タイプ」であるとされる。改善にはジストニアにみられる感覚トリックが影響している可能性が高い。噛むことで顎が安定し構音が明瞭になるが，歯や顎の痛み，唾液量の増加など，装用に伴い克服すべき課題も多いため，必要なときに短時間の利用を促すなど，工夫が必要である。

4　発話速度の調節法

- 発話速度の調節法を開始する前にはトライアルセラピーを行い，訓練技法を選定する
- 構音時間と休止時間のどちらを操作しているかを考えながら実施する
- 日常生活とQOLの向上を目指した訓練課題を設定する

　運動障害性構音障害例に対する発話速度調整を平易に示すと「ゆっくりと話す」ということになる。発話の速度を低下させることにより，舌や口唇，喉頭（声帯）の運動を最大限活かすことができるようになるうえ，それらの発声発語器官同士の協調性が向上し，結果として発話明瞭度が向上する[37]。「ゆっくりと話す」という単純な行為のように思えるが，口頭指示だけでは効果が限定的となり，日常生活場面で使用できるまで学習されないことが多い。対象者のQOLや生活場面を常に意識し，コミュニケーションの円滑化に向けた適切な技法の選択と階層的な発話練習，そして訓練の原則を基盤として訓練を遂行していくことが求められる。

　発話速度調節法の手技を紹介するに先立ち，発話の構成要素について解説する。実際に話している時間を構音時間とよび，構音時間と構音時間の間にある，話していない時間（200mm/秒以上）を休止時間とよぶ（**図8**）。発話速度調節の際には，このどちらの時間を操作しているのかを考えながら行うと訓練の際に応用が利く。例えば，構音時間を延長させる**タッピング法**を用いても明瞭度の改善が不十分であれば，そこに休止時間を延長させる**フレージング法**を組み合わせることにより，さらに高い訓練効果が期待できる。

訓練技法（発話速度調節法）

　発話速度を低下させる手技を**表4**にまとめた。これらの技法は，対象者の発話明瞭度，生活場

> **用語解説**　**感覚トリック（sensory trick）**　特定の軽い刺激（多くは触刺激）により，症状が軽減されること。補足「スプリント」で説明している感覚トリックは，口を閉じる（噛む）という刺激により開口のジストニアを軽減させている。

図8　音声波形とサウンドスペクトログラム上で示した構音時間と休止時間

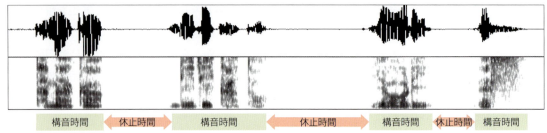

構音時間　休止時間　構音時間　休止時間　構音時間　休止時間　構音時間

発話速度調節時は構音時間または休止時間のどちらの時間を操作しているかを意識するとよい。

表4　発話速度調節法とその主な操作対象

主に構音時間を操作	主に休止時間を操作
タッピング法 モーラ指折り法 DAFの活用 ペーシングボードの活用 フィードバック法	フレージング法 ポインティングスピーチ
リズミックキューイング法	

面やQOL，対象者の使いやすさや認識のしやすさ，認知機能レベルなどにより選定する。技法の選定に迷う際はすべての技法を対象者に試み，使用感や明瞭度の改善の程度などを確認する「トライアルセラピー」を施行することが推奨される。

■ タッピング法

タッピング（叩く動作）をしながら，その動作に合わせて発話する方法である。主に上肢で机上を叩くことが多いが，**図9**のようにさまざまなタッピング動作を確認することで，より明瞭度が高まり，利用しやすい動作の発見に努める。

■ モーラ指折り法[38]

指を折る動作に合わせてモーラごとに区切って発話する方法である（**図10**）。本法を用いることにより，偽性球麻痺（仮性球麻痺）に起因する運動障害性構音障害例において，「母音や子音の誤り」「開鼻声」「息漏れに伴う子音の歪み」の改善に伴う明瞭度の向上がなされたとの報告がある。

図10　モーラ指折り法の実施場面

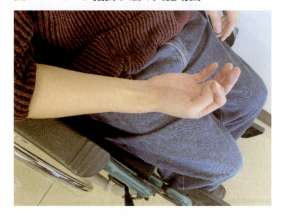

図9　さまざまなタッピング法

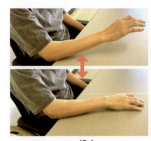　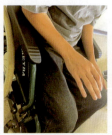　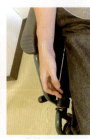　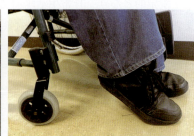

a　机上　　b　自身の膝　　c　車椅子のアームレスト　　d　足踏み

聴覚遅延フィードバック法（DAF）

DAFを用いた発話速度調節には，外部機器を利用する。対象者から発せられた言葉がマイクを介して入力され，機器がその言葉を数mm秒遅延させてアウトプットする。対象者はイヤフォンを介してその遅延した言葉を聞くことになるため，自身の発するタイミングと聞く（入力される）タイミングに時間差が生じ，その時間差を修正しようとして発話速度が低下する。古くは専用の機器が利用されてきたが，近年はスマホの普及に伴い，アプリで利用する機会が増えた。

DAFでは遅延時間を調節できるが，遅延時間は100mm/秒[39]，150mm/秒[40]，100-200mm/秒[41,42]など，おおむね100-150mm/秒に設定された報告が多い。筆者は，重度の症例や導入開始時には，遅延時間がより長い300-350mm/秒に設定することが多い。遅延時間がこの程度であれば「遅れてきた声」を対象者がしっかりと確認しながら話すことができ，意識させることができるからである。その後は次第に遅延時間を短くしていくが，重要な会話場面でのみ300-350mm/秒で利用することもある。

一方，遅延時間が長いほど，抑揚が乏しくなり自然さを欠くだけでなく，聞き手にとっても煩わしさが生まれることを知っておくことも重要である。対象者の学習レベルや利用場面に適したDAFの利用や，遅延時間の設定を行うことを忘れてはならない[43]。

発話速度が低下したことにより発話明瞭度が向上するだけでなく，「声量の低下」や「吃様症状」の改善に寄与し，その効果が24カ月持続したとする先行報告もある[44]。逆にこれらの症状が主ではない症例や認知機能が保持されていない症例には，効果が限定的となる可能性があることに留意する。

ペーシングボードの活用（図11）

原著[45]に基づくと，ペーシングボードは全長13.75in（約35cm），スロットは8個あり，スロットを区切る縁の高さは3/8in（約1cm）である。計算すると1つのスロットの幅は約1.45in（3.68cm）となる。同語反復症（palilalia）を症状にもつ症例に使用し，顕著な改善を認めたと報告されている。対象者は，ペーシングボードにあるスロットを1つ1つ指差し「ポインティングスピーチ（50音指差し法）」を行いながら，それに合わせた速度で発話する。指差しのスピードのほうが発話スピードよりも遅いため，相対的に発話速度が低下し，明瞭度の向上につながる。

また，赤色は目を引きやすく進出色とされるため[46]，ボードの端に赤色を置き，この色から指差し動作を開始するよう促すと，対象者がペーシングボードに注目しやすくなり，指差し動作を意識させるのに好都合であると考えられる。ペーシングボードは，①視覚的手掛かりがあること，②強制的に速度を低下させられることなどから，発話明瞭度の改善度も大きい。また，図11のように症例ごとに対応させたボードや利用方法が数多く考案されている。対象者の状態，認知レベル，目的などに合わせ，柔軟かつ臨機応変にペーシングボードを変化・対応させることが最良の訓練につながる。

フィードバック法

対象者の発話を録音し，対象者自身に聞いてもらう方法である。タッピングやモーラ指折り法などの発話速度調節法を使用しているときとしていないときを比較しながらフィードバックを促すと，その違いを認識し，訓練意欲を向上させることにもつながる。

音響分析ソフトウェアを用いれば，発話を可視化したうえで発話時間のフィードバックを行うことが可能である。画面には5秒間の発話時間が表示できるように設定しておき，「5秒の間に発話を完結させるように」という指示で速度調節を促す。

---

*DAF：delayed auditory feedback

図11 ペーシングボード
(pacing board)

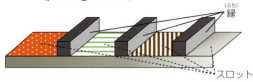

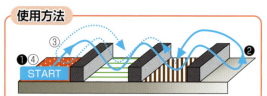

「モーラ」や「文節」の言語単位でスロットを指差ししていくが、これらの言語単位は、発話明瞭度の改善度、発話の自然さなどにより設定するとよい。

ポイント1 スロットの数は、使用時期や方法、対象者の認知レベルや学習状況に合わせて変化させるとよい。
ポイント2 始めに指差しする色は「赤」がオススメ！
ポイント3 横書きの文章は左から右に向かって進むため、認知的負荷を軽減するためにも指差しの開始は左側にするとよい。
ポイント4 縁の高さは、高いほど（またぐ時間がかかるため）発話速度をより低下させることにつながる。

使用方法
① 指差しの開始は左側からが望ましい。
② スロットが足りなくなったら、逆行（右→左側へ）すれば、発話の流れや不用意な休止（再度左端に戻る時間）を取らなくてすむ。
③ 再びスロットが足りなくなったら、左から右側へ指差しを進める。
④ 新たな文に移行する際は、再び左端から開始するとよい。

使用時の工夫

＜箱などで覆い隠す＞
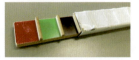
指差しする位置が限定されるので、認知的負荷が軽減し、認知機能低下症例にも導入しやすい。スロット数は3つ程度が使いやすい。

＜縦置き＞
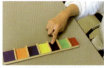
半側空間無視を合併している症例には、スロットが縦に並ぶようにボードを設置すると使用できることがある[47]。

＜なぞりポインティング＞
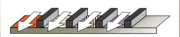
スロットの上端から下端までなぞりながら発話する。構音時間がさらに延長し、より強く明瞭度を高めることができる[47]。

使用法や形態の工夫

＜休止スロット＞
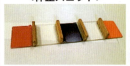
色を置いていない休止スロットを設置。休止スロット部も指差しは行うが発話はしない。休止時間の延長につなげることができる。

＜携帯型＞
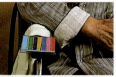
携行し常に使用できるよう小型化した。車いすのアームレストなどに設置することで常にボードを意識できる環境が設定できる[48]。

＜円型＞
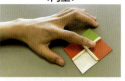
スロット部を円型に設置すれば、指差しの移動距離が少なくなり、上肢の麻痺や筋力低下が重度でも使用できることがある。

＜リストバンド型＞
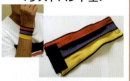
移動を伴うことが多ければリストバンド型にして利用することもある。写真は中学生の症例[49]。

＜スマホ利用＞
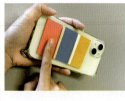
常に携行しているスマホの裏面に設置することにより、必要時に取り出しやすい。

＜手指の使用＞
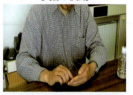
ボードを携行していない場合でも即座に速度調整ができるよう、自身の手をボード代わりに利用している。

＜イメージング＞
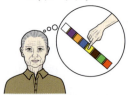
般化訓練の最終段階として、イメージ下で使用した報告もある。言語聴覚士とともに徹底的な訓練を要する[50]。

＜特定場面での利用＞
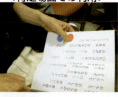
特定の場面でのみボードを使用できるよう工夫したもの。本例は結婚式で読み上げる謝辞の左持ち手部分にボードを設置している[49]。

番外編 ＜車庫入れ＞
通常のボードでは利用が困難であったが、ミニカーと駐車場をボードに見立てたことにより利用ができた症例[51]。

番外編
第3回医療マンガ大賞（2021年）の大賞作品としてペーシングボードを使用した作品が選出された[52]。

■ フレージング法(図12)

　文節や統語的に意味の切れる箇所で区切りながら発話をさせる方法である。区切るタイミングで吸気を意識的に行わせるとよい。音読用の文章には，休止を入れる箇所にスラッシュ(/)を記載したり，マッチ棒などを置いたりするとわかりやすい。適切な位置で休止を入れることで聞き手にとっても統語構造が明確となり，理解しやすい発話となる。

図12　フレージング法のイメージ

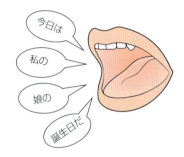

■ ポインティングスピーチ(50音指差し法)

　50音表を用いて行う。語頭(文節)の文字を指で指し示しながら発話する。文字を見つけ出すのに時間を要することで休止時間が延長し，発話速度が低下する。聞き手が，話者の指し示した文字を認識して発話内容を予測できることから，聞き手の理解度も向上する[53]。例えば，動物の話題のなかで「う」を指した後に2モーラを発すれば「牛」か「馬」が，3モーラを発すれば「ウサギ」が予測される。

■ リズミック・キューイング法

　本法は，Yorkstonらが小脳疾患例に用いたことを報告し[54]，その後,音声学的に日本語に適した手法として西尾らにより紹介されている[47]。音読課題を用いて練習を行うが，その際，言語聴覚士は文中の語句を指さし，文節の頭で「トンッ」とキューを与え，文をなぞりながら指を進めていく。発話の速度が言語聴覚士の指差しの速度より早くならないよう対象者に注意を向けさせる。文節内でも発話速度が速くならないようゆっくりと指を進めつつ，文節の末尾は音を引き延ばしながら声の高さを上昇させる。発話のリズムや抑揚に変化を加えるものであるため，詳細かつ正しい技法はDVD[47]を用いて学習したり熟練者に習うことが望ましい。

■ その他

　メトロノームは聴覚的フィードバックに利用できる。メトロノームはアナログ式であれば振り子を視覚的に確認しながら行えるが，対象者によってはメトロノームの発する音を気にする者がいたり，その音自体が話し相手の聞き取りを阻害したりする。その際はデジタル式のメトロノームを用いて音量を調節したり，振動で感じるメトロノームを試みるとよい。

課題の選定

　発話速度の調節法は，「発話」の練習である。失語症者に対する呼称訓練とは異なり，ある程度長さのある文レベルでの発話を行うことで，対象者に適した発話の速度を学習できる。このような背景から，最も短い言語単位である2文節文を中心に発話速度調節を行うことが主流となっている。

　主にドリル集[55,56]を使用した音読で課題を遂行していき，習得状況に応じて3文節文，4文節文…と文節数を増やしていく。文の長さを増やしても発話明瞭度が保たれ，目標の発話速度が守れるよう指導していく。

般化に向けて

　般化のためには，適切な発話速度を対象者自らが学習し，話し始める前に「発話速度を調節しよう」と意識できるよう促すことが重要である。

音読課題に留まらず，文の作成課題[55]や，オノマトペ[56]を使用した文の作成課題を行うと，自身で発話内容を考える必要が生まれる。Q＆A課題に移行すれば，その回答内容をすべて対象者が考えて発話する必要性が生じる。このように対象者の認知的負荷を考慮して課題を進めていくと，日常生活での活用に向けたステップとして利用でき，般化への足掛かりとなりうる。なお，Q＆A課題では，当初は回答が限定されるクローズドクエスチョンを用い，次いで自由に回答するオープンクエスチョンへと移行していくとよい。漫画の説明や情景画の説明[57]も般化に向けた足掛かりとして用いるとよい(図13)。

常に日常生活での活用を視野に入れ，①言語聴覚士以外の人との会話，②二重課題(dual task)を組み合わせながらの発話，③話題の転換，④電話をかけながらの会話，⑤小さな(あるいは大きな)声で，⑥騒音下で…などさまざまな場面を想定し，多様な場面を想定した発話訓練を実施するとよい。

留意事項

発話とタッピングや指差しなどの身体動作を一致させることに厳密になりすぎると，話すこと自体にマイナスのイメージを植えつけかねない。ある程度の不一致は容認してもコミュニケーションの円滑化を優先事項として頭に置き，対象者を励ましつつ，楽しい会話を行うよう心掛ける。

また，発話の自然度にも目を向ける必要がある。発話速度調節を行うことで「こんな話し方では話せない」「もっとスムーズに話したい」と申し出る対象者も少なくない。言語聴覚士は，発話速度を遅くさせることが発話の自然さを犠牲にして明瞭度を高めていることに常に留意し，自然度と明瞭度が良好なバランスを保った速度を見い出し，訓練を進める必要がある。

図13 課題の設定イメージ

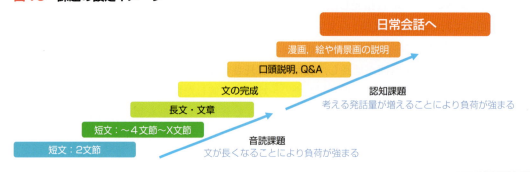

5 AAC（拡大・代替コミュニケーション）

- AACは，音声言語・文字言語を補助・代替し，コミュニケーションが円滑に行えるようにするアプローチ全般のことである
- AACにはさまざまな方法がある。それぞれの対象者の障害に合わせ，1人の対象者が複数の方法を使用できるように支援する
- AACの導入はできるだけ早い時期がよいとされるが，原疾患やコミュニケーション障害の重症度，疾患の受け入れの程度はさまざまであり，丁寧な個別対応が求められる。チームでかかわり，時間的に余裕をもって進める
- AACの継続的な使用には，家族や介助者などの協力が不可欠であり，彼らに対する指導も重要である

AACとは

AAC（augmentative and alternative communication）は，「拡大・代替コミュニケーション」と訳され，音声言語・文字言語を補助・代替し，コミュニケーションが円滑に行えるようにするアプローチ全般のことである。わが国ではAAC（エーエーシー）と略称でよばれることが多い[58]。

人工知能（AI）・情報技術（IT）・情報通信技術（ICT）などの急速な発展とコミュニケーション・ニーズの多様化に伴い，本領域は多彩な広がりをみせている[59]。近年はコミュニケーションを拡大・代替する手法のみならず，その概念や援助法，アイデアなどを含めて「AACシステム」ともよばれている[60]。

> 補足
> 拡大（augmentative）とは現在の発話を補う場合を，代替（alternative）とは高度に障害された発話機能の代わりに利用する場合を指す[59]。

AAC導入の意義

AACをICFの枠組みで考えると，活動と参加の面において，現在の機能を最大限活用してコミュニケーションの成立につなげるアプローチの1つだといえる。AACの導入が対象者のコミュニケーション意欲を高め，社会参加を促す側面をもつことを理解しておきたい[59]。

AACの種類と選択

AACにはさまざまな種類がある（表5）。選択にあたっては，複数の方法が使用できるように考慮する。対象者本人および家族や友人など周囲の人々との，コミュニケーション・ニーズの合致が重要である[61]。

表5　AACの分類と主な手段・機器の例

道具を使わないもの（非エイド）	・うなずき/首振りなどのYes-No反応 ・ジェスチャー ・筆談（空書） ・口文字　　など
IT機器ではない道具を利用するもの（ローテクエイド）	・筆談（紙/筆談ボード） ・電気式人工喉頭 ・五十音表 ・透明文字盤　　など
IT機器を利用するもの（ハイテクエイド）	・PCやタブレット端末 　専用のソフトや装置を併用して使用 ・専用機器 　携帯用会話補助装置 　意思伝達装置　　など

> やってみよう
> ①表5に紹介したAAC手段がどのようなものか調べてみよう！
> ②表5に紹介したもののほかに，どのようなAAC手段があるか調べてみよう！

＊AI：artificial intelligence　　＊IT：information technology
＊ICT：information and communication technology

AACの適応と導入のポイント[58, 59, 62]

　AACは，音声コミュニケーションに障害がある症例すべてに適応がある。導入はできるだけ早いほうがよいとされるが，対象者の置かれている状況やコミュニケーション・ニーズはさまざまであり，個別性に配慮しながら介入する。

■ AAC導入の前に確認しておくこと

　音声コミュニケーションの実用性を把握するため，発声発語器官の運動機能や発話明瞭度の評価は必須である。また，AACを使いこなせるだけの認知機能や高次脳機能，意欲を有しているかどうかの評価も重要である[61]。

✋ 検査のポイント

　ジェスチャーやAAC機器操作の実用性を把握するため，上肢・下肢・体幹・顔面の感覚や運動機能，聴覚・視覚・触覚の評価も必須である。

■ 急性発症に伴う一時的な利用

　気管挿管や気管切開などで音声コミュニケーションが困難となった場合，AACの利用を検討する[59]。瞬きや視線，離握手などを利用して，少なくともYes-Noを表出できるよう調整する。

■ 症状の固定に伴う永続的な利用

　対象者の残存機能に合わせてAACシステムを選択する[59]。例えば脳卒中後の構音障害例において，軽度～中等度例ではAACを併用して発話を補う方法を検討し，中等度～重度例ではコミュニケーションを代替する方法を検討する[59]。

実践!! 臨床に役立つアドバイス

ハイテクエイドとローテクエイドを組み合わせよう
　ハイテクエイドの多くは電力を使用するため，停電時に使用できない。緊急時に備え，電源がない場合でも使用できるAAC手段をあらかじめ準備・練習しておこう。

実践!! 臨床に役立つアドバイス

AACの導入と予後予測
　回復過程にある患者に対し，十分な機能回復訓練を提供することはいうまでもないが，障害が重く実用性のある音声コミュニケーションの確立が難しいと予想される場合には，早期にAACの導入について検討する[59]。コミュニケーション機能の予後に対する適切な判断が求められる。

■ 進行性の神経・筋疾患におけるAAC

　ALSなどの進行性の神経・筋疾患では，原疾患の進行に伴い発話の伝達性が徐々に低下し，いずれ発話機能が失われる。そのため，進行の程度を慎重に観測しながら，発話が可能なうちから待機的にAACを導入する。しかし，AACの導入が疾患の進行を象徴するように感じられ，早期からの導入を望まない場合もある。医師，MSW，地域の患者会，NPO法人などと療法士の連携による個別の支援チームを構成し，対象者の心理面に十分に配慮しつつ，時間的・心理的に余裕をもって介入を進めていく[59]。

　初期は発話とAACを併用しつつ，中期以降は段階的にAACへの移行を進めていく。その際，既存の発話機能や運動機能を最大限活用することを念頭に，一度選定したAACシステムが進行していく対象者の症状やニーズと合致しているかどうか，確認と再検討を繰り返す。進行期では，可能な限り最善のコミュニケーションが図れるよう支援し，対象者が種々の意思決定に参加できるよう配慮する（Yes-Noの確立だけでも行っておくことは非常に重要である）[59]。

■ 家族・介助者・職場の理解と協力を求めよう

　コミュニケーションの伝達性を向上させ対象者の発話意欲を高めるには，介助者への指導も重要である[63]。会話は明るい場所で行い，表情による補完ができるようにする，AAC使用時は音声コミュニケーションに比較してコミュニケー

228　＊ALS：amyotrophic lateral sclerosis　＊MSW：medical social worker

ション速度が低下するため，十分な時間を確保する，などの指導が重要である。対象者の生活を理解したうえでの指導が求められる。

装置利用の満足度は，選定時の丁寧な説明，操作練習，アフターケアの影響を受ける[64]。機器のセッティングや使用方法は十分に指導しておき，適宜フォローを行う。

■ 各種の支援制度を活用しよう

コミュニケーションを支援する社会制度には，物的な支援制度（AAC機器の購入補助など）と，人的な支援制度（AAC機器の設置や維持のための調整や指導を行う人材派遣など）がある。自治体ごとに公的支援の内容が異なるため，各地域の最新情報を確認したうえで，積極的に活用したい。

さまざまなAAC

■ ジェスチャー

「瞬目1回はYes，2回はNo」など，対象者が可能な動作に意味をもたせることで，意思伝達の円滑化を図るものである。ジェスチャーが意味することは，看護師や家族など介助者間で共有しておく必要がある。導入当初はジェスチャーの内容を紙に書いて掲示しておくとよい。

■ 口文字

口形の読み取りと合図で文字を綴る方法である。まず，対象者は言いたい文字の母音を口形で示す。母音を読み取った介助者は，その母音の段の音を順に読み上げ，対象者は伝えたい文字のところで合図を送り，文字を確定する。

対象者が口形を作ることが難しい場合には，介助者が「あ」から順に母音を読み上げ，目標文字の母音のところで対象者が合図を送ることで，目標文字の母音を把握することができる。

■ 透明文字盤

透明文字盤（図14）は，アクリル板のような透明な板に五十音表を書き，対象者と介助者が文字上で視線を合わせることで，文字を伝えるものである。電源が不要であることから汎用性が高い。透明文字盤に掲載する情報は五十音表のみならず，対象者がよく使う依頼内容を記載してもよい（図15）。文字の配置は対象者や介助者にとって使用しやすいものでよく，スマホで使用されるフリック入力方式を模したものもある（図16）。文字盤や文字のサイズは，対象者や介助者の視力/視野や，使用する場所などによって自由に決定できる。

図16 透明文字盤（フリック入力方式）

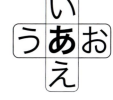

図14 透明文字盤の例（五十音）（筆者作成）

が	わ	や	ま	は	な	た	さ	か	あ
っ	を	り	ゆ	み	ひ	に	ち	し	き	い
ゃ	ん	る	よ	む	ふ	ぬ	つ	す	く	う
ゅ		ー	れ	゛	め	へ	ね	て	せ	け	え
ょ		？	ろ	゜		も	ほ	の	と	そ	こ	お
スイッチ	電気	つける	テレビ	吸引
5	4	3	2	1	消す	もうひとつの文字盤
0	9	8	7	6	始めから	ありがとう

図15 透明文字盤の例（対象者がよく使う言葉を記したもの）（筆者作成）

枕の位置	痛い
コールボタン	おむつ
吸引	口を拭く
見えない	左	右
体位を変える	もうひとつ文字盤

5章 運動障害性構音障害

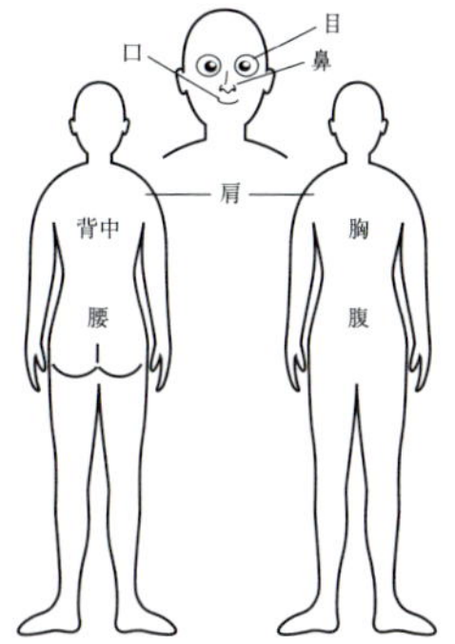

図17 透明文字盤の使い方

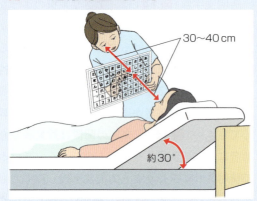

a 対象者と介助者の間に透明文字盤を配置する。それぞれの目から30〜40 cmとなる位置に配置するとよい場合が多いが、対象者の視野や視力などに合わせて調節する。

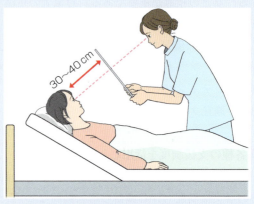

b 介助者は対象者の正面に立ち、自分と対象者の顔に平行になるよう、文字盤を構える。対象者の目、文字盤、介助者の目が一直線になるよう配置するのがポイントである。

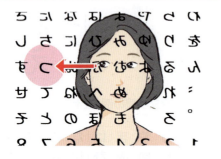

c 対象者に文字を見てもらう。このとき、対象者には目標文字を見続けるようあらかじめ指示しておく。介助者は、対象者が見ている文字を、対象者の眼球運動をもとに探す。例えば、対象者が右方向(介助者にとっては左方向)を見ている場合、介助者は文字盤を右方向へ動かす。

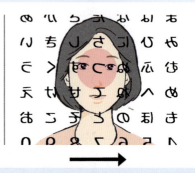

d 介助者が文字盤を右方向へ動かすと、対象者の眼球も動き、対象者が見ている文字(この場合は「つ」)が中心に近づいてくる。対象者の視線と介助者の視線が目標文字の上で合うことで、対象者が伝えたい文字が「つ」であったことが把握できる。

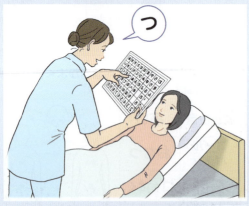

e 介助者は目標文字を指さし、対象者の言いたかった文字であるかどうかを確認する。うなずきや首振りが困難で、目標文字であるかどうかの確認が難しい場合には、Yes/Noの合図をあらかじめ決めておくとよい(例えば「瞬目1回はYes、2回はNo」など)。

実践!! 臨床に役立つアドバイス

眼球運動や視野・視力の評価をしておこう

眼球運動障害や視野障害、開眼失行などがあると、透明文字盤の使用は難しい。導入前にこれらの機能を評価しておく必要がある。視力については眼鏡で補正できることもある。

やってみよう

透明文字盤の練習をしてみよう。

■携帯用会話補助装置

携帯用会話補助装置には2つのタイプがある。1つはVOCA（録音型会話補助装置）とよばれ、日常生活でよく使う言葉をあらかじめ録音しておき、スイッチなどを操作して録音を再生し、意思表示を行うものである。

もう1つはキーボード入力によって合成音声を発するものである。かつては専用機器として発売されるものが多かったが、PCやタブレット端末の普及に伴い、アプリとして提供されることが多くなった。一例として、トーキングエイド for iPadを示す（図18）。

図18　トーキングエイド for iPad

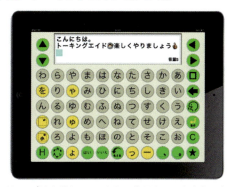

iPadにアプリをダウンロードして使用する。文字を入力して文章を作成し、合成音声で読み上げることができる。印刷やメールも可能である。
（画像提供：ユープラス）

■意思伝達装置

身体のわずかな動きを電気信号に変換し、意思伝達を可能にするものである。ALSなど進行性の神経・筋疾患、脳血管障害、外傷などにより、高度の運動麻痺を生じた患者に使用することが多い。

機器を操作するスイッチには、四肢や下顎のわずかな動きを検出するもの、呼気や瞬目を利用するものなど、身体の残存機能に合わせたさまざまなものが存在する（図19）。スイッチの選択や導入は装置使用の可否を左右するものであり、作業療法士、IT機器業者、患者会、NPOなどと協力しながら進めていく。

学習の要点
AACは、バーバルコミュニケーション、ノンバーバルコミュニケーションの両方にまたがる概念であることを理解しておきたい。

やってみよう
入力スイッチは、AAC機器操作のうえで、非常に重要な役割をもつ。図19以外にどのようなものがあるか調べてみよう。

図19　意思伝達装置に利用するさまざまなスイッチ

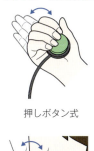

押しボタン式　　空気圧式　　圧電素子式　　光電式

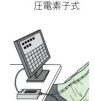

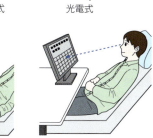

タッチ式　　呼気式（吸気式）　　筋電式　　視線検出式

第5章　運動障害性構音障害

＊VOCA：voice output communication aid

6 体系的訓練

POINT
- 体系的訓練とは，評価や治療の手順が体系的に定められている訓練法を指す
- 体系的訓練の多くが訓練効果の持続（汎化）に重点を置いており，その考え方は通常の構音訓練の参考になる
- 体系的訓練を実施するには，訓練法ごとの資格取得が必要な場合がある

体系的訓練とは

本書では，評価や介入の手順が体系化されている訓練法，すなわち介入前後の評価項目や訓練回数・時間・内容などが定められている訓練法のことを，体系的訓練とよぶ。体系的訓練は，治療効果判定が行いやすいことから，多数例での介入効果を明らかにしやすい利点がある。一方で，症例によっては定められたプログラムが適さない場合もある。

補足
発話は，呼吸・発声・共鳴・構音の集大成といえる。これらを包括的に改善・強化することを目指したものを「包括的訓練」とよぶことがある。体系的訓練の多くが包括的訓練の意味合いももつ。

さまざまな体系的訓練

■LSVT LOUD®

①概要

LSVT LOUD®は，パーキンソン病（PD）に伴う構音障害のために開発された訓練法である[65]。PD患者の声量は，同年齢の健常者と比較して2～4dB小さいことから[66]（これは約40％の知覚低下に相当する），患者が自分の小声を正しく認識したうえで適切な声量で会話できるよう，発話行動を変容させることを目的とした訓練法である。

②訓練のコンセプト

訓練効果を最大限高めるために，①声の大きさに焦点を当て，②高負荷で集中的な訓練を行うことにより，③声量に対する認識を高めて般化を目指す，という3点を重要視している。

③訓練内容

1回60分・週4回・連続4週間の個別訓練と，毎日10～15分の自主練習がセットされている（表6）。

④訓練効果[67-69]

表7にLSVT LOUD®による訓練効果の一部を示す。効果は対面とオンラインとで同等であるとされる。

補足
LSVTとは，Lee Silverman voice treatmentの頭文字である。本訓練を最初に受けたPD患者であるLee Silverman氏の名前を冠している。

表6 LSVT LOUD®の訓練プロトコル

実施方法	内容	時間
個別訓練	**①毎日の訓練** 母音/a/の持続発声 高い声と低い声 常套句（日常生活でよく使うフレーズ）の音読 **②階層性発話訓練** 単語→短文→長文→会話と，4週にわたり週ごとに課題の難易度を上げていく	①と②で1回60分・週4回・連続4週間
自主練習	・上記①と②の復習 ・Carryover exercise 　個別訓練で学んだ適切な声量を日常生活のなかで使用する	毎日10～15分

232　＊PD：Parkinson's disease

表7 LSVT LOUD®の訓練効果（PDを対象としたもの）

項目	訓練効果
声量	自発話声量が約5dB増加する
発話明瞭度	介護者の了解度が向上する
抑揚	FOの変動性が改善する
空気力学	声門下圧，努力肺活量，発声持続時間などが改善する
脳機能	左側運動前野と両側聴覚皮質の活動が増加する
効果持続性	LOUD訓練で改善した声量は2年間維持される

⑤訓練終了後

　効果を維持する目的で，毎日10～15分の自主練習が推奨されている。米国ではLOUD for Life®として，ウェブベースの集団療法や宿題ヘルパービデオが用意されている。

⑥認定資格の取得

　LSVT LOUD®を実施するには，LSVT Globalが行う所定の認定試験に合格する必要がある。対面式トレーニングコースのほか，オンラインコースもある。合格後は2年ごと（わが国では特例で5年ごと）に資格更新が必要である。

> **補足**
> LSVT LOUD®の対象疾患はPDに限らない。進行性核上性麻痺・脳卒中・多発性硬化症の成人や，脳性麻痺・ダウン症の小児に効果があるとの報告がある。

臨床に役立つアドバイス

PDでは声量の知覚が障害される
　PDの小声の原因は，パーキンソニズムもさることながら，対象者が自分の声量を正しく知覚できていないことにある。訓練中，対象者は適切な声量を「大きすぎる」と言う場合があるが，そうではないことを騒音計などを用いながら繰り返しフィードバックすることが重要である。

臨床に役立つアドバイス

LSVT ARTIC[70]
　LSVT LOUD®が発声をターゲットとした治療プロトコルであるのに対し，構音をターゲットとしたLSVT ARTICという訓練プロトコルもある。口腔・顔面の運動振幅の増加を目的とした1回60分・週4日・連続4週間の個別訓練により，修正コミュニケーション効果指数（CETI-M）が改善するとされる。

■ SPEAK OUT!®[71]

①概要

　PDとその関連疾患を対象とした構音および音声の訓練である（図20）。1）運動学習原理に基づく個別訓練，2）その後に参加する集団訓練，3）毎日の自宅練習，4）介助者への教育が組み合わされており，コミュニケーションスキルの改善・維持に重点が置かれている。対象者は，本訓練法のキャッチフレーズでもある「意識して話す

図20 SPEAK OUT!®の専用ワークブックと教材

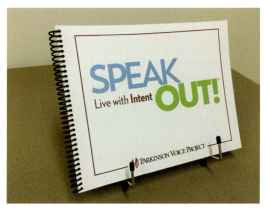
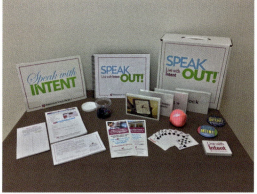

＊CETI-M：modified communication effectiveness index

（speak with intent）」ことを繰り返し指導され，訓練後には声量・声質・明瞭度・抑揚などが改善する。

②訓練プロトコル

個別訓練は，1回30～40分・合計8～12回のセッションである。専用のワークブックを用いて，**表8**に示す内容で実施され，家族の参加が推奨されている。その後の集団訓練は，週1回の頻度で発声や歌唱を行う。集団訓練継続中，対象者は3～6カ月ごとに再評価プログラムを受け，前回の個別訓練より低下がみられる場合には，再度個別訓練を受ける仕組みになっている（**図21**）。

③認定資格

SPEAK OUT!®を実施するには，本訓練を主催するParkinson Voice Projectの指定講習会に参加することが望ましい。わが国からはオンラインでの受講が可能である（講義は英語のみ）。

■ Be Clear[72]

脳卒中や外傷性脳損傷に起因する構音障害がある対象者に対する集中的な構音訓練プログラムである（**表9**）。最初に60分の事前練習を行った後，集中練習として1回60分・週4回・計4週間の個別訓練と毎日15分の自主練習を行う。この方法によって発話明瞭度や発話速度が改善し，その効果は1～3カ月持続するとされる。音響学的には，母音中心化比（FCR）やF2 slopeが改善する[73]。遠隔リハビリテーションの効果も報告されている[74]。

■ VCST
（voice and choral singing treatment）[75]

PD患者を対象とした，集団訓練と歌唱訓練を組み合わせたアプローチである（**表10**）。集団訓練では，日常生活で起こりうる状況を想定しながら適切な声量で会話する課題が含まれており，訓練効果の持続性（汎化）を考慮した内容となっている。

図21　SPEAK OUT!®のプログラム構成

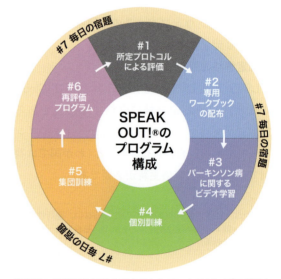

SPEAK OUT!®は継続的であるとして，セラピープログラムの全体像は円で示されている。

表8　SPEAK OUT!®の個別訓練プロトコル

項目	内容
①ウォーミングアップ	鼻腔共鳴を意識して「ま～ み～ む～ め～ も～」と発声する
②母音の持続発声	良好な声量と声質で「あー」と約10秒間発声する
③声の高低	「あー」の発声で声の高さを上げ，上げた高さから元の高さに戻す
④数唱	複数音節の発話課題として，これまでの発声方法を意識しながら，なめらかにリズムよく発話する
⑤音読	挨拶語などのよく使う短いフレーズから長文まで，順次長く複雑になるよう構成されている
⑥認知課題	語想起，文章完成，語の説明など，発話の実用性の向上を目指して行われる

＊FCR：formant centralization ratio

■ スマホアプリを用いた自主練習[76)]

急性期および亜急性期の脳卒中後構音障害患者に対する自主練習プログラムである（**表11**）。スマホベースの言語療法アプリを提供し，**表11**のプログラムを1日60分・週5回・4週間実施する。練習後，発話明瞭度，および子音を正しく構音できる割合が，いずれも有意に増加した。

表9　Be Clearの訓練プロトコル

	内容	時間
事前練習	健常成人が通常の発話と明瞭な（clearな）発話で音読する様子を撮影したビデオを視聴し，どのような発話行動（例えば構音動作など）が発話を明瞭にするかを確認し，模倣する	集中練習開始前に1回のみ60分
集中練習	**準備練習** 　明瞭な発話で話すようフィードバックする	10分
	①機能的フレーズ 　日常的によく使用するフレーズ（「犬に餌をあげた？」など）を明瞭な発話で反復練習する	10分
	②サービスリクエスト 　日常生活でよく使用するリクエスト発話（「○○の値段はいくらですか？」など）を明瞭な発話で反復する	10分
	③機能的発話課題 　音読・状況画説明・会話を交互に行う。次の項目に進む前に，明瞭な発音で3回反復する	30分
	④自主練習 • 上記①～③を明瞭な発話で反復する • 汎化課題（明瞭な発話で電話をかける，など）	15分

表10　VCSTの訓練プロトコル

	内容	訓練回数など
集団訓練（collective speech therapy）	①口腔・顔面・首・肩のリラクゼーション ②呼吸のエクササイズ（呼吸と発声の強調を改善する目的で行う腹式呼吸） ③喉頭のエクササイズ（声帯内転運動など） ④口腔と顔面のエクササイズ（声帯運動を改善する目的で行う） ⑤特定の状況を想定した発話（遠くの人と話す，怒り/幸福などの感情を込めて話す，など）	1回60分，週2回，合計20時間
歌唱訓練（choral singing）	初心者向けに簡略化されたリズミカルでポピュラーな賛美歌を使用する。歌唱はピアノ伴奏で行い，言語聴覚士はリズムや口形などに関する視覚的なキューを提示する	1回120分，週1回，合計26時間

表11　スマホアプリを用いた自主練習のプログラム

項目	内容
口腔運動	口唇・舌・頬・顎の筋肉をリラックスさせたうえで，活発に動かす
持続発声	発声のコントロールを向上させる目的で，5～15秒間の母音の持続発声を行う
ピッチ変化	発話の抑揚を改善させる目的で，声の高さを上げ下げする
鼻咽腔閉鎖	鼻咽腔閉鎖を必要とする単語の発話
音読	構音の正確さと発話明瞭度の改善を目的に実施。単語から文や段落へ課題を長くする。ゆっくりとはっきりと音読するよう指示
音節反復	構音と発話速度のコントロールを向上させる目的で，/pa/などの音節を与えられたリズムで繰り返す

5章　運動障害性構音障害

【引用文献】

1) Kleim JA, Jones TJ：Principles of experience-dependent neural plasticity: implications for rehabilitation after brain damage. J Speech Lang Hear Res, 51(1)：S225-S239, 2008.

2) Lai Q, et al.：Optimizing generalized motor program and parameter learning. Res Q Exerc Sport, 71(1)：10-24, 2000.

3) Winstein CJ, et al.：Effects of physical guidance and knowledge of results on motor learning: support for the guidance hypothesis. Res Q Exerc Sport, 65(4)：316-323, 1994.

4) Schmidt RA, Lee TD：Motor Control and Learning：A Behavioral Emphasis, 3rd ed, Champaign, IL: Human Kinetics Publishers, 1999.

5) Veldolini KA：Voice Therapy Spectrum workshop，龍虎の剣 配布資料，2024.

6) Fritz W：Foundations in Manual Therapy：Voice and Swallowing Disorders，龍虎の剣 配布資料，2024.

7) Lof GL：Nonspeech oral motor exercises：An update on the controversy. ASHA Convention, p.1-9, 2009.

8) Duffy JR：Motor Speech Disorders：Substrates, Differential Diagnosis, and Management, 3rd ed, p.415-416, Mosby, St. Louis, 2012.

9) van de Wetering-van Dongen VA, et al.：The Effects of Respiratory Training in Parkinson's Disease：A Systematic Review. J Parkinsons Dis, 10(4)：1315-1333, 2020.

10) Arnold RJ, et al.：The Effect of Combined Respiratory Muscle Training (cRMT) on dysarthric speech following single CVA：A retrospective pilot study. J Voice, 37(4)：529-538, 2023.

11) 日本音声言語医学会：Dysarthria 診療の手引き2023年版，インテルナ出版，2024.

12) 西尾正輝：ディサースリア臨床標準テキスト 第2版，医歯薬出版，2022.

13) 長谷川和子：構音に対してのアプローチ．脳卒中の治療・実践神経リハビリテーション，市村出版，p.174-178, 2010.

14) 西尾正輝 編：MTPSSE：高齢者の発話と嚥下の運動機能向上プログラム 第2巻 可動域拡大運動プログラム，学研メディカル秀潤社，2021.

15) 西尾正輝：MTPSSE：高齢者の発話と嚥下の運動機能向上プログラム 第3巻 レジスタンス運動プログラム，学研メディカル秀潤社，2021.

16) Kent RD：Nonspeech oral movements and oral motor disorders：A narrative review. Am J Speech Lang Pathol, 24(4)：763-789, 2015.

17) 西尾正輝，新美成二：Dysarthriaにおける構音機能 第一報 直音と拗音の比較および母音の分析を中心として．音声言語医学，41(4)：365-370, 2000.

18) 西尾正輝，新美成二：Dysarthriaにおける構音機能 第二報 子音の分析．音声言語医学，41(4)：371-378, 2000.

19) 館 宏：舌接触補助床と軟口蓋挙上装置を一体化した装置を用いた一症例 北海道歯科医師会誌，70：113-116, 2015.

20) 安崎文子，ほか：運動障害性構音障害症例に対する構音訓練における発音補助装置PLP及びPAPの有用性．東北医誌，118(2)：109-116, 2006.

21) Esposito SJ, et al.：Use of palatal lift and palatal augmentation prostheses to improve dysarthria in patients with amyotrophic lateral sclerosis：a case series. J Prosthet Dent, 83(1)：90-98, 2000.

22) 池野雅裕，ほか：嚥下訓練に併行して，嚥下補助装置の応用とボツリヌス療法を行い全量経口摂取可能となった小脳・脳幹梗塞の1例．顎顔面補綴，37(2)：64-68, 2014.

23) Voice Aerobics（https://voiceaerobicsdvd.com/parkinsons-advocacy/hi-volt-yield-statistical-and-perceptual-improvement-in-vocal-intensity-for-parkinsons-patients/）(2024年10月20日閲覧)

24) Szabo A, et al.：A voice accumulator device ： Evaluation based on studio and field recordings. Logoped Phoniatr Vocol, 26(3)：102-117, 2001.

25) Yorkston KM, et al.：Management of Motor Speech Disorders in Children and Adults-Second Ed, Pro-Ed, 1999.

26) 西尾正輝 編著：スピーチ・リハビリテーション 第1巻 ―構音訓練編―，インテルナ出版，2000.

27) Park S, et al.：Be Clear -A new intensive speech treatment for adults with nonprogressive dysarthria. Am J Speech Lang Pathol, 25(1)：97-110, 2016.

28) Ferriero G, et al.：Speech disorders from Parkinson's disease：try to sing it! A case report. Mov Disord, 28(5)：686-687, 2013.

29) Manor Y, et al.：A group intervention model for speech and communication skills in patients with

Parkinson's disease : initial observations. Commun Disord Q, 26(2) : 94-101, 2005.

30) Behrman A, et al. : The Effect of SPEAK OUT! and The LOUD Crowd on Dysarthria Due to Parkinson's Disease. Am J Speech Lang Pathol, 29(3) : 1448-1465, 2020.

31) Schalling E, et al. : HiCommunication as a novel speech and communication treatment for Parkinson's disease : A feasibility study. Brain Behav, 11(6) : e02150, 2021.

32) Bla Bla Bla(https://apps.apple.com/us/app/bla-bla-bla/id430815432)(2024年10月15日閲覧)

33) Scream Go Up : Chicken Scream.(https://apps.apple.com/jp/app/scream-go-up-chicken-scream/id1215509840)(2024年10月15日閲覧)

34) Sackley CM, et al. : The effect of two speech and language approaches on speech problems in people with Parkinson's disease : the PD COMM RCT. Health Technol Assess, 28(58) : 1-141, 2024.

35) 林　明人，大越教夫 : パーキンソン病における歩行とリズム―音リズム刺激の臨床応用. 総合リハビリテーション，32(9) : 847-851，2004.

36) LSVT for LIFE(https://lsvtforlife.com/)(2024年10月15日閲覧)

37) Yorkston KM, et al. : Management of Motor Speech Disorders in Children and Adults-Second Ed, Pro-Ed, 1999.

38) 福迫陽子，ほか : モーラ指折り法による麻痺性構音障害(仮性球麻痺タイプ)患者の言語訓練. 音声言語医学，32(3) : 308-317，1991.

39) Hanson WR, Metter EJ : DAF speech rate modification in Parkinson's Disease : A report of two cases. In: Berry WR(Ed.), Clinical Dysarthria. College-Hill Press, 231-251, 1983.

40) Rousseau B, Watts CR : Susceptibility of speakers with Parkinson disease to delayed feedback. Journal of Medical Speech-Language Pathology, 10(1) : 41-50, 2002.

41) 志村栄二，筧　一彦 : Dysarthria例の発話特性における遅延聴覚フィードバック(DAF)の効果―運動低下性タイプ以外の例に対する検討―. 音声言語医学，52(3) : 233-241，2011.

42) 志村栄二 : Dysarthria例における携帯型DAFの有用性―使用時および非使用時の効果検証―. 音声言語医学，61(4) : 331-341，2020.

43) Brendel B, et al. : The effects of delayed and frequency shifted feedback on speakers with Parkinson's Disease. J Med Speech Lang Pathol, 12 : 131-138, 2004.

44) Downie AW, et al. ： Speech disorder in Parkinsonism – usefulness of delayed auditory feedback in selected cases, International Journal of Language & Communication Disorders. 16(2) : 135-139, 1981.

45) Helm, NA : Management of palilalia with a pacing board. Journal of Speech and Hearing Disorders, 44(3) : 350-353, 1979.

46) 三浦まゆみ : 資料のユニバーサルカラーデザイン. 情報の科学と技術，71(3) : 113-118，2021.

47) 西尾正輝，阿部尚子 : 動画で学ぶディサースリア 発話速度の調節法，インテルナ出版，2021.

48) 田中康博，西尾正輝 : 症例報告 運動低下性構音障害に対する携帯型ペーシングボードの活用の試み. 総合リハビリテーション，36(6) : 593-597，2008.

49) 田中康博 : 物の見方を変えるディサースリア集中講義. 日本言語聴覚士協会 第1回全国研修会，2019.

50) 田村俊暁，ほか : ペーシングボードのイメージング活用により著効を奏した運動低下性ディサースリアの1例. ディサースリア臨床研究＝Japan journal of clinical research in dysarthria/日本ディサースリア臨床研究会 編，1(1) : 24-26，2012.

51) Manda (Twin Speech, Language & Literacy LLC). A tip for slowing down speech & a free "All About Me Worksheet".(http://twinsistersspeechandlanguagetherapy.blogspot.jp/2014/09/a-tip-for-slowing-down-speech-free-all.html)(2024年10月15日閲覧)

52) フクラアカリガエル，医療マンガ大賞(https://iryo-manga.city.yokohama.lg.jp/2021/comic/ep8)(2024年10月15日閲覧)

53) Hanson EK, et al. : Speech supplementation techniques for dysarthria : a systematic review. Journal of Medical Speech-Language Pathology, 12(2) : 9-29, 2004.

54) Yorkston KM, Beukelman DR : Ataxic dysarthria : treatment sequences based on intelligibility and prosodic considerations. Journal of Speech and Hearing Disorders, 46(4) : 398-404, 1981.

55) 西尾正輝 編著 : スピーチ・リハビリテーション 第5巻―総合訓練編―，インテルナ出版，2015.

56) 西尾正輝 編著 : スピーチ・リハビリテーション 第2巻 改訂版―プロソディー訓練編―，インテルナ出版，2015.

57) 西尾正輝 編著 : スピーチ・リハビリテーション 第3巻―2コマ漫画・情景画集編―，インテルナ出版，2005.

58) 知念洋美：言語聴覚士のためのAAC入門，協同医書出版社，2018.

59) 日本音声言語医学会言語・発達委員会：Dysarthria診療の手引き2023年版，インテルナ出版，2024.

60) Light J：Interaction involving individuals using augmentative and alternative communication systems: State of the art and future directions. Augment Altern Commun, 4(2)：66-82, 1988.

61) 小林宏高：筋萎縮性側索硬化症患者のためのコミュニケーション機器. Jpn J Rehabil Med, 55(7)：564-572, 2018.

62) 日本神経学会 編：筋萎縮性側索硬化症(ALS)診療ガイドライン2023，南江堂，2023.

63) Borrie SA, Lansford KL：A Perceptual Learning Approach for Dysarthria Remediation：An Updated Review. J Speech Lang Hear Res, 64(8)：3060-3073, 2021.

64) 日本リハビリテーション工学協会：利用者ニーズからみた『意思伝達装置利用実態調査』の分析－日常的な装置利用に求められる支援体制－. 厚生労働省平成21年度障害者保健福祉推進事業(障害者自立支援調査研究プロジェクト)『重度障害者用意思伝達装置の継続的利用を確保するための利用者ニーズと提供機能の合致に関する調査研究事業』事業報告書，2009.

65) Ramig LO, et al.：Comparison of two forms of intensive speech treatment for Parkinson disease. J Speech Hear Res, 38(6)：1232-1251, 1995.

66) Fox CM, Ramig LO：Vocal Sound Pressure Level and Self-Perception of Speech and Voice in Men and Women With Idiopathic Parkinson Disease. Am J Speech-Lang Pathol, 6(2)：85-94, 1997.

67) Narayana S, et al.：Immediate and long-term effects of speech treatment targets and intensive dosage on Parkinson's disease dysphonia and the speech motor network：Randomized controlled trial. Hum Brain Mapp, 43(7)：2328-2347, 2022.

68) Ramig LO, et al.：Intensive voice treatment (LSVT®) for patients with Parkinson's disease：a 2 year follow up. J Neurol Neurosurg Psychiatry, 71(4)：493-498, 2001.

69) Halpern AE, et al.：Innovative technology for the assisted delivery of intensive voice treatment (LSVT®LOUD) for Parkinson disease. Am J Speech Lang Pathol, 21(4)：354-367, 2012.

70) Ramig, L, et al.：Speech treatment in Parkinson's disease: Randomized controlled trial (RCT). Mov Disord, 33(11)：1777-1791, 2018.

71) Behrman, A, et al.：The effect of SPEAK OUT! and the LOUD Crowd on dysarthria due to Parkinson's disease. Am J Speech Lang Pathol, 29(3)：1448-1465, 2020.

72) Park, S, et al.：Be Clear：A new intensive speech treatment for adults with nonprogressive dysarthria. Am J Speech Lang Pathol, 25(1)：97-110, 2016.

73) Srinivasan S, Narayanan S：Effect of 'Be Clear' treatment on intelligibility in adults with post-stroke dysarthria: Acoustic-perceptual consequences. Commun Disord Q, 2024.

74) Whelan B, et al.：Feasibility of a telerehabilitation adaptation of the Be Clear speech treatment program for non-progressive dysarthria. Brain Sci, 12(2)：197, 2022.

75) Di Benedetto P, et al.：Voice and choral singing treatment: a new approach for speech and voice disorders in Parkinson's disease. Eur J Phys Rehabil Med, 45(1)：13-19, 2009.

76) Kim Y, et al.：Smartphone-based speech therapy for poststroke dysarthria: Pilot randomized controlled trial evaluating efficacy and feasibility. J Med Internet Res, 26, e56417, 2024.

5章 運動障害性構音障害

6 運動障害性構音障害患者の社会復帰

1 リハビリテーション医療と社会復帰

- 障害者の社会復帰や就労は，リハビリテーション医療の重要な目標である
- 急性期から生活期までの一貫した支援と，福祉サービスの有効活用が求められる

　リハビリテーション医療の目標は，脳損傷や難病によって突如試練に直面した対象者が社会復帰し，地域でよりよい生活を送れるよう支援することである。運動障害性構音障害（dysarthria）の原因疾患の1つである脳卒中患者を例に取ると，60歳までの就労世代では虚血性脳卒中の約7割，出血性脳卒中の約4割が，日常生活での自立が可能である[1]。しかし，日本の脳卒中後の復職率は約45％にとどまる[1]。社会復帰を実現するためには，**急性期から生活期までの一貫した支援**と，**福祉サービスの有効活用**が重要である。

2 復職について

- 復職は，障害の回復や受容を促進し，社会的不適応を減少させる意義をもつ
- 若年で，セルフケアや歩行が自立していることが，復職に有利である

復職の重要性

　復職は，経済的な問題の解決にとどまらず，障害の回復や受容を促進し，自己認識を高め，社会的不適応を減少させる意義をもつ[2]。特に，65歳以下の若年層では，復職が叶わない場合にQOLの低下が顕著である[3]（**図1**）。

復職の予測因子

　復職に関する要因は複雑で，対象者，企業，雇用の3つの要素が揃うことで可能となる[1]。しかし現実には，これらが絡み合い予測が難しい[1]。
　対象者側の要因としては，若年で高い意欲があること，ホワイトカラー職に従事し，セルフケアや歩行が自立していることが，復職に有利である[4]。一方，中高年の発症，ブルーカラー職種，重度の片麻痺や高次脳機能障害がある場合には，復職が難しい傾向がある[4]（**図2**）。
　企業側も，生産性や業務遂行能力を考慮しつつ，復職支援を行う必要がある。しかし，特に小規模企業では産業医が不在の場合が多く，支援が不十分になりがちである。また，障害者雇用制度には中途障害者への支援が少なく，復職は対象者と企業の問題として扱われやすい[2]。

復職に必要なサポート

　復職には，対象者の障害特性に応じた**職業リハビリテーション**が重要である。しかし現状では，医療機関による直接の復職支援が多い[5]。急性

期病院においては，症状評価や合併症予防を行いつつ，家族や産業医との連携を行い，その情報を回復期・維持期病院と共有して，復職支援を円滑に進めることが求められる[2]。回復期病院では，企業と早期に協議を行い[4]，**両立支援コーディネーター**と連携することが重要である[6]（**図3**）。

図1　脳卒中発症後の経過と復職率のイメージ

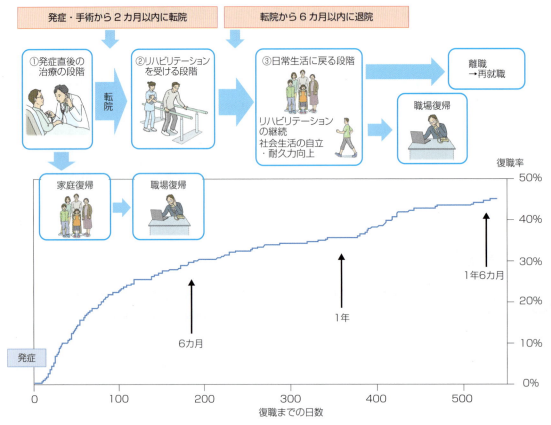

復職のピークは発症後6カ月以内と1年〜1年6カ月であり，早期の復職には，障害が軽く，早期から家族や医療者による復職支援があることが関与する。1年6カ月以降は復職率が減少するが，これには傷病手当の受給終了が関与する[2]。

（文献1をもとに作成）

図2　脳卒中後の復職に関連する要因

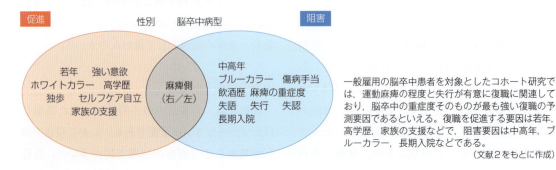

一般雇用の脳卒中患者を対象としたコホート研究では，運動麻痺の程度と失行が有意に復職に関連しており，脳卒中の重症度そのものが最も強い復職の予測要因であるといえる。復職を促進する要因は若年，高学歴，家族の支援などで，阻害要因は中高年，ブルーカラー，長期入院などである。

（文献2をもとに作成）

図3 両立支援コーディネーター

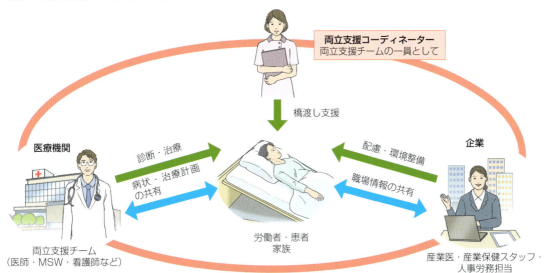

脳血管疾患などの患者が治療と仕事を両立できるよう，患者の主体性を重んじつつ，医療機関と職場との間で情報共有をサポートする役割を担うのが，両立支援コーディネーターである。2020年度の診療報酬改定において「療養・就労両立支援指導料」が認められ，両立支援コーディネーターがいることが施設条件となった[7]。

(文献7をもとに作成)

3 社会復帰を支える制度

- わが国には，障害者の社会復帰を支援するさまざまな公的制度が用意されている
- 制度は複雑でわかりにくいため，日ごろから最新情報を把握しておく

社会保障制度と障害認定手続き

わが国の社会保障制度には，障害者が自立した日常生活や社会生活を営むことができるよう，各種の**障害福祉サービス**が用意されている。

サービスを利用するには，障害認定手続きが必要である。障害認定基準には，音声機能や言語機能に関する項目も含まれており，これらの機能を正確に評価することが言語聴覚士には求められる。

訓練等の給付

障害福祉サービスのなかには，復職を目指し実際の企業などで作業を行うことを支援するものや，就労後の職場定着を支援するものがある。

福祉用具の支給・給付

喉頭がんなどによる喉頭摘出後の代用音声として使用する「電気式人工喉頭」や，人工呼吸器装着後のALS患者などが使用する「意思伝達装置」は，**福祉用具（補装具，日常生活用具）**として支給・給付の対象となっている。支給・給付を受けることで，機器購入時の自己負担額を大幅に下げることができる。

> **補足**
> **障害者総合支援法と身体障害者福祉法**
> 2つの法律は，障害者の自立と社会活動への参加を促し，障害者の福祉の増進を図る目的で制定されている。各種の福祉サービスは障害者総合支援法に基づいて提供され，障害認定は身体障害者福祉法に基づいて行われる。どちらも障害者の社会復帰を支える根拠となる法律であり，それぞれの概要をよく理解しておきたい。

---

*MSW：medical social worker　*ALS：amyotrophic lateral sclerosis

> **やってみよう**
> 厚生労働省のホームページには，障害福祉サービスの概要が記されている。どのようなサービスがあるか調べてみよう。(https://www.mhlw.go.jp/stf/seisakunitsuite/bunya/hukushi_kaigo/shougaishahukushi/service/naiyou.html)
> (2025年1月1日閲覧)

> **補足**
> **補装具と日常生活用具**
> 福祉用具には「補装具」と「日常生活用具」の2種類がある。「補装具」は，失われた身体機能の補完を目的としており，意思伝達装置などがこれに該当する。「日常生活用具」は，直接的に失われた機能を補うものではなく，日常生活を円滑に行えるようにするための用具で，電気式人工喉頭などはこれにあたる。どちらも福祉用具に分類されるが，目的や支給・給付の根拠が異なるため，制度の違いを理解することが重要である。

4 言語聴覚士として社会復帰を支援するために

POINT
- 実用的なコミュニケーション能力を最大限に引き出す働きかけが重要である
- 音声コミュニケーションが困難な場合には，早期にAACの導入を目指す

介入にあたっては，実用的なコミュニケーション能力を最大限に引き出すアプローチが重要である[8]。病院職員や家族のみならず，復職先のスタッフと会話練習を行うなど，日常生活場面を想定した実用的な訓練が求められる[9]。また，静かな場所で落ち着いて話すといった，発話環境への配慮に関する指導は，対象者のみならず家族や職場へも必要である。音声コミュニケーションが困難な場合は，早期にAACの導入と指導を行う。

社会復帰を目指す支援は，言語聴覚士だけでなく，医師や看護師，MSW，ジョブコーチなどと連携し，多職種で行うことが不可欠である。

> **実践!! 臨床に役立つアドバイス**
> **復職には必ず高次脳機能の評価を**
> 社会復帰の支援にあたり，高次脳機能の評価は非常に重要である。注意や記憶の検査に加え，遂行機能検査が社会復帰の判断指標に有用であるとされる[10]。適切な評価と介入が求められる。

【引用文献】

1) 尾﨑 文，ほか：実践講座 医療機関における治療と仕事の両立支援・5 両立支援の実際-脳卒中．総合リハ，49(12)：1183-1189，2021．
2) 杉本香苗，佐伯 覚：脳卒中の職業復帰―予後予測の観点から―．Jpn J Rehabil Med，55(10)：858-864，2018．
3) 佐伯 覚，ほか：脳卒中の復職の現状．脳卒中，41(5)：411-416，2019．
4) 井林雪郎：回復期リハビリテーション．神経治療，36(2)：78-84，2019．
5) 佐伯 覚：中途障害者のリハビリテーション支援．Jpn J Rehabil Med，58(9)：968-968，2021．
6) 加藤宏一，ほか：脳卒中患者に対する「治療と仕事の両立支援」の検討．日職災医誌 JJOMT，71(3)：75-80，2023．
7) 豊田章宏：脳卒中後の治療と職業生活の両立支援．脳卒中，42(1)：37-42，2020．
8) 田中康博，ほか：dysarthria患者に対するリハビリテーション―国際生活機能分類の枠組みで見た音声言語治療―．音声言語医学，60(3)：190-195，2019．
9) 南都智紀，ほか：Dysarthriaに対するリハビリテーション―共鳴・構音不全に対するアプローチ―．音声言語医学，63(1)：1-6，2022．
10) 用稲丈人，ほか：脳損傷者の社会復帰状況と知能，注意，記憶，遂行機能検査との関係．高次脳機能研究(旧 失語症研究)，28(4)：416-425，2008．

症例集

症例報告書の書き方

- 症例報告は，患者情報の整理や訓練経過の共有を目的として作成され，訓練成果を振り返るための重要な記録である
- 記載時には，専門用語の正確な使用，客観的・主観的情報の明確化，および個人情報の配慮が求められる
- 症例報告の内容や形式は，学会発表，他施設への情報共有，施設内の勉強会など，目的に応じて異なる

症例報告書は，患者や他職種から収集した情報を整理し，他施設の医療者に共有するために作成される。また，言語聴覚士としての評価根拠や訓練経過を示し，訓練の成果を振り返るための貴重な記録となる。本項では，報告書の目的や記載項目について解説する。言語聴覚療法の経過報告書，臨床実習での症例報告書，学術誌などに掲載する症例報告ではそれぞれ形式が異なるため，目的に応じて形式を整える。例えば，他施設への情報共有を目的とした経過報告書では症例の個人情報を含めて記載するが，臨床実習や学術誌での症例報告では個人情報に配慮する必要がある。

症例報告書の目的
- **情報共有**：症例情報や介入経過を正確に共有するため，専門用語と客観的な情報を使用する。
- **経過把握**：介入内容や結果を他者に提供するとともに，経過を自身で振り返ることもできる。
- **症例情報の蓄積**：経過を要約した報告書は貴重な情報源となり，同様の症例を担当した場合に参考となる。

■ 記載時の注意点

- **客観的情報と主観的情報を明確に区別する**：検査所見や評価結果などの客観的情報と，推測や考察に基づく主観的情報を区別して記載することが重要である。
- **専門用語を正しく使用する**：使用する専門用語は，正式名称を確認してから記載する。一般的に使われている用語でも正式名称とは異なることがあるため，注意が必要である。また，略語を使用する際は初出時に正式名称を記載する。
- **個人情報に配慮する**：情報記載において，個人情報保護に十分配慮し，厚生労働省の定義[1])に従って取り扱うことが求められる。

個人情報
- 生存する個人に関する情報で記述等により特定の個人を識別する情報
- 氏名，住所，性別，生年月日，顔画像等個人を識別する情報に限られず，ある個人の身体，財産，職種，肩書等の属性に関して，事実，判断，評価を表す全ての情報
- 評価情報，公刊物等によって公にされている情報や，映像，音声による情報

症例報告では一般的に**表1**のような項目を記載する。

症例集

表1 症例報告の記載項目

項目	注意点
【患者基本情報】	
年齢，性別	プライバシーに配慮し，実年齢では書かず，「○歳代」とすることも多い。
利き手	特に失語などがあるときには利き手の情報が重要となる。
主訴，希望，ニーズ	現在最も困っていることは主訴として記載する。希望は本人や家族の今後の希望について記載する。ニーズは病態や予後を踏まえたうえで，到達可能な本人の希望や今後の生活に必要なことを記載する。
【医学的情報】	
診断名	カルテなどで登録されている診断名や主治医が使用する病理学的診断名を記載する。
現病歴	発症に至るまでの経過や治療過程について記載する。経過の記載にあたっては，「発症○日」，「術後○日」などが経過を把握するうえで理解しやすい。
既往歴	過去の病気などについて，言語聴覚療法に関連がないと思われる疾患であっても記載する。
合併症	現在の病気に加えて，有している病気などを記載する。
障害名	片麻痺など，疾患等により生じた障害を記載する。
画像所見	特に言語聴覚療法にかかわる画像（脳や胸部の画像など）については，医師の所見も記載する。
【個人的・社会的背景】	
家族構成	家族構成，主介護者や近隣の家族などの情報を記載する。
職業歴	復職などを目指す場合は，職務内容などについても記載する。
教育歴	検査結果などに影響を及ぼす可能性があるため，最終学歴などの情報を記載する。
身障手帳，介護保険等	利用している手帳や現在利用しているサービス（デイサービスや訪問リハビリテーションなど）を記載する。
【提供情報】	
他部門および他施設からの情報	紹介元からの情報や他職種からの情報を記載する。特に言語聴覚療法に関連する情報については詳細に記載する。
【評価】	
言語病理学的診断	失語症，運動障害性構音障害など，言語聴覚療法に関する障害を記載する。
全体像	性格やコミュニケーションの能動性，リハビリテーションに対する理解や積極性について記載する。
意識	JCS，GCSなどで意識レベルの評価を記載する。
認知機能（認知発達）	認知機能や認知発達について検査結果を含めて記載する。
身体機能	言語や発話に影響を与えているときには，詳細に記載する。
呼吸機能	安静時の呼吸数，異常な呼吸パターン，呼気の持続時間等を記載する。
発声機能	最長発声持続時間，/a/の交互反復，声の大ささや高さ，GRBAS等について記載する。内視鏡検査の所見などがある場合は合わせて記載する。
鼻咽腔閉鎖機能	安静時の軟口蓋の状態や左右差，発声時の視診，発声およびブローイング時の鼻漏出について記載する。

次ページに続く

＊ JCS：Japan coma scale ＊GCS：Glasgow coma scale
＊ GRBAS：grade, rough, breathy, asthenic, strained

表1　症例報告の記載項目（の続き）

項目	注意点
口腔運動	舌や下顎，口唇についての安静時所見，左右差，運動範囲，筋力などについて記載する。反射については，軟口蓋反射や咽頭反射，下顎反射，眉間反射，口尖らし反射，吸啜反射，手掌頤反射などを記載する。
構音機能	構音検査の結果や構音の誤りについて記載する。単語と短文での誤りの違いや，検査場面と日常生活場面での乖離についても記載する。
その他	摂食嚥下機能，言語機能，高次脳機能などについても検査結果や観察で得られた情報を記載する。
評価のまとめ	上記に記載した評価結果より，言語病理学的診断に至った根拠や，発話への影響を与える主要な要素について整理する。また今後の改善や悪化の見込み等についても可能な範囲で記載する。
【全体像の整理】	
問題点	ICFにより肯定的側面，否定的側面を整理し，症例の全体像を要約する*。
【訓練目標】	
短期目標/長期目標	短期目標は，長期目標を見据えた内容を考える。急性期病院や回復期病院など，施設形態によっても長期目標と短期目標の目安となる期間が異なることに注意する。
訓練内容/頻度/期間 訓練経過	訓練内容は目標と合致した内容を記載する。訓練内容は具体的に記載し，介入期間や頻度についての情報も追加する。訓練経過については，訓練により改善した点や症状が残存した点を中心に経過を記載する。
【再評価】	
再評価／評価のまとめ	再評価の結果は，初期評価の結果と比較ができるように整理する。また初期評価からの経過について触れ，症例の全体像を総括する。
【考察】※情報提供を目的とした他施設への経過報告書では不要	
考察	患者の言語病理学的診断に関する根拠や，現在の症状が残存した根拠，訓練効果が得られた根拠などを，文献情報も踏まえながら考察する。

＊本書でのICFは参考文献4.の記載方法に準じて記載した。

　本項では，症例報告の目的，注意点，記載項目を解説した。症例報告書は，患者の状態を正確に記録し，患者の全体像が理解できるように記載しなければならない。本項で説明した項目を参考にしながら，客観的かつ論理的に構成された症例報告を作成してほしい。

【引用文献】
1）厚生労働省：医療・介護関係事業者における個人情報の適切な取扱いのためのガイダンス，2013.

【参考文献】
1. 宮原英夫：理学療法学生のための続・症例レポートの書き方，朝倉書店，2014.
2. 相澤純也，ほか：PT症例レポート赤ペン添削 ビフォー＆アフター，羊土社，2016.
3. 藤田郁代，ほか：標準言語聴覚障害学 言語聴覚療法 評価・診断学，医学書院，2020.
4. 世界保健機関：ICF国際生活機能分類 国際障害分類改定版，中央法規出版，2002.

＊ICF：international classification of functioning, disability and health

症例集

機能性構音障害症例①

■**症例1　発達途上の構音の誤りを示し，構音訓練を行った機能性構音障害の症例**

5歳7カ月，女児。[s，ts，dz]に発達途上の構音の誤りを認めたが，構音は構音以外の問題はなく，機能性構音障害と考えられた。

■患者基本情報

- **患者**：5歳7カ月　女児
- **主訴**：「サ行が言えない」（母親より）
- **本人の希望**：お友達のお名前を上手に言えるといいな。
- **家族からのニーズ**：学校に入る前に発音が上手に言えるようになってほしい。

【医学的情報】

- **診断名**：機能性構音障害
- **現病歴**：3歳児健診で「サ行」が言えないことを心配して保護者が相談したが，「年齢も小さいので様子をみましょう」と言われていた。5歳5カ月時に滲出性中耳炎で受診した近所の耳鼻咽喉科で相談したところ，当院を紹介され5歳6カ月時に受診した。
- **発達歴**：定頸3カ月，座位7カ月，始歩11カ月，始語1歳，2語文1歳10カ月
- **既往歴**：滲出性中耳炎に3歳2カ月，5歳5カ月に罹患した。いずれも服薬治療で改善した。

【個人的・社会的背景】

- **家族構成**：父母，兄（7歳），弟（3歳）
- **所属**：保育園年長
- **性格**：明るく人懐っこい。おしゃべりが大好き。
- **好きなこと**：ままごと，お店屋さんごっこ
- **【関連職種からの情報】**
- **医師**：発育，発達，小児神経学的な問題なし。
- **保育士**：友達も多く，集団生活で気になることはない。ときどき友達に聞き返されて困った様子がみられる。

■評価

1)全体像

　元気よく挨拶をして，進んで訓練室へ入室。初対面の言語聴覚士の質問にもハキハキと答えられる。「お友達のお名前がうまく言えないの」と訴えがあった。

2)評価

- **構音**：新版 構音検査を実施した。発話明瞭度は2。単語検査，音節検査，文章検査とも/s，ts，dz/に発達途上の構音の誤りを認め，[s]→[tɕ]，[ts]→[tɕ]，[dz]→[dʑ]に置換していた。初診時からすでに2回，構音訓練が実施されており，/su/の音節復唱では練習中の歯間音[θu]で言い直す場面があった。音検査では[s]の被刺激性はなかった。構音類似運動検査では，上下顎前歯の間から舌を平らに出し，正中から呼気を出すことができた。
- **発声発語器官の形態**：開鼻声，呼気の鼻漏出による子音の歪みなし，ソフトブローイング検査でも呼気の鼻漏出はなく鼻咽腔閉鎖機能に問題はなかった。その他咬合，歯列，舌などにも問題はなかった。
- **発声発語器官の機能**：随意運動発達検査の「B.顔面・口腔の随意運動」では「頬を左右交互に膨らます」は両頬が膨らんでしまうことがあり，拙劣であった。「舌を上口唇につける」は下顎の動きが伴い，舌尖を分離して動かすことが難しかった。
- **聴力**：遊戯聴力検査で左右とも平均5dBで問題はなかった。
- **言語発達**：質問−応答関係検査の日常的質問は年齢相応，絵画語い発達検査でも評価点11

247

と年齢相応であった。国リハ式＜S-S法＞言語発達遅滞検査では助詞の理解や表出も可能であった。また，音韻認識課題ではしりとりが可能，逆唱課題も3モーラまでできた。
- **語音弁別**：構音の誤りを認めた/s, ts, dz/について評価した。外的語音弁別（他者が産生した語音の弁別）はできたが，内的語音弁別（自己が産生した語音の弁別）は難しかった。
- **知的発達**：DAMグッドイナフ人物画知能検査で年齢相応の結果であった。
- **コミュニケーション**：視線はよく合い，課題や音声言語のやりとりに応じることができた。
- **注意・集中**：約50分の評価に着席して取り組むことができた。

評価のまとめ
- **言語病理学的診断名**：機能性構音障害

本症例は[s, ts, dz]に発達途上の構音の誤りを認め，会話明瞭度は2であった。聴力，発声発語器官の形態，言語発達，知的発達，コミュニケーション，注意・集中に問題はなかった。発声発語器官の機能は，口唇や舌の微細な運動がやや拙劣であった。以上より，機能性構音障害と考えられた。

5歳7カ月の年長児で就学を控えていること，本人も誤り音を自覚して気にしていること，会話明瞭度が2であること，構音訓練が実施できる言語発達段階であることから，構音訓練を実施することとした。

■ 全体像の整理
ICFにより全体像を整理した（図1）。

■ 訓練目標
1) 短期目標（1カ月）
/su/の単語を歯間音[θu]で安定して言えるようにする。
2) 長期目標（6カ月）
/s, ts, dz/の正しい構音を獲得し，会話でも安定して言えるようにする。

■ 訓練計画
1) **訓練内容**：/su/の系統的構音訓練を実施した。

図1 ICF

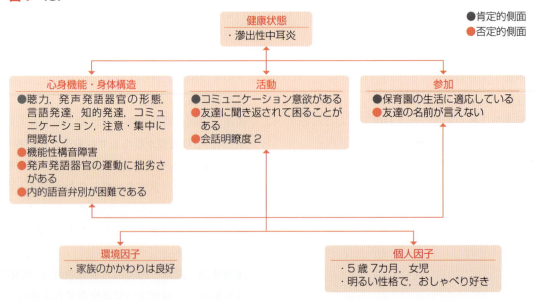

①[θu]を含む無意味音節列の練習

 (目的)無意味音節列の中で[θu]が言える。

 (課題)①[θu]＋母音

   ②母音＋[θu]

   ③母音＋[θu]＋母音

 (方法)[θu]の歯間音で練習した。実習生の
モデルも歯間音で提示した。[tɕu]に
置換した場合は，「ベロ出すよ」と口
形を見せてもう一度歯間音のモデル
を示した。

②[θu]の単語(語頭，語尾，語中)

 (目的)さまざまな音環境の単語で[θu]を産
生できる。

 (課題)①語頭単語：スープ，スーパー，す
いか，すもも，水筒，水泳，すべ
りだい

   ②語尾単語：バス，いす，カラス

   ③語中単語：休み，忘れ物，お相撲

 (方法)それぞれの単語を練習する際には単
語を音声で提示し，訓練音の語内位
置を確認しながら行った。/su/は歯
間音[θu]のまま実施した。実習生の
モデルも歯間音で提示した。1回の
セッションのなかで初めはゆっくり
したスピードで行い，最後は通常の
速さでも言えるように練習した。練
習中は，本児の産生した音に対して
自己音の正誤判断を促す目的で「今の
音はうまく言えたと思う？」と尋ねる
ようにした。

2) **訓練頻度**：週1回，1回40分，個別指導。個
別指導で実施した課題を家庭学習として家庭
でも保護者に取り組んでもらった。

3) **訓練期間**：系統的構音訓練の第3回目〜6回目
の訓練を担当した。

■ 訓練経過

 構音訓練の経過を**表1**にまとめた。

■ 再評価

 訓練開始より1カ月半後に再評価を行った。
発話明瞭度は2と初診時と変わらなかったが，
新版 構音検査の単語検査では，/su/発話時に歯
間音[θu]で言い直す様子が観察された。

■ まとめ

 5歳7カ月女児，/s, ts, dz/に発達途上の構
音の誤りを認めた機能性構音障害症例を経験し
た。/su/について単語の段階まで系統的に構音
訓練を実施した。その結果，単語レベルでは歯
間音[θu]で通常の速さでも正しい構音を産生で
きるようになった。自己修正ができることがあり，
内的語音弁別もできるようになってきた。

■ 考察

評価の根拠と訓練適応

 発達歴をみると運動・言語発達とも問題なく，
初回の評価でも聴力，言語発達，音韻認識の発達，
コミュニケーション，行動に問題がみられなかっ
た。構音のみに一貫性のある誤りがみられたため，
機能性構音障害と判断した。

 構音訓練は音韻発達の観点から，言語発達年
齢で4歳程度になってから開始[3,4]することが可
能である。本症例は生活年齢5歳7カ月で言語発
達の遅れがなく，訓練適応の基準を満たしていた。
また誤り音が固定化しており被刺激性がなかっ
たことも，訓練適応と考えた根拠である。

機能性構音障害に関連する背景要因について

 機能性構音障害の背景要因には，言語発達，
特に音韻認識の発達の遅れ，発声発語器官の随
意運動能力の低下，聴覚的語音弁別の発達の遅
れなどが考えられている[1]。本症例は言語発達
の問題はなく，音韻認識の発達についてもしり

とりや3モーラの逆唱課題までできており，年齢相応の結果[2]で問題はないと判断した。発声発語器官の随意運動は，口唇や舌の運動に拙劣さがあり，これは構音獲得に影響を及ぼした可能性がある。また，聴覚的語音弁別では，外的語音弁別は可能だが内的語音弁別は困難であり，これも影響した可能性が考えられた。

指導経過

表1に指導経過を示した。本症例は[s]の被刺激性がなかったため，歯間音[θu]で訓練した。舌の随意運動に拙劣さはみられたものの[θu]の産生は可能であったため，無意味音節列の最初の訓練ではゆっくり，1回ずつ舌の構えを作ってから産生した。これは舌の随意運動の苦手さ

が影響していると推察した。しかしその後は訓練開始から6回で/su/を含む単語を歯間音で産生できるようになっており，新しい構音操作を獲得し，語音として産生できるようになったと考えられた。

今後の方針

/su/は歯間音[θu]で単語の発話まで順調に進んだ。今後は[θu]の単語練習を継続しながら/sa,se.so/も同様に歯間音で練習すれば正しい構音が獲得できると考えられる。/s/の音節すべてが単語まで進んだら，続いて/ts, dz/も歯間音で練習し，その後すべての音を含む短文，文章，会話へと進めることができると考えた。

表1　系統的構音訓練の経過

回数	内容	反応
第1回	子音[θ]の産生	手の平で呼気を確認しながら実施した。訓練の後半には，呼気を確認せずに産生が可能となった。
第2回	音節[θu]の産生	子音[θ]の後に母音[u]を続けることができ，音節[θu]の産生が可能となった。
第3回	無意味音節列：①[θu]+母音	[θu]の構えを準備するのに時間がかかり，ゆっくりした速さで実施した。
第4回	無意味音節列：②母音+[θu] 　　　　　　：③母音+[θu]+母音	開始時はややゆっくり実施したが，徐々に通常の速さでリズムよく言えるようになった。
第5回	単語：①語頭単語 　　　②語尾単語	①通常の速さでリズムよく言えた。 ②誤ったときに自己修正する場面があった。誤りに気づかないときは聞き返すと修正できた。
第6回	単語：③語中単語	ややゆっくり，訓練音の直前で構えを作る様子が観察されたが，回数を重ねると通常の速さで言えるようになってきた。

【引用文献】
1）緒方祐子：発話障害の評価と訓練. 標準言語聴覚障害学 発声発語障害学 第3版, p.144-162, 医学書院, 2021.
2）原　惠子：健常児における音韻意識の発達. 聴能言語学研究, 18(1)：10-18, 2001.
3）今富摂子：臨床実践1）幼児期の構音障害の指導. 図解 言語聴覚療法技術ガイド 第2版, p.444-446, 文光堂, 2022.
4）阿部雅子：構音障害の臨床－基礎知識と実践マニュアル－改訂第2版, p.41, 金原出版, 2008.

【参考文献】
1. 深浦順一，ほか：言語聴覚士のための臨床実習テキスト 小児編, 建帛社, 2017.
2. 白坂康俊：機能訓練. 言語聴覚士のための機能性構音障害学, p.127-229, 医歯薬出版, 2012.

症例集

機能性構音障害症例②

■症例2　複数構音で置換と省略をもつ構音障害の症例

4歳7カ月，男児。サ行・カ行・ハ行・濁音・拗音など複数の構音産生ができないことにより，日常生活場面で意思をスムーズに伝えることができなかった。本児の精神面を考慮し，言語聴覚療法では，環境調整および構音類似動作の獲得を行い，その後，構音器官の位置づけ法を中心としたアプローチを実施した。構音訓練期間は3カ月，訓練開始から6カ月ですべての音において会話レベルで安定して正常構音を活用できるようになった。

■患者基本情報

- **患者**：4歳7カ月　男児　右利き手
- **主訴**：本児より，友達から何を言っているかわからないと言われる。母親より，幼稚園で教師にも本人の言いたいことが伝わらないと言われている。家でも何を言っているのかわからず，本人も諦めることが増えた。
- **家族からのニーズ**：困っているのであれば治してあげたい。

【医学的情報】

- **診断名**：機能性構音障害
- **現病歴**：母親より，話し始めた後も小さい子の発音の仕方が続いていると思っていたが，幼稚園で周りのお友達とあまりに違うため気になっていた。幼稚園の担任からも，トラブルにはなっていないものの，話していることが伝わらず本人が困っていると話をされた。母親が幼稚園の先生に相談したところ受診を勧められた。
- **発達歴**：初語2歳すぎ。母親より，2歳まで「ママ」の一言も話さなかった。発達相談ではストレスをかけないように言葉については気にしないように言われていたため，いつごろから話し始めたのかは覚えていない。定頸3〜4カ月，始歩1歳ごろ。
- **耳鼻咽喉科所見**：耳鼻科所見に異常なし。

【個人的・社会的背景】

- **家族構成**：3兄弟の第2子。父親，母親との5人家族。
- **教育歴**：3歳で幼稚園に入園，幼稚園の年中組。

園の方針として，速い発話や漢字音読など早期教育が実施されている。

■評価

1）全体像

初回評価で多少緊張した面持ちはあるものの，言語聴覚士の質問に対しての応答はスムーズで，コミュニケーション態度も良好。また音声にも明らかな共鳴異常は認めなかった。

2）評価

- **聴力検査**：簡易聴力検査（純音のみ，ヘッドホン使用）で平均聴力レベル右5dB左5dB。会話音域以外の周波数でも聴覚閾値は5dB以内。ティンパノグラムA型。
- **絵画語彙発達検査（PVT-R）**：語彙年齢4歳3カ月（SS10）。顕著な遅れは認めなかったものの，高頻度語の評価で誤りを認めた。
- **構音器官（視診）**：明らかな器質的問題を認めず，鼻息鏡を用いた評価でも息漏出を認めなかった（「ほえる」が選択できない）。
- **新版 構音検査**：**図1**に示す。

①**会話場面**：子音の省略が多い，サ行はタ行への置換あり。軽い嗄声があるもののプロソディに異常は認めなかった。質問に対する応答での会話明瞭度は2。自由に発話している場面での会話明瞭度は3。園でのできごとを思い出しながら話したり，覚えた歌を披露する場面があった。

②**単語検査**：**表1**に示す。

③**音節検査**：単語同様。客観的に音を聴いたと

251

図1　構音検査（単語検査）

新版　構音検査

氏　名：
実　施：　　年　　月　　日
生年月日：　　年　　月　　日
年　齢：　4歳　9月
検査者：

1．会話の観察
① 構音の特徴　省略，置換が多い
② 声・プロソディ　歌唱，リズム，音程ともに問題なし，プロソディー問題なし，軽い嗄声
③ 会話明瞭度（ 1　2　③　4　5 ）質問応答にこたえるときは2
④ その他　幼稚園での出来事を振り返って説明ができる。当日中の先の予定も説明する。

2．単語検査

1 panda	2 poketto	3 basu	4 budo:	5 mame	6 megane	7 mikaN	8 taiko
9 toke:	10 terebi	11 deNwa	12 naiteru	13 neko	14 nindʑiN	15 kani	16 koppu
17 ke:ki	18 kutɕi	19 kirin	20 gakko:	21 gohaN	22 gju:nju:	23 sakana	24 sora
25 semi	26 suika	27 (tsukue)	28 dzo:	29 dzubon	30 ɕinbuN tɕ	31 tɕo:tɕo	32 tɕi:sai
33 dʑankeN	34 dzu:su	35 dziteɲɕa	36 ɸu:seN	37 ɕiko:ki	38 kappa	39 hasami	40 ɕappa
41 robotto	42 re:dzo:ko	43 ringo	44 jakju:	45 jukidaruma	46 aɕi	47 aɕiru	48 eNpitsu
49 usagi	50 inu						

特記事項：　器質性要因　運動性要因　聴覚性要因　発達障害　知的障害

シート1

（文献1をもとに作成）

表1　単語検査

構音の誤り	有声/無声	構音点の誤り方	例）検査項目から
k省略 t/k tɕ/ki g→省略	無声 無声→無声 無声→無声 有声	軟口蓋音の省略 軟口蓋破裂音→歯茎破裂音 軟口蓋破裂音→歯茎硬口蓋破擦音 軟口蓋破裂音の省略	[mikaN]→[miaN] [poketto]→[potetto] [ke:ki]→[te:tɕi] [gakko:]→[aoo:]
tɕ/kj	無声→無声	軟口蓋破裂音→歯茎硬口蓋破擦音	[jakju:]→[jatɕu:]
dʑ/gj	有声→有声	軟口蓋破裂音→歯茎硬口蓋破擦音	[gju:nju:]→[dʑu:nju:]
d/dʑ	有声→有声	歯茎硬口蓋破擦音→歯茎破裂音	[dʑankeN]→[dankeN]
t/s tɕ/ɕ tɕ/ts	無声→無声 無声→無声 無声→無声	歯茎摩擦音→歯茎破裂音 歯茎硬口蓋破擦音→歯茎硬口蓋摩擦音 歯茎破擦音→歯茎硬口蓋破擦音	[sora]→[tora] [aɕi]→[atɕi] [eNpitsu]→[eNpitɕu]
h省略	無声	声門摩擦音の省略	[happa]→[appa]
ɸ省略	無声	両唇摩擦音の省略	[ɸu:seN]→[u:seN]
dʑ省略	有声→有声	歯茎硬口蓋破擦音の省略	[dʑaNkeN]→[daNkeN]

きに，自身の産生した音と言語聴覚士の提示した音について問うと，音が異なっていることに気付く。

④**文章検査**：誤り音は単語同様。5文節の復唱が難しく，文の前半と後半に分けて実施した。

⑤**構音類似運動検査**：**図2**に示す。

・**その他**

音節数の同定：できる

音の位置の同定（3モーラ語）：できる

構音器官の随意運動発達検査：生活年齢まで

図2　構音類似運動検査

6. 構音類似運動検査　氏名：　（4;9）　実施：　年　月　日

構音点/構音方法	音		課題と実施方法	評価項目の結果	課題の判定結果 1回目	2回目
口唇	φ	1	検者の手のひらを吹く	口唇の狭め（できる・できない）、呼気流出（できる・できない）	＋	
	p・b	2	口唇を閉鎖して、呼気をため破裂させる	口唇閉鎖（できる・できない）、呼気ため（できる・できない）、両唇で破裂（できる・できない）		
		2-1	2ができない場合、頬をふくらませる、ふくらませた頬を自分で押して破裂させる	頬をふくらまし（できる・できない）、両唇で破裂（できる・できない）		
	m	3	口唇をとじて、そのまま声を出す（ハミング）	口唇閉鎖（できる・できない）、鼻音（できる・できない）		
舌	s・ɕ	4	上下顎前歯の間から舌を平らに出し、舌と上顎前歯の狭めを作り、呼気を正中から出す	舌挺出・舌平ら（できる・できない）、舌と上顎前歯の狭め（できる・できない）、正中からの呼気流出（できる・できない）	－	
		4-1	4ができない場合、上下顎前歯の間から舌を平らに出し狭めをつくる	舌挺出・舌平ら（できる・できない）、舌と上顎前歯の狭め（できる・できない）	－	
		4-2	4-1ができない場合、上下顎前歯の間から舌を平らにだし、維持する	舌挺出・舌平ら・維持（できる・できない）	＋	
	t・d	5	上下顎前歯の間から舌を平らに出し、閉鎖を作り破裂させる	舌挺出・舌平ら（できる・できない）、舌と歯（茎）の破裂（できる・できない）		
		5-1	5の破裂ができない場合、上下顎前歯の間から舌を平らに出して閉鎖をつくり、下顎を連続開閉させる	舌挺出・舌平ら・維持（できる・できない）、開閉2回以上（できる・できない）		
		5-2	5-1ができない場合、上下顎前歯の間から舌を平らに出し、維持する	舌挺出・舌平ら・維持（できる・できない）		
	n	6	上下顎前歯の間から舌を平らに出し、閉鎖した状態で声を出す	舌挺出・舌平ら（できる・できない）、鼻音（できる・できない）		
	r	7	開口したまま舌先を挙上させ、舌先を上顎前歯の裏につける	開口（できる・できない）、舌先の挙上（できる・できない）		
	k・g	8	開口したままで[シー]をいう	開口維持（できる・できない）、奥舌の挙上（できる・できない）	－	
喉頭	h	9	開口して「ハーッ」と強く息をはく	「ハーッ」と強く息をはく（できる・できない）	－	

【千葉ﾘﾊｾﾝﾀｰ】シート4

（文献1をもとに作成）

の動作は可能（音のまねはkが不可）

すすぎ：水を口に含み，左右に動かす動作は小さいながらも行うことができた。

うがい：自宅ではやったことがない。水を使用せず，うがいの真似を実施するも[a：]となった。少量の水で実施すると短い時間ながらもうがいが実施できる。

いびきのまね：できない

文字：学習途中。文字の形態の違いは認識できる。

評価のまとめと訓練方針

・**言語病理学的診断名**：機能性構音障害（発達途上の誤り）

本症例は5歳未満であり，今後も構音発達の余地を残した。しかし，誤り音の数が多く，園生活での担任や友達とのコミュニケーション場面で問題を生じていること，明らかな運動・言語面の遅れを認めなかったこと，本児の構音訓練への意欲を認めたため，家庭学習を併用した構音訓練を開始した。受診時の年齢を考慮し，4歳代までに獲得できる音を優先的に進め，汎化を期待し，5歳代で完成されるとされる[k][s][ɕ]は，生活のなかで構音動作のための土台作りを行ってもらうこととした。

別途環境調整として，幼稚園へ本児の苦手な音についての情報提供を行うとともに，代償手段として，本児の意図を周囲の人が推測しやすくするために，ことばで伝えるだけではなく，伝えたい内容を「実際に行動に移す」ことに理解を得られるよう依頼を行った。

保護者には，わずかな時間でよいので園でのできごとを本児と2人で話す時間をとってもらった。

家庭学習は，実際の動作の練習で実施できたものに関して，1日5分程度の練習プリントを作成した。達成した回数ごとにシール・スタンプを押す，行ってきた宿題の達成度を訓練ごとに確認するなどを行った。

■ 全体像の整理
ICFにより全体像を整理した(図3)。

■ 訓練目標
1)短期目標(1カ月)
サ行，カ行，拗音以外の単音で構音ができる。
2)長期目標(3カ月)
サ行，カ行の構えができる。
サ行，カ行，拗音以外で気をつければ会話で正しい構音が使用できる。

■ 訓練計画
1)訓練内容および訓練経過
表2にまとめた。

■ 再評価
訓練開始から3カ月後には，構音検査では[dz]を除き正しい構音となった。また，会話中に誤っ

図3 ICF

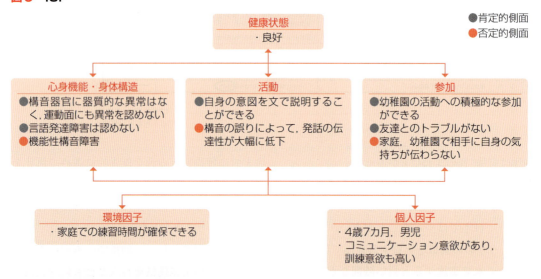

表2 訓練内容および訓練経過 動画10

標的音	実施内容
[h] (開始〜2週間)	①ティッシュを吹いて呼気を出す。 　すでに達成できている[φ]から実施し，[h]でも同様に行う。 ②①で楽にできるようになってから，手を温める動作で呼気のみを出す。 ③前刺激として②を行い，子音部分を楽に産生できるようになってから，子音と母音を分けて産生し，次第に子音と母音をつなげ単音の完成を目指した。 ④単語レベル(語頭・語尾・語中)で構音が完成したところで，文レベルへ移行(一部語頭が完成した段階で語頭のみの短い文を単語に並行して取り入れた)。
[k・g] (開始〜2カ月)	①家庭でうがいを練習。 　(開口した状態で鼻音[n]産生時に奥舌の動きは誘導できなかった) ②うがいが容易にできるようになったところで，水なしでうがいの真似をする。 ③②を前刺激に[g]を引き出し，母音[a][u][o]を優先的に実施。 ④[g]が完成したものの，[k]への汎化はスムーズにはできなかった。開口状態で舌尖を下げた状態のまま「夕」の音を産生させたときに，明瞭な「カ」の構音となった。一度構音できたことをきっかけに[k]の産生が容易となった。
[s] (1カ月)	①[ɕi]に後続母音[a]をつけて[sa]に近い音を誘導。5母音でそれぞれ練習し単音を完成させた。 ②単音・単語・文の練習へと移行した。

た際にも，自身で気づきその場で自己修正ができるようになった。自己修正ができること，拗音も音を分けて出すことができていたことから，経過とともに構音の誤りはなくなり，未完成の構音も汎化できる可能性が高いと考え，経過観察とした。

さらに3カ月後，会話においてすべての構音が完成していた。

■ まとめ

今回，本児の構音には発達途上の構音の誤りが多く含まれていると考えられたが，以下の点を考慮し早期に訓練を開始した。

①家庭や幼稚園の生活場面において大きな支障をきたしていた（家庭では兄弟が多く，保護者も落ち着いて話を聞く時間が確保できない。幼稚園の先生，友達にも話している内容が伝わらない）。

②始語は遅かったが受診時の語彙理解で顕著な遅れを認めなかった。

③本児が自身の発話が他者に伝わらないことに対する自覚があった。

④発話/コミュニケーション意欲があるにもかかわらず，伝わらない場面で「諦め」が出始めていた。

特に，③④のコミュニケーション意欲はあったが，伝わらないと「諦める」行動が出始めていたことが早期訓練を開始するに至った主な理由である。

訓練は週1回の構音訓練と家庭学習を併用し，3カ月間行った。構音点のコツをつかむことも早く，また自身で外的な音の弁別ができたこと，構音動作を視覚的にフィードバックできることで音と動作の結び付けが容易となったため，構音類似動作から構音訓練に移行した。初回評価から半年後に行った経過観察では，日常会話レベルで構音の誤りは認めず，生活で困ることはなくなったため訓練終了となった。

■ 考察

生活年齢が低く，その後の構音の発達が見込める場合であったとしても，その時点で抱えている問題を考慮し，早期に構音訓練を開始することは大切である。特に音韻発達やその他の能力に大きな遅れが認められない場合には，早い段階で訓練介入し，短期間で問題を解決することは，子ども達が本来もっているコミュニケーション能力を最大限に活かせることにつながる。

【引用文献】
1）構音臨床研究会 編：新版 構音検査 新装丁版10刷，千葉テストセンター，東京，2021.

左片側性唇顎口蓋裂症例

■症例3　声門破裂音に対し構音訓練を行った唇顎口蓋裂の症例

3歳，男児。左片側性唇顎口蓋裂に対し，乳児期から言語管理を行い，口蓋形成術後の3歳時に鼻咽腔閉鎖機能不全と声門破裂音がみられた。声門破裂音に対し構音訓練を行い，声門破裂音，鼻咽腔閉鎖機能ともに改善した。

■患者基本情報

- **患者**：訓練開始時3歳7カ月　男児
- **主訴**：なかなか伝わらない。
- **家族からのニーズ**：保育園で楽しくおしゃべりしてほしい。

【医学的情報】

- **診断名**：左片側性唇顎口蓋裂
- **現病歴**：胎児エコーにて口唇裂を指摘され，出生前に当院形成外科医師より口唇口蓋裂の治療の流れについての説明を受けた。出生時に左片側性唇顎口蓋裂と診断された。生後3カ月ごろより滲出性中耳炎を反復。4カ月時，口唇形成術と同時に両耳鼓膜チューブ留置術を施行された。
- **生育歴**：定頸3カ月，独歩1歳0カ月，初語1歳0カ月，2語文2歳6カ月

【個人的・社会的背景】

- **家族構成**：父，母，姉
- **性格**：恥ずかしがりだが，慣れると明るい振る舞いをみせる。
- 6カ月時から保育園に通園している。

【言語管理の経過】

1歳1カ月：言語聴覚初回評価

　発達：遠城寺式乳幼児分析的発達検査では年齢相応

　聴力：聴性行動反応では両耳とも指こすり音（25～30dB程度）に反応あり

　言語：Hotz床（ホッツ）装着中。遊びのなかで，ハイタッチ，投げキッスなど身振り手振りを交えたコミュニケーションが成立。[an-man-man]（アンパンマン），[maimai]（バイバイ）などの発語あり。両唇破裂音[p，b]の鼻音化がみられた。

哺乳・摂食：離乳食（完了食）を3食摂取できており，就寝前のみ口蓋裂児用の哺乳瓶を使用し哺乳。

1歳2カ月：口蓋形成術（pushback法）を施行

　鼻咽腔閉鎖機能と構音，発達を継時的に評価し，発達の促進と養育者が時期に応じた適切なかかわりをできるよう支援することを目的に，3～6カ月に1回程度介入を継続した。ストローで飲む練習，口腔から呼気を出す遊びなどを実施し，日常生活にも取り入れるよう助言した。

2歳3カ月：遊びのなかの発話では，聴覚判定で軽度の開鼻声がみられ，両唇破裂音[p，b]の鼻音化は持続していた。

2歳6カ月：両唇破裂音[p]の鼻音化が改善した。

3歳0カ月：聴覚判定で軽度の開鼻声あり。椅子に座って鼻息鏡検査の一部に取り組むことができ，ブローイングで3目盛りの呼気鼻漏出を認めた。構音は，[p，b，t，d，k，g，s，ɕ，ts]に声門破裂音を認めた。

■評価（3歳7カ月）

　恥ずかしがりながらも椅子に座って課題に応じられる時間が延びてきたため，訓練に向けて詳細な評価を実施した。

1）全体像

　提示した単語を一音ずつに分解して言うことが可能となっている。発話が相手に伝わらず，家庭や保育園で何度も言い直しをすることができてきている。

2）評価

- **発達**：明らかな遅れなし
- **聴覚**：問題なし
- **口腔器官の形態**：明らかな短口蓋なし。口蓋

症例集

瘻孔なし。その他，構音に影響を及ぼす形態異常はなし。

- **口腔器官の機能**：随意運動発達検査の顔面・口腔の項目では年齢相応。
- **鼻咽腔閉鎖機能**：口蓋裂言語検査では，正しい構音操作ができる子音がなく，呼気鼻漏出による子音の歪みは検査不能となり，判定保留（**表1**）。開鼻声の聴覚判定とブローイング時の呼気鼻漏出の程度から，鼻咽腔閉鎖機能はごく軽度不全～軽度不全と推定した。

- **構音**：「ことばのテストえほん」の呼称検査を用いて評価した（**表2**）音声7。

  [p, b, t, d, k, g, s, ɕ, ts, tɕ, h, Φ]
  →声門破裂音（GS）

  構音時の口唇や舌の動きはほとんどみられなかった。

  [r]→可能または省略

評価のまとめ

鼻咽腔閉鎖機能はごく軽度不全～軽度不全，ほぼすべての子音が鼻咽腔閉鎖機能不全に関連

表1　訓練前および再評価時の鼻咽腔閉鎖機能（口蓋裂言語検査）

開鼻声（聴覚判定）	呼気鼻漏出による子音の歪み（聴覚判定）	ブローイング時の呼気鼻漏出の程度	判定
⓪	⓪	－	良好
0	1		
1	0	－ ＋	ごく軽度不全
1	1		
1	2		
2	1	－ ＋	軽度不全
2	2		
2	3		
3	2	＋ ＋＋	不全
3	3		
0 ① 2 3　検査不能	0 1 2 3　検査不能	－ ＋ ⟨++⟩	判定保留

○: 訓練前　○: 再評価時

表2　呼称検査（ことばのテストえほん）

ringo	suika	tsumiki	dʑitenɕa	gohaɴ	dʑo:	ɕiko:ki
GS	GS GS	GS　GS	GS GS GS	GS	GS	GS GS
ɸo:ru	rappa	teɾebi	jakju:	kagi	tamago	usagi
GS	GS	GS	ç	ç	GS　GS	GSGS
seɴpuki	saɾu	tokei	koinoboɾi	kutsu	tsukue	nindʑiɴ
GS GS GS	GS	GSGS	GS	GSGS	GS GS	GS
ɕo:bo:ɕa	bo:ɕi	denɕa	gu:	happa	ɸu:seɴ	re:dʑo:ko
GS GS GS	GS	GS　GS	GS	GS GS	GS GS	GS GS
midzu	ɕijoko	aɕiru				
GS	GS	ʌ/h				

＊GS : glottal stop

する構音障害である声門破裂音になっており，口腔内圧を十分に高めずに発話をしている状態である。

■ 全体像の整理

ICFにより全体像を整理した（図1）。

■ 訓練目標

1）短期目標

両唇音［p，b］の正しい構音操作を文レベルで獲得する。

2）長期目標

就学までにすべての子音で正常な構音操作を獲得する。

■ 訓練計画

正しい構音操作の獲得により口腔内圧を高め，鼻咽腔閉鎖機能の賦活を促す必要がある。

1）訓練内容

構音操作を視覚的に確認しやすく，口腔内圧を高めやすい，かつ喉頭から構音点が離れている［p，b］から系統的構音訓練を開始する。［p，b］の完成後は，構音発達の順序に従って目標音を設定し訓練を行う。訓練した内容を自宅でも繰り返し練習するよう保護者に協力を依頼する。

2）訓練頻度

1～2回/月。

3）訓練期間

就学までの約3年間。

■ 訓練経過

鼻咽腔閉鎖機能を賦活させるため，構音訓練に合わせて軟口蓋挙上装置（PLP）を作製する方針となった。

- 1回目（3歳7カ月）：［p，b］の練習であることを意識させず，「息を吹いてティッシュや紙を揺らす練習」と説明した。

  口元にティッシュや紙片を置き，「ふー」と軽く吹く練習を行った。口腔から呼気を放出させる感覚がわかりにくかったため，鼻孔を塞いで誘導すると，徐々に口腔から呼気を出せるようになった。そこで，口唇を閉じた状態から同じように軽く吹くよう指導した。

- 2回目（3歳8カ月）～10回目（4歳3カ月）：口

図1　ICF

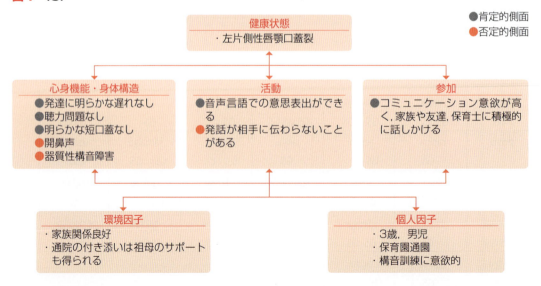

*PLP：palatal lift prosthesis

唇を閉鎖して出した呼気に続けて，口型を変えず軟起声で「うー」と出させ，[pu]を誘導した。喉に力が入らないように，喉頭挙上がないか視覚的に確かめながら，単音節，無意味音節，単語と系統的構音訓練を進め，後続母音を変えて[pa][po][pe][pi]も練習を行った。4回目以降はPLPを装用して構音訓練を実施した。8回目以降は[b]への波及効果がみられたので，[p]と並行して[b]の練習を行った。PLP装用により，母音やブローイング時の呼気の鼻漏出に変化はなかったが，[p, b]での呼気鼻漏出は消失した。

- **11回目（4歳4カ月）～17回目（4歳9カ月）**：構音位置づけ法（舌圧子で歯茎部に触れ，舌先が当たる位置を示し，呼気を吐きながら舌先を歯茎部から離す）で[t]を誘導し，「あ」をつけるように指導して[ta]を誘導した。系統的に訓練を進めることで[to][te]まで完成し，また[d]への波及効果もみられた。

- **19回目（4歳10カ月）～21回目（5歳0カ月）**：[k]の練習を試みたが，構音位置づけ法による奥舌の挙上が難しかったため，目標音を変更した。構音類似運動として，自宅でうがいの際にガラガラうがいの練習を始めるよう説明した。
  「ないしょのシー」という呈示のみで[ɕ]の構音が可能であったため，続けて「い」を出させ[ɕi]とし，系統的に訓練を進め，[ɕa][ɕu][ɕo]まで完成させた。

- **22回目（5歳1カ月）～25回目（5歳5カ月）**：ガラガラうがいが可能となったため，うがいに続けて「あ」をつけるように指導して[ga]を誘導し，系統的に訓練を進めた。途中から波及効果がみられた[k]も練習を行った。このころから，開鼻声が改善し始め，PLP非装用でも子音の呼気の鼻漏出は消失した。

- **26回目（5歳6カ月）～38回目（6歳8カ月）**：[s]の練習を試みたが舌の脱力ができなかったため，舌の脱力の練習から開始した。舌の脱力が可能となったため，ストローを使って舌正中から呼気を出す練習を行って[s]を誘導し，系統的に訓練を進めた。会話でもほぼ正常の構音を獲得できたことから，就学を機に定期的な構音訓練は終了し，3～6カ月おきの評価へ切り替えた。鼻咽腔閉鎖機能の改善に伴い，矯正歯科医と協議のうえPLPは徐々に長さを短くし，最終的に離脱した。

■ 再評価（7歳3カ月）PLP非装用

- **鼻咽腔閉鎖機能**：開鼻声なし，呼気鼻漏出による子音の歪みなし，ブローイング時の呼気鼻漏出なしとなり，鼻咽腔閉鎖機能は良好と判定した（**表1**）。
- **構音**：すべての子音で正常構音が可能。

■ 考察

構音訓練は，言語発達年齢で4歳程度になってから開始したほうがよい[1]とされている。本児は発達全般に明らかな遅れがなく，訓練開始時には単語を一音ずつに分解して言えるなど，言語発達が4歳レベルに達していると考えられたことから，3歳7カ月から構音訓練を開始することができた。ほぼすべての子音が声門破裂音になっていたが，構音操作が視覚的にわかる音，被刺激性がある音など，本児が容易に構音操作可能な音から順番に練習したことにより，本児のモチベーションを維持しながら構音訓練を継続することができた。

正常構音の獲得とともに鼻咽腔閉鎖機能不全も消失し，PLPを離脱することができた。正常な構音操作により呼気を口腔に導くことができ，口腔内圧を高めることができるようになった。

このことが，鼻咽腔閉鎖機能の賦活化につながったと考える。

　学童期後半になると，咽頭形態の変化やアデノイドの消退によって鼻咽腔閉鎖機能不全が出現することがある[2]。したがって今後は，鼻咽腔閉鎖機能と構音の経過を確認していく必要がある。また，顎裂の骨移植や矯正治療などの治療は継続するため，口腔形態の変化に伴う機能の変化が起こらないかどうか，他職種と連携しながら評価を継続していく予定である。

【引用文献】

1）阿部雅子：構音障害の臨床－基礎知識と実践マニュアル－ 改訂第2版，金原出版，2008.
2）北野市子，ほか：口蓋裂術後言語成績の経年的変化について．日本口蓋裂学会雑誌，40(3)：197-206，2015.

【参考文献】

1．山根律子，ほか：改訂版 随意運動発達検査．音声言語医学，31(2): 172-185，1990.
2．日本コミュニケーション障害学会口蓋裂言語委員会 編：口蓋裂言語検査(言語臨床用)．インテルナ出版，2007.
3．田口恒夫，小川口 宏：新訂版 ことばのテストえほん．日本文化科学社，1987.

舌がん半側切除症例

■ 症例4　舌扁平上皮がんにより舌部分切除を行った器質性構音障害の症例

50歳代後半，男性。左側の舌扁平上皮がん(T1 N0 M0)と診断され，舌部分切除術が施行された。術後に舌運動範囲の制限を認め，発話明瞭度の低下，一部の子音で構音の歪みを認めた。言語聴覚療法では，構音訓練，発話速度の調整，短いフレーズでの発話練習を実施し，術後の経過に伴って構音の歪みや発話時の疲労感も軽減した。

■ 患者基本情報
- 患者：50歳代後半　男性　右利き手
- 主訴：早く話そうとすると，舌がもつれる。
- 本人の希望：仕事で話せるようになりたい。
- 家族からのニーズ：手術の前と同じように営業職でがんばってほしい。

【医学的情報】
- 診断名：舌扁平上皮がん(T1N0M0)
- 現病歴：2年前より左側舌縁に白色無痛性斑状病変を認めた。当院入院2カ月前に，A歯科医院を受診して病変を指摘され，当院歯科口腔外科を紹介受診。左側の舌扁平上皮がん(T1N0M0)と診断された。術前の評価では構音障害や嚥下障害を認めなかった。舌部分切除術が施行され，舌左側の厚み約10mmの組織を摘出された(図1)。
- 既往歴：なし
- 合併症：高血圧，高脂血症，COPD

【個人的・社会的背景】
- 家族構成：キーパーソンの妻，長男と同居。

図1　舌部分切除の部位(斜線)

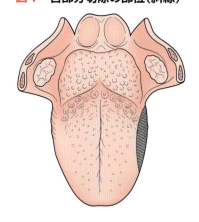

- 職業歴：自動車関連の会社の営業職。元の部署に復職予定。
- 病前の生活：20歳より平均20～25本/日で喫煙。
- 社会活動：休日は地域の自治会や清掃活動に参加するなど，地域の人と積極的に交流していた。
- 教育歴：最終学歴は4年制大学卒業。
- 病前のコミュニケーション：家族や友人と話すことが好きで，会話は多いほうであった。
- 性格：まじめで温厚。
- 趣味：友人とのゴルフ，映画鑑賞
- 今後の方針：退院後は復職予定で，月1回の外来リハビリテーションを希望。

【医学的情報】
- 医師：切除部位の状態は感染もなく安定。
- 血液検査所見：WBC 8200/μl, HGB 13.4 g/dl, CRP 0.23 mg/dl, TP 7.2 g/dl, ALB 3.5 g/dl

【他部門情報】
- 看護師：切除部位の感染に気を付けながらケアを行っている。

【他院からの情報】
- A歯科医院歯科医師：疼痛は軽度で日常会話は問題なし。食事に関しても制限なし。

■ 評価

1) 全体像

　礼節が保たれており，コミュニケーション態度も良好である。リハビリテーションに対しても積極的に取り組む姿勢がみられる。

2) 評価

　術前(手術前日)，術直後(術後5～7日)，実習

261

評価開始時（術後30日）に**表1**の評価を実施した。

- **口腔運動機能**：主治医の許可を得たうえで，口腔運動（口唇・口唇・軟口蓋・下顎・舌運動），口腔顔面の観察を行った。術前は運動範囲の制限は認めず，本人からも疼痛の訴えは認めなかった。
- **構音能力**：100単音節発語明瞭度検査，文章「北風と太陽」の音読，オーラルディアドコキネシス検査を実施した。100単音節発語明瞭度検査では術直後に96％まで低下を認め，一部の子音に誤り（/ʧɯ/→[ʃɯ]，/rɯ/→[nɯ]，/kjɯ/→[çɯ]，/do/→[ro]）を認めた。実習評価開始時には100％まで改善し，明瞭度としての低下は認めなかったが，「北風と太陽」の音読では，/k/，/dz/で歪みを認め，音読後に強い疲労感の訴えがあった。

評価のまとめ

- **言語病理学的診断名**：器質性構音障害

　本症例は舌部分切除により，器質性構音障害を呈している。現在発話明瞭度1，自然度2で十分に実用的なレベルの発話となっているが，主に/k/，/dz/など，一部の子音で音の歪みを認めることがある。

■ 全体像の整理

　ICFにより全体像を整理した（**図2**）。

■ 訓練目標

1）短期目標（2週間）

　①/k/，/dz/の音の歪みの改善

　②発話方法の指導による疲労の軽減

2）長期目標

　①復職時に取引先へ違和感を与えない発話を獲得する。

　②長時間の商談などで疲れないような発話方法を獲得する。

■ 訓練計画

1）訓練内容

　①構音訓練

　　（目的）構音の歪み（/k/，/dz/）を軽減する。

　　（方法）訓練対象：/k/，/dz/

　　　　　　連続音環境で短文での構音訓練を行う。

　　　　　　例）「ザザザーと波が打ち寄せた」　など

　②発話速度の調整

　　（目的）発話速度を遅くして，構音の明瞭性を高めるように意識化する。

　　（方法）・新聞記事を読み，歪みがみられる

表1　術前，術直後，実習評価開始時の各検査のまとめ

評価項目	術前 （手術前日）	術直後 （術後5〜7日）	実習評価開始時 （術後30日目）
＜口腔運動＞ 口唇・軟口蓋・下顎 舌運動	運動制限なし 運動制限なし	運動制限なし 最終可動域で疼痛 左右運動，舌尖挙上でわずかに制限あり	運動制限なし 左右運動でわずかに制限 あり
＜構音能力＞ 発話明瞭度（9段階） 発話自然度（5段階） オーラルディアドコキネシス（回/秒） 100音節明瞭度検査 「北風と太陽」の音読	1　正常 1　正常 /p/：6.7　/t/：6.6 /k/：6.8 100％ 構音の誤りなし （38.8秒）	2　時々わからない語 2　やや不自然な要素 /p/：6.5　/t/：6.1 /k/：6.0 96％ /ka/，/dze/で誤り （42.9秒）	1　正常 2　やや不自然な要素 /p/：6.8　/t/：6.4 /k/：6.4 100％ /k/，/dz/で歪み （35.8秒）

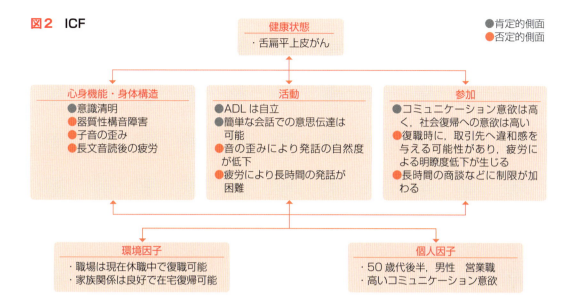

figure 2 ICF

　　音に関しては発話速度を調整するなど，意識して音読させる。
　　・新聞記事を用いて，音の歪みが生じる音では発話速度を調整する。
③短いフレーズでの会話練習
　（目的）疲労が生じないように短いフレーズでの会話を練習する。
　（方法）仕事場面を想定し，会話を行う。会話のなかで出てきた長い文について意味が変化しないように短い文に修正する。再度会話のなかで，作成した短文で説明する。
2）訓練頻度 5回/週
3）訓練期間 術後35日目～術後50日目

■訓練経過
　/k/，/dz/を中心とした構音練習により徐々に改善を認めたが，発話速度を上げた場合には，音の歪みが認められた。
　音の歪みを認めやすい子音では，発話速度を調整するように指導した。上記の構音訓練を通して，本人も構音が難しい音を予期できるようになり，意識的に発話速度を調整できるようになった。
　疲労度の軽減を目指して，短いフレーズでの会話練習を行った。初めは一方的に話をしてしまい，疲れてしまう場面が見受けられたが，訓練経過のなかで，徐々に発話量を調整することが可能となった。
　特に冗長的な表現となってしまう場合には，できる限り簡略化して発話することを心がけてもらい，疲れにくい発話の習得を意識化させた。

■再評価
　退院時（術後53日目）に再評価を行った。発話明瞭度：1，発話自然度：1，オーラルディアドコキネシス：/p/：6.9回/秒　/t/：6.8回/秒　/k/：6.6回/秒，100音節明瞭度検査：100％。「北風と太陽」の音読では34秒で歪みを認めず，音読後の疲労感も軽減した。

■まとめ
　左側の舌扁平上皮がんに対する舌部分切除後，軽度の構音障害と発話時の疲労感が残存した症例を経験した。歪みを認めた音を中心に構音訓練を行うとともに，発話時の疲労感が軽減する

ように発話方法の指導を行った。経過とともに構音の歪みや疲労感は軽減した。また訓練後には歪みが生じやすい音や疲労が生じやすい話し方に意識を向けることができるようになった。

■ 考察

舌切除を行うと器質性の構音障害[1]をきたし，コミュニケーションと嚥下の問題を生じることが多い。舌切除症例では，腫瘍の範囲[2]，舌尖温存の有無[2]，奥舌切除の有無[3]，術後の放射線療法[4]が構音や嚥下に影響を与えることが報告されている[5]。

現状の評価

舌がん切除後の症例は，切除部位や範囲によるが，舌の形状変化と可動性低下[6]，発話時の運動範囲の制限[7]が報告されており，患者自身の構音能力に影響を及ぼす。本症例における切除範囲は比較的狭い範囲であったものの，術後には構音障害や発話時の疲労感が残存したため，舌の切除による器質性構音障害であると判断した。

訓練経過と構音障害の改善

本症例では，腫瘍の範囲[2]が限局，舌尖温存[2]，奥舌残存[3]，術後の放射線療法なし[4]であったこ

とから，構音障害の予後としては良好であると考えられた。舌癌等を対象とした報告[8]では，舌の切除部位が小さくなるにつれて構音の実用性が高くなり，職場復帰も可能となる症例が多いことが報告されている。以上より，本症例においても復職を見据えた介入を行った。

術後50日目まで介入を行い，構音障害の改善や疲労度の改善，音の歪みや疲労を意識した発話方法の獲得を行うことが可能となった。舌の訓練が可能となった段階で構音訓練などの介入を開始していくことが大切であると考える。

今後の考えられる問題

構音の歪みや発話時の疲労感は軽減されたものの，今回の訓練で発話練習を行った時間は30分程度と短時間である。実際に復職した際には会話をする時間も長くなり，その際には構音障害の影響が生じてくる影響も考えられる。また営業職に従事していることから，軽度の構音障害であったとしても，職場での成績や評価に影響を与える可能性があるため，引き続き外来リハビリテーション等での支援が大切であると考えられた。

【引用文献】
1) 廣瀬　肇：構音障害―麻痺性構音障害を中心に―. 失語症研究, 8(1): 18-21, 1988.
2) Sun J, et al. : Analysis of determinants on speech function after glossectomy. J Oral Maxillofac Surg, 65(10): 1944-1950, 2007.
3) Rieger JM, et al. : Functional outcomes after surgical reconstruction of the base of tongue using the radial forearm free flap in patients with oropharyngeal carcinoma. Head Neck, 29 : 1024–1032, 2007.
4) Shin YS, et al. : Radiotherapy deteriorates postoperative functional outcome after partial glossectomy with free flap reconstruction. J Oral Maxillofac Surg, 70(1): 216-220, 2012.
5) Lam L, Samman N : Speech and swallowing following tongue cancer surgery and free flap reconstruction‐a systematic review. Oral Oncol, 49(6): 507-524, 2013.
6) Lazarus CL, et al. : Development of a new lingual range-of-motion assessment scale: normative data in surgically treated oral cancer patients. Dysphagia, 29(4): 489-499, 2014.
7) Whitehill TL, et al. : Acoustic analysis of vowels following glossectomy. Clin Linguist Phon, 20(2-3): 135-140, 2006.
8) 今野昭義, ほか：舌癌, 口腔底癌広範切除,再建後の構音および嚥下機能. 頭頸部外科, 1 : 9-20, 1991.

【参考文献】
1. 日本頭頸部癌学会：頭頸部癌診療ガイドライン 2022年版 第4版, 金原出版, 2022.
2. 道　健一, ほか：言語聴覚士のための臨床歯科医学・口腔外科学 第2版 器質性構音障害, 医歯薬出版, 2016.

症例集

舌亜全摘症例

■症例5　左舌縁がんにより舌亜全摘を行った症例

40歳代後半，男性。舌がん（T3 N0 M0）の診断を受け，舌亜全摘，腹直筋皮弁による再建，両頸部郭清，喉頭挙上術，気管切開術を施行された。術後の100単音節発語明瞭度34％，40単語明瞭度検査45.5％で，構音訓練は，舌前方で産生する音の障害に対して，下顎前突による構音の代償運動等を用いつつ，単音節から単語，短文，長文と展開した。話し相手によって構音への注意や速度の切り替えも行うよう指導した。再評価では100単音節発語明瞭度55％，40単語明瞭度検査74％と改善した。

■患者基本情報
- **患者**：40歳代後半　男性
- **主訴**：「しゃべりにくいです」「食べ物が残ります」
- **本人の希望**：「仕事に復帰したい」
- **家族からのニーズ**：「仕事に復帰してほしい」

【医学的情報】
- **診断名**：左舌縁がん（SCC，cT3 N0 M0，cStage Ⅲ）
- **現病歴**：20XX年6月から，左舌縁の疼痛があった。かかりつけの歯科で抜歯処置を受けるも改善しないため，近所の耳鼻科を受診し，腫瘍性病変を認めた。当院の耳鼻咽喉・頭頸部外科を紹介され，受診した。
- **既往歴**：なし

【個人的・社会的背景】
- **家族構成**：母と同居。
- **職業歴**：長距離トラックドライバー。

■評価

1）術前評価
- **口腔顔面運動機能評価**：顎：問題なし。歯列：右上7-1，左上1-7，右下7-1，左下1-7。舌：挺舌可能。挺舌時軽度左偏位。最大舌圧値38.7 kPa。口唇：問題なし。軟口蓋：問題なし。
- **心理的側面**：フェイススケール（20段階：1がとてもよい，20がとても悪い）にて，食欲14，会話11，疼痛12。

2）手術内容
舌亜全摘術，頸部郭清術，舌の腹直筋皮弁再建，喉頭挙上術，気管切開術（図1）。

3）術後の評価（術後3日目〜）
- **安静度**：術後3日目から再建舌の運動について主治医より許可あり。
- **口腔顔面運動機能評価**：歯列：右上7-1，左上1-7，右下7-1，左下1-7。顎：問題なし。舌：前方運動は不可であるが，後方へは少し可動あり。左右は右側へわずかに動く。口唇：運動範囲の問題はないが，左下顎神経領域のしびれと感覚低下あり。軟口蓋：問題なし。
- **コミュニケーション機能**：気管切開カニューレ装用中のため，筆談が中心であった。
- **摂食嚥下機能評価**：栄養摂取方法は経鼻胃管栄養であった。術後第8病日に実施した初回の嚥下造影検査（VF）では準備期から咽頭期の問題があり，経口摂取の開始は困難と判断した。呼吸状態は安定しており，気管切開カニューレは抜去の方針となり，息こらえ嚥下や呼吸・発声練習などの間接訓練を追加した。第15病

図1　舌の切除範囲（斜線）

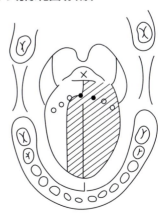

＊SCC：sguamous cell carcinoma　＊VF：videofluoroscopic examination of swallowing

日のVFでは改善を認め，直接訓練を開始した。
- **構音機能評価**：100単音節発語明瞭度検査は34％（言語聴覚士5名の平均），単語明瞭度検査は45.5％（40単語の音読，言語聴覚士5名の平均），発話明瞭度は文章（ジャックと豆の木）の音読で2.6，自由会話で2.2であった。
- **心理的側面**：直接訓練を開始したころから「食べ物が送り込めず，口の前に出るばかりでイライラする」，「こんな方法で十分な食事がとれるわけない」，「いつ退院できるのかわからない」，「退院した後，こんな状態で仕事ができるわけない」，「同じような人はいるの？」といった悲観的な訴えが多かった。

評価のまとめ
- **言語病理学的診断名**：器質性構音障害，摂食嚥下障害。

■ **全体像の整理**
ICFにより全体像を整理した（図2）。

■ **訓練目標**
1) **短期目標（2週間）**
   ①経口摂取が安定する
   ②母音や両唇音，奥舌音の改善
2) **長期目標**
   ①単音，単語明瞭度の改善，発話明瞭度の改善
   ②職場復帰

■ **訓練計画**
1) **訓練内容および経過**
   ①直接嚥下訓練：3回目のVFの結果を受け，第32病日から食事を開始した。食具や姿勢で代償しながら進め，第40病日には嚥下調整食2の3食経口摂取が可能となった。
   ②構音訓練
   - 構音方法の指導
   - 構音機能改善のメカニズムの説明
   - 頭頸部の可動域訓練
   - 単音節の練習　マ行，バ行，パ行，ガ行から開始
   - 単語〜短文レベルの音読　ことば当て

図2 ICF

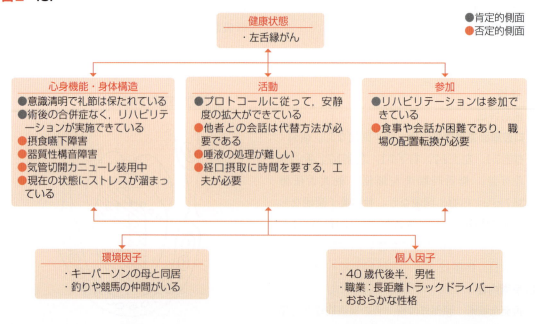

- 会話訓練
2）訓練頻度　5回/週
3）訓練期間　術後33日目～術後85日目

■ 訓練経過

訓練中，明瞭に構音できない単音節があるときは，下顎の前後・左右方向の代償運動を促し，その音が改善するのか確認をしながら進めた。また，口腔の前方に貯留した唾液の処理が困難なため，すすって唾液嚥下をしてから会話をするようにアドバイスした。

■ 再評価

100単音節発語明瞭度検査は55％に，40単語明瞭度検査は74％まで改善を認めた（図3）。発話明瞭度は文章で2.3，自由会話で2.4であった。本人は日常会話場面で，「聞き返されたらもう一度言い直すと伝わる」，「携帯会社に電話したら30分のうち2，3回しか聞き返されなかった」とポジティブな感想が聞かれた。

心理的側面は食欲，会話，疼痛いずれも改善傾向であった（図4）。

■ まとめ

構音訓練は100単音節発語明瞭度検査の結果

を基に，比較的保たれている母音や子音から始めて，徐々に難しい音にアプローチした。また会話場面では聞き返された場合にそのことばの言い回しを変える工夫や発話速度などの調整などアドバイスした。本症例を通じて，言語聴覚士は舌がん術後の摂食嚥下・構音障害に関して，心理面の問題や機能障害のメカニズムの把握，予後予測，具体的な嚥下・構音訓練，多職種との連携など，幅広い専門性が求められることを再認識した。

図4　フェイススケールの経過

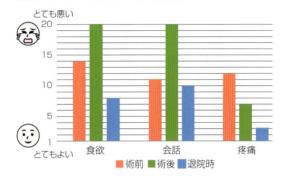

補足

本症例に使用したフェイススケールはLorishらが感情テストとして報告しており，「1：非常に幸せ～20：非常に悲しい」までの20段階で評価する方法である[1]。今回は術前と術後，退院時に「現在の食欲や会話，疼痛について，このフェイススケールのなかで，いずれの気分に該当しますか？」と尋ね，評価した。

図3　発語明瞭度検査

	唇	舌尖と歯	舌尖と歯茎	前舌面と硬口蓋	中舌面と硬口蓋	奥舌面と軟口蓋	声門
破裂音	p, b (60%→72%)		t, d (0%→50%)			k, g (62%→56%)	
摩擦音	ɸ (80%→100%)	s (15%→60%)		ʃ (15%→70%)	ç (36%→42%)		h (87%→100%)
破擦音		ts, dz (0%→60%)		tʃ, dʒ (0%→28%)			
弾音				r (28%→56%)		(初回→再評価)	
鼻音	m (72%→84%)		n (16%→72%)				

■ 考察

嚥下機能や構音機能の回復について

熊倉は舌の切除範囲が広く大きくなるほど，舌のボリュームは小さくなり，その可動性は制限されて，発語・発話明瞭度ともに低下することや，唾液の貯留があるとさらに明瞭度は低下することを報告している[2]。本症例は広範囲な切除と皮弁再建により，摂食嚥下障害と器質性構音障害を呈していた。嚥下機能については，術後の器官の腫脹や，術後の気管カニューレの装着などにより嚥下様式の変化が生じたが，創部の治癒や嚥下の代償方法の獲得により経口摂取ができるようになったと考えた。また構音機能は，皮弁のボリュームの縮小や器官の運動範囲の拡大，下顎の代償運動などに応じた機能訓練を実施したことにより機能改善を認めたと考えた。

術後の心理的サポートについて

自発的な行動を促進し，目標達成を支援する技術を意識したコーチングを行い，有用性を実感した。具体的には，①本人から不安を傾聴し，その訴えの優先順位をつけて対応可能な問題から整理していくこと，②本人からの疑問に対しこちらがわからないことは素直にわからないと伝え，医師や看護師に確認する旨を伝え，確認した結果をすぐにフィードバックすること，③言語聴覚士は，術直後から退院後までに想定される問題点や具体的な経過を繰り返し説明することに気をつけた。すると，本人の訴えは軽減した。フェイススケールの経過で退院時のQOLが向上し，初めて話す人とも積極的に話をし，患者は前向きで自発的な行動が見られるようになり，コーチングを意識した介入が有効であったと考えた。

健常者の舌運動を物理的に制限した際の発話音声。本症例でも舌亜全摘後にこの音声のような発話となった 音声8 。

【引用文献】

1) Lorish CD, Maisiak R：The Face Scale: a brief, nonverbal method for assessing patient mood. Arthritis Rheum, 29(7)：906-909, Arthritis Rheum, 1986.
2) 熊倉勇美：舌切除後の構音機能に関する研究ー舌がん60症例の検討ー．音声言語医学，26(3)：224-235, 1985.

【参考文献】

1. 溝尻源太郎，熊倉勇美 編著：口腔・中咽頭がんのリハビリテーションー構音障害，摂食・嚥下障害ー．医歯薬出版，2000.
2. 出江紳一 編著：リハスタッフのための コーチング活用ガイド 第2版ー患者支援から多職種協働までのヒューマンスキルー．医歯薬出版，2018.

補足

ポイント
1) 訓練は100単音節発語明瞭度を基に母音の単音節発語明瞭度がよい音から開始する。
2) 次に選択する音は母音の単音節発語明瞭度がよい音に近い母音とし，その後は徐々に遠ざけていく。
3) 子音は100単音節発語明瞭度を基に単音節発語明瞭度がよい音（3名以上が聞き取れている音）から始める。どの後続母音から始めるかについては，「子音の構音点と後続母音の距離」と「母音の単音節発語明瞭度」を考慮して選択する。
   例）後方舌のボリュームが大きかったため，/k/＋/o/,/k/＋/ɯ/を選択

右上: 症例集

神経変性疾患症例

■症例6　構音障害が初発症状であった筋萎縮性側索硬化症の長期経過例

初診時70歳代後半，女性。病初期には音声コミュニケーションが可能であったが，次第に構音障害が悪化し，音声による意思伝達が困難となった。言語療法は4年にわたりフォローを行い，早期から代替コミュニケーション手段の導入を試みた。音声による意思伝達が困難となった後も複数の代替手段を活用し，生活のさまざまな場面で円滑な意思伝達ができるよう支援を行った。

■ 患者基本情報

- **患者**：初診時70歳代後半　女性　右利き
- **主訴**：しゃべりにくい。
- **本人の希望**：スムーズにしゃべれるようになりたい。
- **家族からのニーズ**：本人が楽にしゃべれるようにしてほしい。

【医学的情報】

- **診断名**：筋萎縮性側索硬化症（ALS）
- **現病歴**：初診の2年前，会話の際に呂律困難感を自覚した。はじめは「ラ行」と「タ行」の言いにくさを感じるのみであったが，徐々に舌全体の動かしにくさを感じるようになった。義歯不適合が原因と考え歯科を受診したが，異常なしとされた。その1年後，呂律困難感が増したために近医を受診，舌運動の異常を指摘された。翌年，構音障害がさらに進行したため近医を再受診，運動ニューロン疾患（MND）が疑われたが，はっきりとした治療方針は示されなかった。セカンドオピニオン目的で当院を受診，深部腱反射亢進，舌萎縮，線維束性収縮（攣縮）を認め，精査の結果ALSと診断した。
- **既往歴**：特筆すべきものなし。
- **合併症**：特筆すべきものなし。

【個人的・社会的背景】

- **家族構成**：キーパーソンの夫と同居
- **職業歴**：60歳まで中学校教員
- **病前の生活**：ボランティア活動を積極的に行っていた。社交的で会話の機会は多かった。
- **教育歴**：4年制大学卒業

■ 評価

1）全体像

独歩で来室。礼節は保持されており，音声によるコミュニケーションが可能であった。病歴ついても詳細に語ることができた。

2）評価

- **発話の聴覚印象**：発話明瞭度：2。最長発声持続時間：15秒。嗄声の聴覚心理的評価：G1 R1 B0 A1 S0。開鼻声，発話の途切れと速度低下，弾音の弱音化を認めた。
- **構音器官の運動機能評価**：上下口唇の接触はやや不良。舌には萎縮と線維束性収縮（攣縮）を認めるが，明らかな可動域制限はない。軟口蓋挙上不全と呼気鼻漏出を認めた。
- **嚥下機能**：常食を摂取していたが，咀嚼困難感を感じていた。嚥下造影検査で，軟口蓋挙上不良，咽頭収縮不良，口腔および咽頭の残留を認めた。誤嚥は認めなかった。
- **ALSFRS-R**：言語3，唾液4，嚥下4。

3）結果のまとめと治療方針

構音障害を認めたが，伝達性は保持されていた。月1回の脳神経内科外来受診時に，構音・音声・嚥下機能について評価し，異常の早期発見・早期介入を行う方針とした。

実践!!

臨床に役立つアドバイス

ALSFRS-R

ALS機能評価スケール改訂版（ALSFRS-R）は，ALS患者の代表的な日常活動機能評価尺度である[1]。言語，嚥下，身の回りの動作，歩行などの12項目（0～4の5段階）で構成され，その合計点（0～48）で評価する。

---

* ALS：amyotrophic lateral sclerosis　* MND：motor neuron disease
* ALSFRS-R：the revised ALS functional rating scale

表1　ALSFRS-Rの会話能力の評価

段階	判定基準
4	会話は正常
3	会話障害が認められる
2	繰り返し聞くと意味がわかる
1	声以外の伝達手段と会話を併用
0	実用的会話の喪失

表2　ALSFRS-Rの唾液の評価

段階	判定基準
4	正常
3	口内の唾液はわずかだが，明らかに過剰（夜間はよだれが垂れることがある）
2	中程度に過剰な唾液（わずかによだれが垂れることがある）
1	顕著に過剰な唾液（よだれが垂れる）
0	著しいよだれ（絶えずティッシュペーパーやハンカチを必要とする）

表3　ALSFRS-Rの嚥下の評価

段階	判定基準
4	正常な食事習慣
3	初期の摂食障害（時に食物を喉に詰まらせる）
2	食物の内容が変化（継続して食べられない）
1	補助的なチューブ栄養を必要とする
0	全面的に非経口性または腸管性栄養

補足

ALSFRS-Rと発話明瞭度

どちらも5段階評価であるが，ALSFRS-Rと発話明瞭度は段階評価の判定基準が異なることに注意が必要である。

■ **訓練目標**

1）長期目標

コミュニケーション手段を確保し，QOLを可能な限り維持する。

2）短期目標

・ **音声コミュニケーションが可能な時期**：残存

機能の活用，代替コミュニケーションの導入に向けた理解の促進

・ **音声コミュニケーションが困難な時期**：ノンバーバルコミュニケーションの活用，複数の代替コミュニケーション方法の導入・活用

■ **訓練経過**

・ **訓練開始から1年（罹病期間3年）**

［前半］

ALSFRS-R：言語2，唾液3，嚥下3。発話明瞭度：3。

四肢筋力低下は認めなかったが，球麻痺が徐々に進行した。言語聴覚療法においては，自主練習として口唇・舌・顎のストレッチングと口腔ケアを指導し，個別訓練では，発声練習，呼吸・咳嗽機能に対するアプローチ（息こらえ，ハフィングなど），構音機能に対するアプローチ（対照的生成ドリルおよび発話速度調整法）を行った。また，代替コミュニケーション方法についての情報提供を行い，透明文字盤の試験的な練習も併行して実施した。

［後半］

ALSFRS-R：言語1，唾液2，嚥下2。発話明瞭度：4。

発話が伝わりにくくなり，筆談の使用を開始した。筆談では，発話と同じように細かいニュアンスを伝えようとするため時間を要することから，必要に応じて簡潔に書くよう指導した。また，発話内容を振り返られるよう，電子メモパッドではなく紙のノートを使用した。構音はほぼ不能だったが，発声は可能だったため，患者の心理的側面に配慮して発声練習を継続した。

・ **訓練開始から2年（罹病期間4年）**

ALSFRS-R：言語0，唾液1，嚥下2→1。発話明瞭度：5。

球症状が進行し音声コミュニケーションが困難となったが，歩行は可能であった。嚥下障害

＊QOL：quality of life

が進行し経口のみでの栄養確保が困難となったため，胃瘻を造設した。コミュニケーションは筆談で行った。助詞の脱落がわずかにみられるようになった。代替コミュニケーション方法について患者や家族の意向を聴取し，日常生活で頻繁に使用するフレーズを書いた文例集を患者とともに作成して試験的に練習を行った。しかし，「ニュアンスが十分に伝わらない」との理由から，筆談を継続した。そこで，受診など会話の相手がわかっている場合には，伝えたいことをあらかじめ書いておくなど，効率的な筆談方法を指導した。

- **訓練開始から3年（罹病期間5年）**

 ALSFRS-R：言語0，唾液0，嚥下1。発話明瞭度：5。

 上肢の筋力低下と首下がりが出現し，筆談は可能であったが，時間を要するようになった。個別訓練では筆談内容をていねいに聞き取り，自宅で急変した際の医療体制に不安があることを聴取したため，多職種カンファレンスを開催し，訪問診療の導入を決定した。また，筆談が困難となった場合の代替コミュニケーション方法について検討し，iPadアプリ（トーキングエイド for iPad）を先行導入した。

- **訓練開始から4年（罹病期間6年）**

 ALSFRS-R：言語0，唾液0，嚥下0。発話明瞭度：5。

 上肢挙上が困難となり，筆談ができなくなった。ケア上の簡単なやりとりには，うなずきや首振りのほか，よく使う言葉を記した透明文字盤を使用した。長文については，側臥位でiPadアプリ（トーキングエイド for iPad）を主に使用し，透明文字盤も併用した。綴りの間違い（助詞の脱落・単語中の1〜2音の脱落や重複）が目立つようになったことから，透明文字盤使用時には，介助者が聞き取った内容をホワイトボードに記入して患者に確認する方法をとった。

 この後，歩行が困難となり常時酸素投与が必要となった。呼吸苦が進行し，オピオイドが開始され，自宅で死亡した。

■ まとめ

 高齢で発症したALSで，四肢麻痺の進行は比較的緩徐であったが球麻痺が先行した。全経過は6年であった。認知機能が保たれ，家族の協力も得られたことから，代替コミュニケーション方法を早期から検討・導入することができ，コミュニケーション手段を確保することができた。筆談による訴えの聴取には長時間を要することから，個別訓練では十分な時間を確保するようにした。本人から得た情報は主治医，ケアマネジャー，在宅チームと共有し，よりよい療養のサポートにつながったと考えられた。

> **臨床に役立つアドバイス**
>
> **ALSの情動調節障害**
>
> 情動調節障害とは，何も刺激がない状態でも，情動反応が非自発的に出現する状態を指す。状況にそぐわない泣き・笑いなどが，非言語コミュニケーションに影響を与えることがある[2]。

■ 解説

病型について

 ALSの病像は多様であり，さまざまな要素による分類や病型がある[3]。初発部位による分類では，脊髄発症型（古典型）と球麻痺型（進行性球麻痺）が中核である。本例は，構音障害が初発症状である点と，運動能力が初期には保たれている点から，球麻痺型に分類できる。

構音障害に対するリハビリテーション

 ALSによる構音障害の進行を抑制するリハビリテーションは，エビデンスが確立していない[3]。そのため，個別の計画立案が必要である。

 一般的に，構音障害の初期には，発声練習や

呼吸サポートを活用し，発話の明瞭性維持を図る。加えて，発話速度を落とし，それでも伝わりにくい場合には代替語を用いるなど，話し方の工夫を指導する[4,5]。中等度～高度障害では，発話センテンスを短くすることで明瞭度を向上させる方法が有効である[6]。また，筋疲労を防ぐため，適度な休息も重要である[3]。

残存する構音機能の維持に努めつつ，早期にAACの指導・導入を進める。

ALSにおけるAACの意義

ALSでは，構音，発声，書字，ジェスチャーなどが徐々に困難となり，コミュニケーション

実践!!　臨床に役立つアドバイス

ALSの高次脳機能障害
ALSでは，認知症，失語，遂行機能障害などの高次脳機能低下を伴う例が少なくない。ALSの前頭側頭葉変性症としての側面との関連が指摘されている。

が阻害される[3]。AAC導入により代替手段を確保することは，患者の自律性と尊厳を保つうえできわめて重要である[3]。AACは，心理的苦痛を軽減し，気分を安定させるだけでなく[7]，多様なモードで社会参加を促し，QOLを向上させる[8]。特に，早期に導入した場合，進行期のQOLが維持されたとの報告がある[9]。終末期の緩和ケアにも重要な役割を果たすとされる[10]。

AACの導入

AAC導入は，必要段階の前から準備を進める[10]。準備段階では，利点や可能性を説明し，各種エイドを試用する。IT機器の経験がない場合，試験的利用を促し，円滑な適応を助ける[3]。一方，機能が残存している間に次の方法を導入することに抵抗を示す場合もある。医師や言語聴覚士が十分な説明を行い，多職種チームで対応する。導入後は，操作性改善や訓練を継続し，嗜好に合った活動を通じて，AAC活用を支援する[3]。

【引用文献】

1) Cedarbaum JM, et al. : The ALSFRS-R: a revised ALS functional rating scale that incorporates assessments of respiratory function. J Neurol Sci, 169(1-2) : 13-21, 1999.
2) Finegan E, et al. : Pathological crying and laughing in motor neuron disease: Pathobiology, screening, intervention. Front Neurol, 10 : 260, 2019.
3) 日本神経学会 編：筋萎縮性側索硬化症(ALS)診療ガイドライン2023, 2023.
4) Tomik B, Guiloff RJ : Dysarthria in amyotrophic lateral sclerosis: A review. Amyotroph Lateral Scler, 11(1-2) : 4-15, 2010.
5) Hanson EK, et al. : Dysarthria in amyotrophic lateral sclerosis: A systematic review of characteristics, speech treatment, and augmentative and alternative communication options. J Med Speech Lang Pathol, 19(12-30), 2011.
6) Allison KM, et al. : Shorter sentence length maximizes intelligibility and speech motor performance in persons with dysarthria due to amyotrophic lateral sclerosis. Am J Speech Lang Pathol, 28(1) : 96-107, 2019.
7) Connors C, et al. : Variation in assistive technology use in Motor Neuron Disease according to clinical phenotypes and ALS Functional Rating Scale-Revised Score : A prospective observational study. NeuroRehabilitation, 44,(2) : 303-313, 2019.
8) Caron J, Light J : "My world has expanded even though I'm stuck at home": Experiences of individuals with amyotrophic lateral sclerosis who use augmentative and alternative communication and social media. Am J Speech Lang Pathol, 24(4) : 680-695, 2015.
9) Maresca G, et al. : Augmentative and alternative communication improves quality of life in the early stages of amyotrophic lateral sclerosis. Funct Neurol, 34(1) : 35-43, 2019.
10) Brownlee A, Palovcak M : The role of augmentative communication devices in the medical management of ALS. NeuroRehabilitation, 22(6) : 445-450, 2007.

＊AAC : augmentative and alternative communication

脳血管疾患症例①

■症例7　多発脳血栓により，嚥下障害，自発性低下を呈した痙性構音障害症例

80歳代後半，女性。多発脳血栓により，嚥下障害，発話明瞭度低下などを呈した痙性構音障害症例に対し介入を行った。本例は，発動性低下の発話への影響，嚥下機能改善で湿性嗄声の軽減が発話に奏効したこと，顔面下部のCIセラピーに吸啜動作による変法を用いたことの3点がポイントと考えられた。

■患者基本情報
- **患者**：80歳代後半　女性　右利き
- **主訴**：声が出にくい。食べるのが遅い。
- **本人の希望**：今より話しやすくなりたい。長男夫婦に迷惑をかけたくない。
- **家族からのニーズ**：食事は自力でしてほしい。
- **ADL**：整容は環境調整および声掛けが必要，排泄は現在ズボンの上げ下げに介助が必要。移乗は見守りでも行える。移動：車椅子自操，起き上がり：一部介助，整容：一部介助，入浴：機械浴，排泄：一部介助

【医学的情報】
- **医学的診断名**：多発脳血栓，高血圧，糖尿病
- **現病歴**：職場での検査で糖尿病の疑いがあったが受診せず。6年前T院に糖尿病と高血圧で通院開始。同年4月に右片麻痺と嚥下困難が出現しA院で左の脳幹血栓と診断され入院加療後退院した。今年1月に再発，右脳幹梗塞と診断，左片麻痺と偽性球麻痺が出現し当院に入院した。
- **画像所見**：左右の脳幹病変のほか，右被殻・尾状核に古い梗塞あり。びまん性大脳萎縮あり（図1）。

【個人的・社会的背景】
- **キーパーソン**：長男夫婦
- **職業歴**：無職
- **要介護度**：3
- **病前のコミュニケーション**：友達と喫茶店に行くなどの活動
- **BMI**：19.8
- **趣味**：肌のお手入れ
- **今後の方針**：退院後は在宅でデイケアを利用

【他部門情報】
- **理学療法士**：安全な移乗を行うため，短下肢装具を使用した立ち上がり訓練，車椅子自操を促し，自発性の向上を目的とした訓練を行っている。Br. stage右上肢Ⅲ，手指Ⅰ，下肢Ⅲ。左上肢Ⅴ，手指Ⅴ，下肢Ⅴ。
- **作業療法士**：整容動作の自立を目的とした洗顔動作や化粧動作の練習を行っている。
- **看護師**：以前は夜中に大声を出したりすることがあったが今はなくなり，話しかけても一言何か言う程度で発話量は低下しているように感じる。

■初期評価（発症7日後）

1) 全体像
礼節は保たれ，言語聴覚士の問いかけに対して内容に即した反応がある。検査に対して協力的だが，打鍵器やノーズクリップを用いた課題で笑いが止まらないことがあった。話は聞いているが下を向いていることが多く，1回の発話量も少なかった。流涎があり自身のタオルで拭くことが多かった。

図1　頭部画像

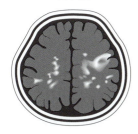
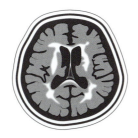

*Br. stage：Brunnstrom stage

2) 発話と発声発語器官の運動機能

・**発話の検査**（日常会話・文章音読）

①**発話明瞭度**：2.5/5

②**発話の自然度**：3/5

③**発話特徴**：

1. 呼吸・発声機能：声量の低下（中等度），声の震え，声がだんだん小さくなる，発話の短い途切れ（軽度）を認めた。声質はG2 R2 B0 A2 S1（R湿性含む）であった。

2. 鼻咽腔閉鎖機能：開鼻声（軽度）

3. 口腔構音機能：構音の歪み（中等度）

4. プロソディー機能：遅い発話速度（軽度），声の大きさ・高さの単調性（軽度）を認めた。音読時の発話速度は1.8モーラ/秒（基準範囲老年：3.2モーラ/秒）で低下を認め，音の省略，不適切な休止を認め，後半にその休止は多くなった。

・**発声発語器官検査**

①**呼吸機能**：座位で呼吸数は16回/1分で正常範囲だったが，最長呼気持続時間3.9秒，呼気圧持続時間0〜1秒だった（重度）。

　なお，深呼吸時胸部の拡張差を仰臥位にて剣状突起外周で測定し，約1.0〜1.5cmだった（判定基準[1]：重度障害1.0cm未満，中等度障害，1.0〜2.5cm，軽度障害2.5〜4.0cm，基準範囲4.0cm以上）。

②**発声機能**：MPT 6.9〜3.0秒，/a/の交互反復4.7回/3秒（中等度）。

③**鼻咽腔閉鎖機能**：/a/発声時の視診で咽頭後壁が若干左に偏位，ブローイング時の鼻漏出両側0度，/a/発声時の鼻漏出で1回目は両側0度だったが，2回目は両側2度の漏出を認めた。

④**口腔構音機能**：音節の交互反復でリズムの乱れはなかったが，発声開始後すぐに声量が低下した。/pataka/の反復速度は1.4回/秒であった。

1. 舌：舌の突出では，舌尖を口唇より前に突

出することができたが若干右に偏位していた（軽度低下）。舌の右左移動は口角まで移動可能で，前舌の挙上では，前舌で舌圧子の保持も可能だった。奥舌の挙上では/ka/の構音はできるが聴覚的に若干歪んでいた（軽度低下）。舌の突出後退1.6回/1秒，左右移動0.8回/1秒，/ta/の交互反復2.4回/1秒（中等度），/ka/の交互反復2.9回/1秒だった。舌の筋力は突出，挙上で軽度の徒手的抵抗を加えると基準の運動範囲まで達しなかった（中等度）。

　なお，最大舌圧は17.8kPaで，安静時の舌は若干右に偏位し，舌苔や萎縮は認められなかった。

2. 顔面下部：口唇の閉鎖と横に引く動作では，右も正常範囲までできたが，左は若干収縮を認める程度だった（中等度）。/pa/の交互反復2.2回/1秒（中等度）。比較的良好な右側口唇でも閉鎖時に軽度の抵抗を加えると基準運動範囲まで達しなかった（軽度）。

　なお，口尖らし反射は陽性，口輪筋反射も亢進し，前額部しわ寄せで左右差は認めなかった。また，笑顔など自動的運動は左右差が軽減した。

3. 下顎：下顎下制で上顎から下顎切歯までの開口距離は50mm，挙上下制反復3.5回/1秒，下顎挙上時に中等度の徒手的抵抗を加えても挙上が基準の運動範囲まで可能で，比較的良好だった。

3) 摂食嚥下機能

・**FOIS**：5（すべて経口摂取だが食形態調整が必要）

・**摂食場面観察**：全粥，刻みとろみ付き，水分はポタージュ状で摂取時間は自力摂取20分と介助10分程度で計30分程度だった。

1. 先行期：意識鮮明で，摂食意欲は良好だった。

2. 口腔準備期：捕食時に若干こぼれあり。咀嚼時の下顎の回旋運動は弱々しかった。

3. 口腔期：食物を口腔内に溜めている時間が

＊MPT：Maximum Phonation Time　＊FOIS：functional oral intake scale

長く，嚥下後も口腔内の食物残渣を認めた．
4. **咽頭期**：摂食開始から15分ほど経過してむせを認め，特に後半で湿性嗄声を認めた．
- RSST：1回/30秒
- MWST：4/5
- フードテスト：4/5

4) 認知機能

即時記憶，計算，場所の見当識は保たれていた．
- HDS-R 18/30
- MMSE 22/30

評価のまとめ
- **言語病理学的診断名**：痙性構音障害

中枢性顔面・舌下神経麻痺，呼吸・発声機能低下から，構音の歪み，発話速度の低下，平板な発話，発話の短い途切れ，声量低下，粗糙性・無力性に加え湿性嗄声も認めた．摂食嚥下面でも，食塊形成・咽頭への送り込み障害，食物残渣，嚥下反射惹起遅延を認め，自発性低下がそれらを助長していた．

■ 全体像の整理

ICFにより全体像を整理した（図2）．

■ 治療目標

1) 短期目標

呼吸・顔面下部・舌の機能改善．誤嚥による合併症防止．

2) 長期目標

発話明瞭度1.5/5・FOIS 6へ改善．

図2 ICF

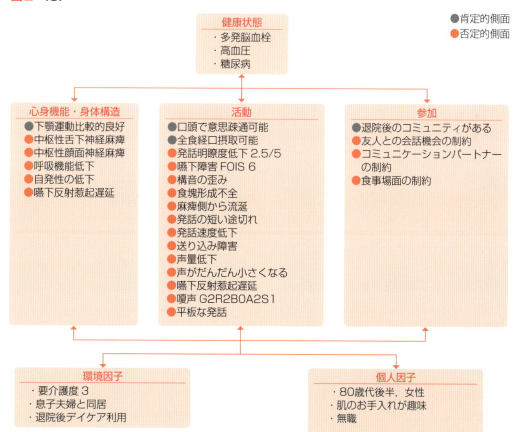

* RSST：repetitive saliva swallowing test　　* MWST：modified water swallowing test
* HDS-R：revised Hasegawa dementia scale　　* MMSE：Mini-Mental State Examination

■ 治療計画( )内は対応する問題点

1)訓練内容

①胸郭可動域の拡大訓練

(方法)言語聴覚士が胸郭に両手を当て，呼吸リズムに合わせ呼気時に内方に絞り込むように胸郭を圧迫する。

②口すぼめ呼吸

(目的)呼吸の安定性向上

(方法)鼻から息を吸い，口をすぼめて吐く。

③顔面下部のアイスマッサージ

(目的)顔面麻痺側の筋収縮促進

(方法)アイスパックで顔面筋の走行に沿って下垂部分を挙上方向に寒冷刺激を与える。

④顔面下部のCIセラピー

(目的)顔面麻下部の筋力向上

(方法)正面に鏡を置き口唇を横に引かせ，左側の運動がより乏しいことを認識させ，顔面下部を言語聴覚士の手指で固定する。そして，口唇の突出および引く運動をさせる。

⑤舌の抵抗訓練

(目的)舌の筋力改善

(方法)舌圧子で抵抗を加えながら突出・左右移動運動をさせる。

⑥フレージング法

(目的)呼吸機能に適した箇所での休止

(方法)統語論的に適切な箇所で(／)を書き込み，強制的に休止を入れるように指示する。

⑦嚥下反射促通手技

(目的)喉頭挙上により嚥下反射を誘発

(方法)甲状軟骨下部から下顎にかけて下から上に摩擦刺激を入れ，空嚥下してもらう。

⑧前頸部への干渉波電気刺激

(目的)嚥下反射惹起遅延の改善

(方法)前頸部に20分程度の刺激を行う。

2)治療頻度

1回40分を3回/週

■ 治療経過

胸郭可動域の拡大訓練は，上下胸部ともに呼気後の反動によるスプリングアクションは安定せずリズムが乱れていた。口すぼめ呼吸では若干呼吸が浅かった。フレージング法では，(／)を記入すると聴覚的に声量低下，不自然な休止は減少したが，構音の歪みに著変はなかった。顔面麻痺側のアイスマッサージ・CIセラピーでは口唇引きは比較的できたが，口唇突出は若干収縮を認める程度で困難であった。

胸郭可動域の拡大訓練は深吸気の指示を付け加えたことで正確に行えた。口すぼめ呼吸で上肢を机の上に設置することで安定した呼吸が可能になった。顔面麻痺側のアイスマッサージ・CIセラピーでは，口唇引きは若干改善傾向だが，口唇突出は依然として困難であったため，左側の口唇部での吸綴動作による訓練に切り替えた 動画11 。

訓練中は(／)を記入せずに適切に休止することが可能だったが，日常会話場面では忘れることもあった。舌の抵抗訓練は安定性が改善した。顔面下部の運動範囲も改善した。流涎が軽減してきたことや明瞭度の改善に伴い，笑顔も多くなり，自発性低下も改善傾向で自宅退院した。

■ 退院時評価(発症62日後)

呼気圧持続時間4〜5秒に改善した。AMSDの基準で舌の突出の運動範囲が中等度から基準値に改善した。湿性嗄声も改善しG1 R1 B0 A1 S0，発話明瞭度は2/5に，FOISも6に改善した。

■ 考察

自発性低下の影響

前頭前野の高次統合機能が障害されると意欲欠乏が生じる[2]。本症例は，多発性脳血栓により両側錐体路が損傷され痙性運動障害性構音障害，嚥下障害を呈し，自発性低下も合併した。自発

＊CIセラピー：constraint-induced movement therapy ＊AMSD：Assessment of Motor Speech for Dysarthria

性低下は構音やプロソディーなどにも影響し，これらが重複した結果，発話明瞭度低下および嚥下障害を助長したと考えられた。

嗄声の改善

痙性タイプでは，努力性と粗糙性が混在した嗄声を呈する[3] **音声9**。その他，唾液の処理ができず湿性嗄声を呈する症例は少なくなく，本例においても明瞭度低下の一要因として考えられた。

訓練方針と顔面下部の運動機能改善

機能的改善が期待できるのは発症から後6カ月以内で，その時期は機能訓練を積極的に行うことが推奨される[4]。本症例も機能訓練を中心に行い，顔面下部については吸綴動作を使った変法で治療時の認知的負荷も少なくできたことが奏効した要因として考えられた。

【引用文献】

1）西尾正輝：標準ディサースリア検査（AMSD）新装版，インテルナ出版，2004.
2）石合純夫：高次脳機能障害学，医歯薬出版，2003.
3）矢守麻奈：脳血管障害に見られた音声医学的所見の解析．東京大学医学部博士論文，1997.
4）西尾正輝：ディサースリア 臨床標準テキスト 第2版，医歯薬出版，2022.

【参考文献】

1．聖隷嚥下チーム：嚥下障害ポケットマニュアル 第4版，医歯薬出版，2018.
2．Duffy JR 著，苅安　誠 監訳：運動性構音障害－基礎・鑑別診断・マネージメント－，医歯薬出版，2004.
3．田中隆一，ほか 監訳：神経心理学を学ぶ人のための基礎神経学 第3版，西村書店，2022.

脳血管疾患症例②

■症例8　左視床出血，右放線冠脳梗塞により，痙性構音障害を呈した症例

80歳代前半，男性。両側上位運動ニューロンの損傷により，痙性構音障害を呈した。呼吸機能，発声機能，鼻咽腔閉鎖機能，口腔構音機能に障害を認めたが，呼吸機能，発声機能，鼻咽腔閉鎖機能に改善を認め，妻との会話でも筆談が不要となるなど，コミュニケーション能力に改善を認めた。

■患者基本情報

- **患者**：80歳代前半　男性　右利き手
- **主訴**：うまく喋れない。
- **本人の希望**：会話だけで気持ちを伝えたい。
- **家族からのニーズ**：退院後の生活で困らないように，もう少し発音が良くなってほしい。

【医学的情報】

- **診断名**：右放線冠脳梗塞
- **現病歴**：起床時に水の飲み込みにくさを感じたが，様子を見ているうちに徐々に構音障害，嚥下障害，歩行の不安定さが増悪し，翌日になっても症状が悪化したため救急搬送された。医師の診察で左片麻痺，左口角下垂，構音障害を認め，頭部MRIにて右放線冠脳梗塞の診断となった。左片麻痺は徐々に改善したが，構音障害が残存したため，発症から20日目に転院となった。
- **既往歴**：高血圧，左視床出血，腰椎椎間板ヘルニア，虫垂炎，糖尿病
- **合併症**：なし
- **画像所見**：入院時頭部MRIにて右放線冠に急性期脳梗塞，左右脳室周囲の大脳白質病変，ラクナ梗塞，左視床出血を認めた。
- **ADL**：病棟生活は見守り必要，独歩見守り。

【個人的・社会的背景】

- **家族構成**：妻（70歳代後半）と2人暮らし，近所に娘夫婦，孫が在住。
- **職業歴**：退職前は銀行に勤務。
- **病前の生活**：普段は妻と2人で家にいることが多いが，週末は娘夫婦や孫の訪問あり。
- **社会活動**：月1回の地域清掃や地域の見回り。
- **病前のコミュニケーション**：人見知りはあるが，

友人とは積極的に会話を楽しむ性格。

- **趣味**：妻との外食。
- **今後の方針**：ADL自立を目指し，自宅退院を目標とする。

■評価

発症21日目より担当言語聴覚士による初期評価を開始した。

1）全体像

意識は清明，発話機能の改善に対する希望が高く，リハビリテーションに協力的。

2）評価

- **認知機能**：年齢相応。MMSE 29点。
- **摂食嚥下機能**：反復唾液嚥下テスト（RSST）2回/30秒，改訂水飲みテスト（MWST）4，水飲みテスト（WST）2。水分はむせることがあるため，薄いとろみで対応。嚥下調整食3で誤嚥徴候なく摂取可能。
- **発声発語器官および発話機能の評価として標準ディサースリア検査を実施（発症22日目）（図1）動画12 音声10**。

①呼吸機能：最長呼気持続時間5秒，呼気圧・持続時間3秒で著明な低下を認めた。

②発声機能：最長発声持続時間4.5秒，/a/の交互反復3.5回/秒で低下を認めた。G3 R3 B1 A0 S3。

③鼻咽腔閉鎖機能：発声時には軟口蓋挙上がわずかに確認される程度で，ブローイング時，/a/発声時にも鼻漏出を認めた。

④口腔構音機能：舌，口唇，下顎の運動範囲の低下，筋力の低下を認めた。口角は左側が下垂し，中枢性の顔面神経麻痺を認めた。口腔周囲の筋緊張は亢進しており，口輪筋反射，

＊MMSE：Mini-Mental State Examination　＊RSST：repetitive saliva swallowing test
＊MWST：modified water swallowing test　＊WST：water swallowing test

口尖らし反射は陽性であった。交互反復運動において，舌の突出−後退，舌の左右移動，下顎の挙上−下制，/pa//ta//ka/の交互反復すべてにおいて，速度低下を認めた。また/pa//ta//ka/の交互反復では，構音が不明瞭であった。

⑤発話機能：発話の検査では，発話明瞭度4，自然度5であった。発話特徴の評価では主に，発話の短い途切れ，声量の低下，粗糙性嗄声，努力性嗄声，声の高さの異常（低すぎる），開鼻声，構音の歪み，発話速度の異常（遅すぎる），声の大きさや高さの単調性を認めた。短

文や情景画の説明では，母音（狭母音で顕著）や子音での歪みを認めた，伝わらない場合は筆談で意思を伝達可能。

3) 評価のまとめ

• **言語病理学的診断名**：痙性構音障害

両側上位運動ニューロンの損傷により，呼吸機能，発声機能，鼻咽腔閉鎖機能，口腔構音機能の低下が認められ，痙性構音障害と判断した。母音，子音ともに歪みを認めており，代償的なコミュニケーションが必要なレベルである。

図1　発声発語器官の検査におけるプロフィール
（●：初期評価　●：再評価）

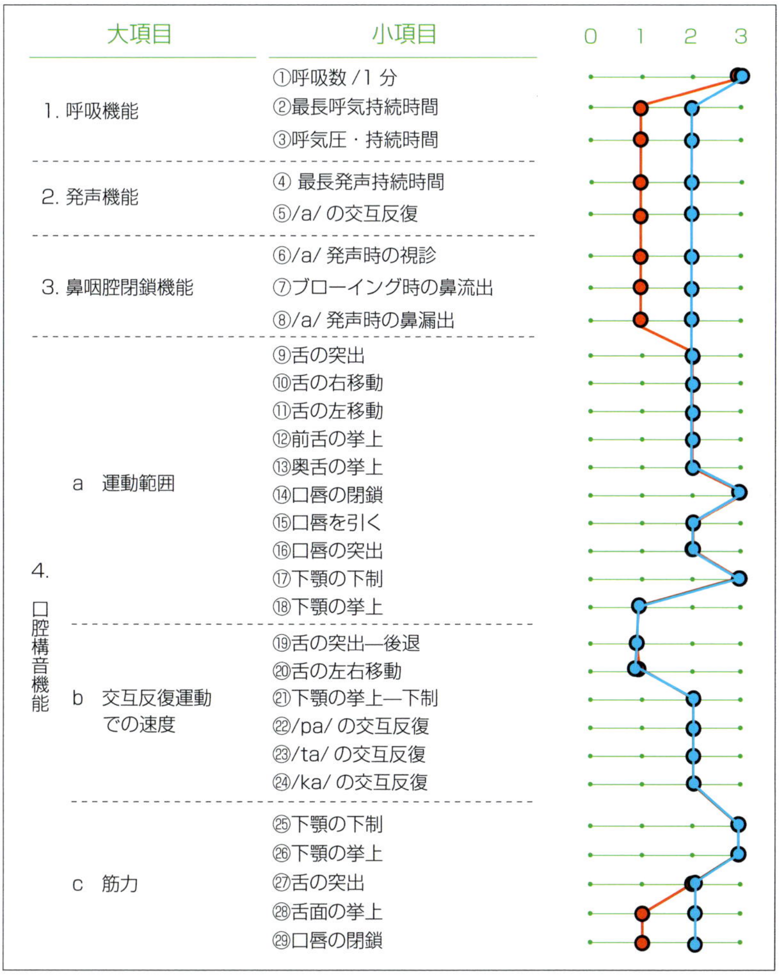

■ **全体像の整理**

ICFにより全体像を整理した(図2)。

■ **訓練目標**

1) 短期目標
①呼吸機能の改善をめざし，単語～2語文での発話を行う。
②発話時の開鼻声の軽減
③母音や子音/p//t//k/の歪みの軽減

2) 長期目標
①妻との会話時には発話を主に利用する。

■ **訓練計画**

1) 訓練内容
①呼吸機能へのアプローチ
(目的)単語～2語文での発話を行うために，吸気量を拡大する。
(方法)・言語聴覚療法開始前に理学療法を行い，胸郭の可動域改善を目指したアプローチを行う。
・ティッシュや羽根，長息生活®(ルピナス社)を用いたブローイング訓練。
②鼻咽腔閉鎖機能へのアプローチ
(目的)声量を増大させ，開鼻声の改善を目指す。
(方法)発声時の腹式発声を誘導するため，腹部の介助を行う。
③構音機能へのアプローチ
(目的)口腔構音機能の改善を図り，単語～2語文での明瞭度の改善を目指す。
・口唇，舌のストレッチ
・舌，口唇，下顎の粗大運動
・舌や口唇の交互運動

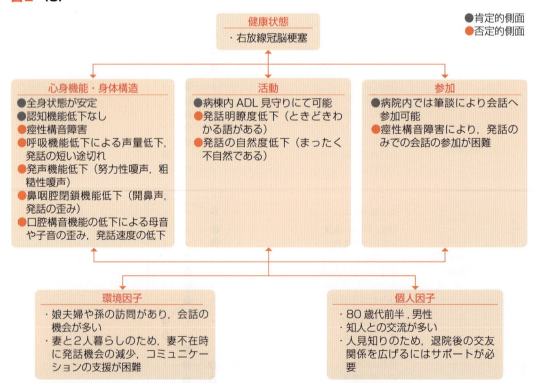

図2 ICF

- ・綿棒を用いた舌の巧緻運動
- ・構音訓練（母音，破裂音での構音練習）

2）**訓練頻度**：1時間/日，週5回
3）**訓練期間**：発症25日目〜126日目（退院時）

■ 訓練経過および再評価

　約3カ月訓練を継続し，退院直前に標準ディサースリア検査での再評価を行った（**図1，2**）。訓練経過とともに呼吸機能，発声機能，鼻咽腔閉鎖機能，構音機能に改善を認めた。

①呼吸機能：最長呼気持続時間は5秒→9.8秒，呼気圧・持続時間は3秒→9秒まで改善を認めた。本人は発話時の息切れ改善を自覚していた。

②発声機能：最長発声持続時間は4.5秒→9.5秒となった。/a/の交互反復は3.5回/秒→6.0回/秒となったが，課題時には努力性嗄声が残存した。

③鼻咽腔閉鎖機能：基準の運動範囲には到達しないが，軟口蓋挙上が観察された，聴覚印象でも開鼻声が改善したが，軽度の鼻漏出は残存した。

④口腔構音機能：口腔器官へのアプローチを行い，舌や口唇運動の明らかな改善は認めなかった。一方で5母音の明瞭度や語頭の破裂音は明瞭度が改善した。

⑤発話機能：発話の検査では，発話明瞭度3，自然度5であった。発話特徴の評価では主に発話の短い途切れ，声量の低下，開鼻声，構音の歪み，発話速度の異常（遅すぎる）で改善を認めた。日常会話では，主に母音を含む単語，語頭音が破裂音で開始される単語については，聞き取れる場面も増加した。

　入院中，本人と頻繁に会話をしていた妻は，おおむね筆談なしでの会話が可能となった。退院時には，電子メモパッドを使用した筆談方法について，本人および妻へ紹介した。

■ まとめ

　両側上位運動ニューロンの障害による痙性構音障害の症例を経験した。呼吸機能，発声機能，鼻咽腔閉鎖機能，口腔構音機能の低下を認め，発話での意思疎通が困難であった。約3カ月間の介入を行い，主に呼吸機能，鼻咽腔閉鎖機能，口腔構音機能を考慮したアプローチを行い，母音や破裂音を含む単語で明瞭度の改善を認めた。

■ 考察

　痙性構音障害は，発語運動の遂行課程に関与する神経・筋系の障害によって起こる話しことば（speech）の音の異常[1]であり，痙性構音障害は，両側上位運動ニューロン損傷による痙性麻痺が原因となる[2]。本症例では，右放線冠の脳梗塞とラクナ梗塞，また過去の左視床出血の既往があるため，両側上位運動ニューロンの損傷による痙性構音障害が生じたと考えられる。口腔所見おいても両側の軟口蓋の挙上障害，筋緊張亢進，口輪筋反射陽性，口尖らし反射陽性が確認されており，これらは上位運動ニューロン損傷の典型的な所見であると考えられる[2]。

　訓練は，呼吸機能，鼻咽腔閉鎖機能，構音機能に対して行った。先行研究では，痙性構音障害を含む痙性構音障害患者において，呼吸訓練を行うことで声門下圧や声量が増大し，発話明瞭度の向上に寄与することが示唆されている[3]。本症例でも訓練後に明瞭度が向上したが，呼吸訓練による呼吸機能の向上が明瞭度改善に寄与した可能性も考えられる。

　また，開鼻声や鼻咽腔閉鎖機能に関しては，エビデンスの高い訓練方法は確立されていないが[4]，声量を高めることで改善がみられるとの報告がある[5]。本症例でも，声量を高める訓練が鼻咽腔閉鎖機能の改善や開鼻声の軽減に影響した可能性も考えられる。

　構音機能改善を目指したアプローチとして，舌，

口唇，下顎に対する口腔運動訓練も実施したが，痙性構音障害の患者においては効果が乏しいとする指摘も数多く報告されている[6]。一方で，舌の運動訓練が一定の効果を示すとの報告もあるため[7]，本症例のような患者において口腔運動や構音訓練が有効かどうかは今後の検証が必要である。

最後に，本症例は自然回復の経過途中であったため，訓練のみでの効果を結論づけることはできないが，問題点に焦点を当てたアプローチの重要性が示された。痙性構音障害患者の多様な発話症状に対して適切な訓練を選択することは，痙性構音障害の改善につながると考えられる。

【引用文献】
1) 西澤典子，ほか：Dysarthriaの翻訳名称について．音声言語医学，64(1)：24-32，2023．
2) Duffy JR：Motor Speech Disorders Third Edition, Mosby, 2013.
3) Arnold RJ, et al.：The Effect of Combined Respiratory Muscle Training (cRMT) on dysarthric speech following single CVA: A retrospective pilot study. J Voice, 37(4)：529-538, 2023.
4) Yorkston, KM, et al.：Evidence-based practice guidelines for dysarthria: Management of velopharyngeal function. Journal of Medical Speech-Language Pathology, 9(4)：257-274, 2001.
5) McHenry MA, et al.：The impact of stimulated vocal loudness on nasalance in dysarthria. Journal of Medical Speech–Language Pathology, 14(3)：197–205, 2006.
6) 日本音声言語医学会：Dysarthria診療の手引き2023年版，インテルナ出版，2024．
7) Moon JH, et al.：Effects of lingual strength training on lingual strength and articulator function in stroke patients with dysarthria. J Phys Ther Sci, 29(7)：1201-1204, 2017.

症例集

パーキンソン病症例

■症例9　主に吃様症状を呈するパーキンソン病例

60歳代前半，男性。約12年前にパーキンソン病と診断された。今回，薬物調整とリハビリテーション目的での入院となり併せて言語聴覚療法開始となった。発話は音の繰り返しが顕著で，会話がスムーズにいかなくなっていたが，ペーシングボードを中心としたアプローチにより吃様症状が激減し，発話に自信をもつようになった。緊急時の連絡手法の確保や社会交流の場も紹介した。

■患者基本情報

- **患者**：60歳代前半　男性　右利き
- **主訴**：「会話ができない」（本人より），「話そうとすると，どもっちゃうんだよね」（妻より）
- **本人の希望**：なんとか会話ができれば。もう一度ゴルフをやれればいいけど…体力がなぁ～。
- **家族からのニーズ**：留守のときに電話や宅配に出られれば（よい）。

【基本情報】

- **診断名**：パーキンソン病（PD）
- **重症度**[1]：Hoehn & Yahr IV，UPDRS III 67。
- **現病歴**：12年前，ゴルフで飛距離が出ないことやつまずくことが増えたことに違和感をもち，診断目的でA病院へ検査入院した。MIBG心筋シンチグラフィー[2]にてH/M比が1.4，Datスキャン[2]では両側の線条体部分に集積低下が認められ，PDと診断された。抗PD薬にて症状が改善したが，次第に薬効が切れた際に動作緩慢が認められるようになり（wearing-off），その時間も延長した。それに伴い，運動症状も顕著となり，今回薬物調整とリハビリテーション目的にて入院となった。
- **既往歴**：特記事項なし。
- **合併症**：低血圧（起床時，起立性）

【個人的・社会的背景】

- **家族構成**：妻との2人暮らし。子どもはいない。
- **職業歴**：大手通信会社に勤務していたが，3年前に早期退職している。
- **飲酒・喫煙歴**：機会飲酒，タバコは吸わない。
- **教育歴**：最終学歴は4年制大学卒業。

- **病前のコミュニケーション**：自ら積極的にかかわることは少ない。なお，幼少期の吃音は不明だが，本人は「なかった」と話す。
- **性格**：まじめで優しく，面倒見がよい。
- **趣味**：（病前）ゴルフ，（最近）一眼レフでの写真撮影。
- **今後の方針**：脳神経内科の外来受診時にリハビリテーションを希望。

【医学的情報】

- **医師**：薬物調整はなかなか難しい。内服治療が困難となれば外科的治療やデバイス補助療法も考慮する。まずはリハビリテーションによる改善を目指す。
- **使用薬物**：レボドパ・ベンセラジド，カベルゴリン，ペルゴリド，ゾニサミドを使用。毎食後の服用に加え，10時と15時にも服用している。
- **神経学的所見**：妄想や幻覚は認められない。オン時であっても，動作緩慢に加え，左優位の四肢の筋強剛と静止時振戦を認める。杖を使用すればなんとか1人で歩行が可能だが，顕著なすくみ足や小刻み歩行があり，転倒リスクが高いため，普段は妻が付き添っている。

■評価（入院時）

1）全体像

覚醒度良好。礼節は保たれている。リハビリテーションに対する意欲は高い。

2）日常生活

トイレや洗面，歯磨き，入浴は，妻が現場まで付き添うが，基本的に自身で行っている。

---

* PD：Parkinson's disease　* UPDRS III：unified Parkinson's disease rating scale part III
* MIBG：metaiodobenzylguanidine

3) 認知機能

MMSE＝26/30点，MoCA＝21/30点，RCPM＝29/36点，Stroop test：part 2-1＝17.6秒，語想起：[か]＝8語/分，[動物]＝8語/分，パレイドリア検査＝0点。

4) 発声発語器官の検査

評価にはAMSDを使用した。MPTは15.8秒。左口唇の引きが若干弱かったが，その他領域はすべて良好な結果であった。

5) 聴覚的発話特徴（言語聴覚士3名の平均）

AMSDの発話の検査において，発話明瞭度は4.0，自然度は4.5。同語反復症を中心とした音の繰り返しを顕著に認め，発話速度もやや速い。軽～中等度の粗糙性嗄声も認める。声量の低下および声の大きさや高さの単調性は軽度に認める（図1）。

なお，音の繰り返しの評価をより精緻に示すため，吃音検査から吃音頻度を抽出して実施しランク7（2文節に3回以上）であった。

6) 心理社会的評価

VHI＝47点，AVI＝35点[3]。

7) 音響学的評価

音響分析にはMDVPを使用した。主要パラメータの結果は図2のとおりである。

図1 発話特徴

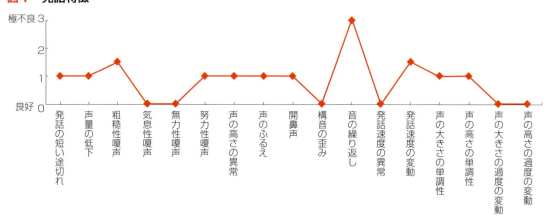

図2 MDVP結果

パラメータの分類	パラメータ	値
基本周波数に関する計測	F0	130.398
	STD	4.695
周期（周波数）のゆらぎに関する計測	Jitter %	0.948
振幅のゆらぎに関する計測	Shimmer %	7.626
雑音に関する計測	NHR	0.169
	SPI	28.546
震えに関する計測	FTRI	1.558
	ATRI	5.994
分周波（sub-harmonic）に関する計測	DSH	0.000
音声不整（voice-irregularity）に関する計測	DUV	2.151

STD：standard deviation　NHR：noise-to-harmonics ratio　SPI：soft phonation index
FTRI：frequency tremor intensity index　ATRI：amplitude tremor intensity index　DSH：degree of sub-harmonics
DUV：degree of voiceless　Jita：Jitter %　Shim：Shimmer %

＊MMSE：Mini-Mental State Examination　＊MoCA：Montreal Cognitive Assessment
＊RCPM：Raven's Coloured Progressive Matrices　＊AMSD：Assessment of Motor Speech for Dysarthria
＊MPT：Maximum Phonation Time　＊VHI：Voice Handicap Index
＊AVI：Aging Voice Index　＊MDVP：Multi-Dimensional Voice Program

■ 全体像の整理
ICFにより全体像を整理した(図3)。

■ 訓練目標
1) 短期目標(2週間)
①吃様症状の軽減を図る。
②会話時における二重課題(dual task)へ確実に対応できる。

2) 長期目標
①会話時に自ら吃様症状の軽減手法に気付き対応できる。
②日常生活場面での円滑なコミュニケーション(電話や宅配も安心して対応できる)。
③社会参加ができるようになる。

■ 訓練計画
1) 訓練内容
①発話速度調節訓練の実施
　(目的)吃様症状の軽減
　(方法)各種の技法をトライアルで実施し選択する。それに合わせ、ドリル集を用いて発話〜会話レベルで技法の定着を図る。
②発声訓練の実施
　(目的)嗄声やプロソディー、声量の低下の改善を図る。
　(方法)主にLSVT LOUD®に準じた声量増大訓練を実施する。

2) 訓練頻度
5回/週

3) 訓練期間
入院予定の1カ月を目途に行い、その後は脳神経内科の外来受診時(1カ月ごと)に対応する。

■ 訓練経過
ペーシングボードを用いることで即座に吃様症状は軽減した。しかし、軽度の脳への負荷(dual task)を行うとペーシングボードを使用することを忘れ、思考の静止や吃様症状が生じた。そのため訓練の中心はdual taskを加えながらでもうまくペーシングボードを使用できるようにすることとなった。日常でも吃様症状の軽減が図れるよう、ペーシングボードは次第に①小型化して提供し、②食堂の机上に固定設置する、③スマートフォン(スマホ)の裏面にも付加するよう手配していたが、あるとき自ら「これはなくてもいいよ。自分の指でやってみる」と自らの手

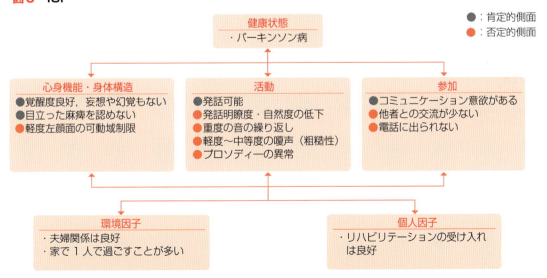

図3　ICF

＊LSVT LOUD：Lee Silverman voice treatment LOUD

指をペーシングボード代わりにして会話を行うまでになった。

　声量増大訓練により，声量，発話の明晰性は劇的に向上した。一方で強い促しを引き金とした眼瞼攣縮（閉眼してしまう）が頻回に生じ，症状が落ち着くまでの数秒の間は訓練の中止を余儀なくされた。そこで，意識的に大きな発声をする訓練技法から，鼻腔共鳴やリズムを意識したSPEAK OUT!®のような発声法へと指導方法を変更した。幸いにも，発声法とともに速度や吃音症状にまで意識を向けられるようになり，次第にペーシングボードの使用が減少した。

　入院治療の後半には，般化に向けたアプローチを増やした。病棟での会話促進に向け，看護師や家族への説明だけでなく，同室患者との会話やスマホ，ナースコールを使用した会話を行うとともに，言語聴覚療法室には妻にも同席してもらい，話題の転換による対応，騒音下での会話，お金を数えながらの発声訓練などを行った。

　また，退院後の日常生活に向け，スマホでの緊急連絡先の設定やブザーの使用法を指導し，

PD友の会の紹介も行った。

■考察

　般化を目指すにあたって，対象者の認知機能の把握は必須であるといえる。記憶や前頭葉機能を中心に評価し，訓練における耐久性を把握し目標に役立てる必要がある。本例は若干の前頭葉機能の低下は認められたものの，MoCAは21点を取れており，ある程度良好なレベルでの認知機能が保持されていた。

　本例に対して，ペーシングボードは発話の意識化に向けて最良の機器であったと思われ，視覚的手がかりにて発話速度のイメージが促された可能性がある。発声訓練においては「意識する」ことをキャッチフレーズとしたSPEAK OUT!®のような技法を用いることで，対象者が発声方法以外にも「息を吸うこと」や「言葉の出だしをゆっくりすること」「何か話そうかを思い浮かべてから話す」などさまざまな発話への意識を促せたことが功を奏したものと考えられる。

【引用文献】
1) 中西亮二, ほか：パーキンソン病の障害評価とリハビリテーション. Jpn J Rehabil Med, 50 (8)：658-670, 2013.
2) 織茂智之：パーキンソン病の最近の検査, 治療. 日老医誌, 53 (3)：195-209, 2016.
3) 田中康博, ほか：高齢者に対する声の自覚的評価法の開発―Phase 2：信頼性と妥当性の検証―. 第69回日本音声言語医学会抄録集, p.105, 2024.

参考文献
1. 田中康博, ほか：パーキンソン病における音声の音響学的特徴--パーキンソン病患者と健常者の比較. コミュニケーション障害学 (『コミュニケーション障害学』編集委員会 編), 27 (2), 77-86, 2010.

索引

あ

悪液質	130
アテトーゼ	183
アデノイド	93
誤り音の自覚	65, 72
アンチフォルマント	145

い

意思伝達装置	231
異常構音	33, 56
一側性上位運動ニューロン障害性(UUMN)	177
咽(喉)頭破裂音	89, 117, 119
咽(喉)頭摩擦音	47, 89, 97, 117, 119
インテーク面接	36
咽頭腔の深さ	103
咽頭後壁への自家脂肪注入術	120
咽頭と口腔の基本構造	13
咽頭破裂音	89, 97
咽頭弁形成術	120
咽頭扁桃	93
韻律	174

う

歌・系列語・文章などの課題	75
運動過多性	182
運動起始困難	182
運動系に関する神経系	20
運動障害性構音障害	33, 34, 175
運動障害性構音障害の分類	194
運動障害の鑑別	53
運動速度	39
運動低下性	181
運動の制御系	21
運動範囲の狭小化	182
運動麻痺	178
運動路	20

え

エピテーゼ	168
エレクトロパラトグラフィー(EPG)	109, 143
嚥下造影検査(VF)	265
延髄外側症候群	189

お

横隔膜	3
横筋	7
オーラルディアドコキネシス	41, 205, 262
音検査	54
音の誤り	45, 56
音の同定検査	52
音の弁別検査	52
斧様顔貌	192
オリーブ橋小脳萎縮症(OPCA)	186
音位転換	46

音韻意識	117
音韻障害	62
音韻処理能力	67
音韻処理能力の検査	52
音韻知覚	26, 45
音韻抽出	66
音韻認識能力	65
音韻認識を促進する訓練	82
音韻配置	46
音韻分解	66
音楽療法	221
音響学的段階	24
音声振戦症	184
音節	26
音節検査	54, 247, 251
音節の練習	73

か

下位運動ニューロン	20
下位運動ニューロン障害	187
開口範囲	154
外舌筋	14
開大位	9
改訂版 随意運動発達検査	51, 101
外的弁別	72
開鼻声	16, 88, 96, 117, 145, 150, 156
開鼻声値	106
回復的リハビリテーション	133
開閉口時の顎偏位	154
会話の観察	54
下顎	25
下顎縁枝	154
下顎欠損の再建	149
下顎切除による構音障害	151
下顎の評価のポイント	201
化学療法	131
下気道	2
顎義歯	167
顎口舌ジストニア	184
顎切除	147
拡大・代替コミュニケーション	227
顎の偏位(偏倚)	154
仮声帯	117
家庭学習	76
寡動	181
可動性	154
カヘキシア	130
カルナンの3徴候	53, 87, 102
肝転移	131
がんの治療	130
がんのリハビリテーション	133
顔面下部の評価のポイント	201
顔面神経麻痺	188
緩和的リハビリテーション	133

索引

き

気管 3
気管支 3
器質性構音障害 33, 138, 261
偽性球麻痺 180, 194
気道 2
機能性構音障害 33, 44, 82, 117, 247, 251
機能性構音障害の訓練 72
吸気筋 3
急性反応 131
球脊髄性筋萎縮症 189
球麻痺 180, 194
胸郭 3, 25
胸式呼吸 6
共鳴機能の評価 38
共鳴の異常 88, 96
巨舌症 86
ギラン・バレー症候群 189
筋萎縮 192
筋萎縮性側索硬化症 179, 269
筋炎 192
筋強剛 182
筋強直 191
筋強直性ジストロフィー（MyD） 192
筋緊張 40
筋緊張の低下 187
筋原性筋萎縮 191
筋ジストロフィー（MD） 192
筋疾患 190
筋脱力 192
筋力 39
筋力低下 187

く

口尖らし反射 279
口文字 229
グループ訓練 220
訓練等の給付 241

け

痙性構音障害 273, 278
痙性麻痺 177
形態異常の鑑別 53
形態の評価 154
形態バランスの異常 90
携帯用会話補助装置 231
系統的構音訓練 73, 117
系列絵 75
痙攣性発声障害 184
ゲームの利用 220
外科的治療 113, 119
結果の知識（KR） 165
結果の分析 57
血栓 135

言語学的段階 24
言語管理 112
言語訓練の適応の判断 113
言語発達 107, 112
言語発達の遅れ 66
原発性側索硬化症 180

こ

高圧子音 115
構音機能 13, 17
構音訓練の開始時期 117
構音訓練の実施と家庭学習 76
構音訓練の進め方 164
構音障害の分類 33
構音障害を引き起こす要因 88
構音と音韻の発達 44
構音の誤りの分析 204
構音の発達順序 44
構音類似運動検査 54, 252
口蓋 102
口蓋化構音 48, 89, 98
口蓋形成術 121
口蓋帆挙筋 92
口蓋閉鎖床 167
口蓋裂 87
口蓋裂言語検査 108
口蓋裂術後の言語治療 119
口蓋裂による発話の障害 88
口蓋裂の筋肉の走行 92
口蓋瘻孔 102
後筋 7
口腔・顔面の評価 101
口腔（副）鼻腔瘻 150
口腔がん 34, 140
口腔がん（舌がん）による器質的構音障害 142
口腔筋機能療法（MFT） 71
口腔疾患による構音障害 86
口腔内圧を高める訓練 114
口腔内の視診 38
口腔内の正常な形態および運動 153
口形を用いたコミュニケーション 159
高血圧 273
硬口蓋 95, 153
硬口蓋の骨欠損 53
交互反復運動 279
甲状軟骨 7
口唇 25, 95, 101, 153
口唇形成術 121
口唇口蓋裂 33
口唇口蓋裂治療における言語聴覚士の役割 112
口唇口蓋裂による構音障害 87
口唇の訓練 68, 162
喉頭 3, 25
喉頭蓋軟骨 7
喉頭周囲の過緊張 118

喉頭の評価のポイント	200
呼気筋	3
呼気鼻漏出による子音の歪み	89, 96, 109
呼吸機能の評価	37
呼吸器の機能	4
呼吸器の構造	2
呼吸筋	3
呼吸筋トレーニング	213
呼吸数	37
呼吸のメカニズム	4
国際音声学会(IPA)	25
国際音声字母(IPA)	17, 25, 56
国リハ式〈S−S法〉言語発達遅滞検査	51
骨髄抑制	135
骨転移	131, 135
「ことばのテストえほん」の呼称検査	257
ことばの練習用ノート	76
語の音の配列の誤り	56
コミュニケーション能力の検査	206
混合性鼻声	96

さ

細気管支	3
再建方法	148
再口蓋形成術	120
最長呼気持続時間	38
最長発声持続時間(MPT)	38, 205
嗄声	50, 99
左右運動	154
三叉神経	188

し

ジアノ法	145
子音の歪み	16, 89, 150
ジェスチャー	229
視覚フィードバック	116
歯科との連携	123
弛緩性	187
歯間性構音	86
弛緩性麻痺	187
歯茎音	118, 164
自己音の弁別	72
自己免疫疾患	189
歯数	153
ジスキネジア	183
ジストニア	183
姿勢, 運動の評価のポイント	199
姿勢・呼吸に対するアプローチ	212
自然度	41, 279, 284
歯槽	95, 101
持続的鼻腔内陽圧負荷(CPAP)療法	115
舌と口蓋の接触に関する評価	157
舌の異常	191
舌の位置変化	14
舌の偽性筋肥大	192

舌の訓練	69, 160
舌の形状変化	14
舌の形態と可動性	154
舌の評価のポイント	200
失調性	184
耳鼻咽喉科領域に関する検査	106
シャイ・ドレーガー症候群(SDS)	186
社会保障制度	241
弱音化	89
重症筋無力症	190
受動的な誤り	96, 113
上位運動ニューロン	20
上位運動ニューロン型ALS	180
上咽頭収縮筋	92
障害福祉サービス	241
上顎切除による構音障害	150
小学校	128
上気道	2
状況絵	75
上喉頭神経	7
上喉頭動脈	9
小児の構音障害	33
小脳系	20
小脳系疾患	184
小脳失調優位多系統萎縮症(MSA-C)	186
小脳性運動失調	185
小脳性筋緊張低下	185
小脳損傷由来の震え	185
省略	46, 56
症例報告書の書き方	244
初回面接	36
職業リハビリテーション	239
職場の環境や業務内容	171
触覚フィードバック	117
ジョンセンの4分割表	135
自励振動	11
歯列不正	153
唇顎口蓋裂	256
神経・筋疾患	34
神経可塑性の原理	210
神経筋接合部の疾患	190
神経系	20
進行性核上性麻痺	182
振戦	181
深達度	140
新版K式発達検査	51
新版 構音検査	53, 109, 247, 251
審美的問題	129
深部反射亢進	177
心理面のケア	159

す

随意運動障害	63
随意的な運動能力の発達	28
錐体外路系	20

索引

錐体外路系疾患 …… 181
錐体路系疾患 …… 177
スピーチ・チェーン(ことばの鎖) …… 24
スピーチエイド …… 122, 168, 123
スプリント …… 221

せ

正誤の一貫性 …… 57
正常発声に必要な条件 …… 11
精神心理的問題への対応 …… 136
成人の構音障害 …… 34
声帯 …… 9, 25, 28, 117
声帯位 …… 9
声道 …… 25, 28, 138
声門下圧 …… 5
声門破裂音(GS) …… 47, 89, 97, 117, 257
声門破裂音の訓練 …… 117
脊髄小脳変性症(SCD) …… 186
脊髄損傷 …… 189
舌 …… 25, 95, 101
舌・口腔切除 …… 140
舌咽神経 …… 188
舌下神経 …… 188
舌可動部半切 …… 142
舌がん …… 140
舌小帯短縮症 …… 53, 86
舌接触補助床(PAP) …… 166, 219
舌部分切除 …… 142
舌扁平上皮がん …… 261
セファログラム …… 103
狭母音 …… 17
線維束性収縮(攣縮) …… 188
前筋 …… 7
線条体黒質変性症(SND) …… 183, 186
栓塞子 …… 167
先天性鼻咽腔閉鎖機能不全症 …… 90

そ

促音 …… 45
側音化構音 …… 48, 89, 98
側筋 …… 7
塞栓症 …… 135
ソフトブローイング …… 53

た

第1フォルマント …… 29
体幹の支持 …… 28
体系的訓練 …… 232
代謝異常 …… 130
代償構音 …… 117, 164
対照的生成ドリル …… 219
第2フォルマント …… 29
大脳基底核 …… 21
大脳半球の損傷 …… 179
タイピングによるコミュニケーション …… 158

多系統萎縮症(MSA) …… 183
他者音の弁別 …… 72
多職種での情報共有 …… 171
多臓器障害 …… 192
タッピング法 …… 222
脱落 …… 46
多発脳血栓 …… 273
単音 …… 164
単音・単語レベル …… 218
単音の練習 …… 73
単語 …… 165
短口蓋 …… 102
単語検査 …… 54, 247, 251
単語の練習 …… 73
単語明瞭度検査 …… 41, 266
短文 …… 165
短文の練習 …… 75

ち

チームアプローチ …… 112
知覚 …… 155
知覚-運動学習 …… 210
置換 …… 46, 56
チック …… 183
中咽頭がん …… 34
中間位 …… 9
中枢神経系 …… 20
長音 …… 45
聴覚管理 …… 112
聴覚障害 …… 29
聴覚心理的検査(GRBAS尺度) …… 38
聴覚遅延フィードバック法(DAF) …… 223
聴覚フィードバック …… 115
調節 …… 4
跳躍伝導 …… 20
聴力検査 …… 52
聴力の評価 …… 61

て

デュシェンヌ型筋ジストロフィー(DMD) …… 192
転移 …… 130

と

頭頸部がん …… 131, 171
糖尿病 …… 273
透明文字盤 …… 229
トライアルセラピー …… 113

な

内筋 …… 7
内喉頭筋 …… 7, 10
内舌筋 …… 14
内的弁別 …… 72
ナゾメーター …… 16, 106, 116

291

軟口蓋 … 25, 95, 153, 155
軟口蓋・中咽頭切除による構音障害 … 145
軟口蓋音 … 119, 164
軟口蓋挙上装置(PLP) … 117, 124, 221
軟口蓋振戦(軟口蓋ミオクローヌス) … 184
軟口蓋の評価のポイント … 200
軟口蓋麻痺の原因 … 177

に

二次手術 … 117
二重構音 … 97, 117
二段階法 … 95
二分口蓋垂 … 53
日本語の音韻体系 … 26
日本語の構音の種類 … 25
ニューロパチー(末梢神経障害) … 187
ニューロン … 20

の

脳幹の損傷 … 179
脳幹部(小脳路) … 186
脳血管疾患 … 34
脳血管障害 … 179, 185
脳神経の損傷 … 188
脳神経の大脳皮質からの支配 … 22
脳性麻痺 … 34
能動的な誤り … 96, 113

は

歯 … 95, 101
パーキンソニズム優位多系統萎縮症 … 183
パーキンソン病(PD) … 182, 283
ハードブローイング … 53
肺 … 25
肺気量分画 … 4
肺血栓塞栓症 … 135
肺胞 … 3
配列の誤り … 46
拍 … 26
破擦音 … 47, 97, 119
破擦音の訓練 … 81
播種 … 130
撥音 … 45
発語運動障害 … 175
発語器官の検査 … 101, 153
発語の評価 … 107
発語明瞭度 … 170
パッサーバン隆起 … 93
発声機能の評価 … 38
発声時の呼気のコントロール … 4
発声発語器官 … 174
発声発語器官に対する訓練 … 212
発声発語器官の運動の評価 … 39, 153
発声発語器官の検査 … 37, 53, 199
発声発語器官の支配神経 … 22, 25

発声発語器官の評価のポイント … 199
発声発語機能の評価 … 205
発声発語時の喉頭調整 … 10
発達・心理・社会的側面の検査 … 50
発達障害 … 62
発話時の下顎, 舌, 口唇の機能 … 17
発話速度調節法 … 221
発話特徴抽出検査 … 202
発話特徴の評価 … 202
発話に関する情報 … 37
発話の過程 … 32
発話の訓練 … 163, 218
発話の検査 … 40, 202
発話の実行系 … 174
発話の評価 … 155
発話のメカニズム … 156
発話明瞭度 … 40, 170, 247, 266, 279, 284
発話明瞭度検査 … 156
鼻 … 94, 101
パフォーマンスの知識(KP) … 165
パラトグラム … 166
バリズム … 183
バルブPLP … 125
バルブ型スピーチエイド … 117, 123
破裂音 … 47, 117, 119, 164
破裂音の産生訓練 … 77
反回神経 … 7
晩期反応 … 131
反射の喪失 … 187
反射の評価のポイント … 202
ハンチントン病 … 184

ひ

鼻咽腔形態比 … 104
鼻咽腔構音 … 48, 89, 98
鼻咽腔内視鏡(検査) … 102, 116
鼻咽腔閉鎖機能 … 13, 88, 92, 102, 121, 214
鼻咽腔閉鎖機能不全 … 16, 88, 96, 113, 114, 122, 155
鼻咽腔閉鎖パターン … 94
鼻音化 … 89
光免疫療法 … 132
鼻腔 … 2, 25
鼻腔共鳴 … 117, 174
非言語性口腔運動訓練(NSOME) … 212
鼻孔弁 … 168
鼻雑音 … 89
被刺激性 … 58, 72
皮質延髄路 … 20
皮質核路 … 20
皮質脊髄路 … 21
鼻息鏡 … 53, 116
鼻息鏡検査 … 39, 107
左片側性唇顎口蓋裂 … 256
左舌縁がん … 265
筆談 … 158

索引

ヒトパピローマウイルス（HPV） …… 144
表在反射消失 …………………………… 177
病的反射陽性 …………………………… 177
披裂軟骨 …………………………………… 7
鼻漏出 …………………………………… 16
広母音 …………………………………… 17

ふ

フィードバック …………… 24, 29, 115, 166
フィードバック法 ……………………… 223
フィッシャー症候群 …………………… 189
付加 ……………………………………… 46
腹腔 ……………………………………… 25
腹式呼吸 ………………………………… 6
福祉サービス …………………………… 239
福祉用具 ………………………………… 241
復職 …………………………………… 239
不随意運動群 …………………………… 183
不正咬合 ………………………………… 87
腹筋群 …………………………………… 4
舞踏運動 ………………………………… 183
浮動性 …………………………………… 58
フレージング法 ………………… 221, 225
ブローイング訓練 ……………………… 114
ブローイング検査 ………………… 53, 109
文・会話レベル ………………………… 220
分子標的薬 ……………………………… 132
文章検査 ………………… 54, 247, 242

へ

閉口 …………………………………… 154
閉鎖床 …………………………………… 123
閉鼻声 …………………………………… 96
ペーシングボード ……………………… 223
ベルヌーイ効果 ………………………… 10
変性疾患 ………………… 179, 186, 189
弁別素性 ………………………………… 27

ほ

保育園 …………………………………… 128
ポインティングスピーチ ……………… 225
母音の練習 ……………………………… 81
放射線療法 ……………………………… 131
ホームワーク …………………………… 76
補装具 …………………………………… 241
補綴装置を用いたリハビリテーション … 169
補綴的治療 ………………… 113, 121, 166

ま

摩擦音 …………………………………… 119
摩擦音の産生訓練 ……………………… 80
末梢神経系 ……………………………… 20

み

ミオクローヌス ………………………… 183

ミオトニア ……………………………… 191
右放線冠脳梗塞 ………………………… 278
未熟構音 ………………………………… 46

む

無意味音節列の練習 …………………… 73

め

迷走神経 ………………………………… 188
明瞭度 …………………………………… 40
明瞭度ドリル …………………………… 219
明瞭度の評価 …………………………… 204
免疫チェック阻害薬 …………………… 132

も

モーラ …………………………… 26, 82
モーラ数 ………………………… 45, 73
モーラ指折り法 ………………………… 222
問診 …………………………………… 50

ゆ

歪み …………………………………… 46

よ

幼稚園 …………………………………… 128
予防的リハビリテーション …………… 133

り

リスク管理 ……………………………… 135
リズミック・キューイング法 ………… 225
輪状甲状枝 ……………………………… 9
輪状軟骨 ………………………………… 7
リンパ節 ………………………………… 131

ろ

録音型会話補助装置（VOCA） ……… 231
肋間筋 …………………………………… 3

わ

ワレンベルグ症候群 …………………… 189

A

Aging Voice Index（AVI） …………… 284
American Speech-Language-Hearing
　Association（ASHA） ………………… 34
amplitude tremor intensity index（ATRI） …… 284
amyotrophic lateral sclerosis（ALS）
　…………………… 179, 228, 241, 269
articulation ……………………………… 174
Assessment of Motor Speech for Dysarthria
　（AMSD） ………………… 276, 284
augmentative and alternative communication
　（AAC） ………………………… 227, 272

B

Barthel index(BI) ･･････････････････････ 133
Be Clear ････････････････････････ 220, 233
Brownらの分類 ･･････････････････････ 148
Brunnstrom stage(Br. stage) ･･････････ 273

C

cachexia ･･････････････････････････････ 130
Calnanの3徴候 ･････････････ 53, 87, 102
clear speech ････････････････････････ 220
constraint-induced movement therapy ･･･ 276
continuous positive air pressure(CPAP) ･････ 115

D

degree of sub-harmonics(DSH) ･･････ 284
degree of voiceless(DUV) ･･････････ 284
delayed auditory feedback(DAF) ･････ 223
depthofinvasion(DOI) ･･････････････ 140
Duchenne muscular dystrophy(DMD) ･･ 192

E

Eastern Cooperative Oncology Group (ECOG)
　performance status ････････････････ 133
electropalatography(EPG) ･････ 109, 143

F

Fisher syndrome(FS) ････････････････ 189
forced expiratory volume(FEV) ･･･････ 38
frequency tremor intensity index(FTR) ･･ 284
functional oral intake scale(FOIS) ･････ 274

G

Gehanno法 ･･････････････････････････ 145
Glasgow coma scale(GCS) ･････････ 245
glottal stop(GS) ･････････････････ 97, 257
grade, rough, breathy, asthenic, strained
　(GRBAS) ･･････････････････････ 38, 245
Guillain-Barré syndrome(GBS) ･･････ 189

H

Horner症候群 ･･････････････････････ 189
human papiloma virus(HPV) ･･････････ 144

I

international classification of functioning,
　disability and health(ICF) ･･････ 37, 246
international phonetic alphabet(IPA)
　････････････････････････････ 17, 25, 56

J

Japan coma scale(JCS) ･･････････････ 245
Jonsenの4分割表 ･･････････････････ 135

K

Karnofsky performance scale(KPS) ･･ 133
knowledge of performance(KP) ･･････ 165
knowledge of result(KR) ･･････････････ 165

L

lateral articulation(LA) ･･････････ 48, 98
Lee Silverman voice treatment(LSVT) LOUD
　････････････････････････････････････ 285
LSVT LOUD® ･･････････････････ 220, 232

M

macroglossia ･･････････････････････････ 192
Maximum Phonation Time(MPT) ･･ 38, 274, 284
metaiodobenzylguanidine(MIBG) ･････ 283
Mini-Mental State Examination(MMSE)
　････････････････････････ 275, 278, 284
modified water swallowing test(MWST) 275, 278
Montreal Cognitive Assessment(MoCA) ･･･ 284
motor neuron disease(MND) ･･････ 179, 269
Multi-Dimensional Voice Program(MDVP) ･･ 284
multiple system atrophy(MSA) ･･････ 183
multiple system atrophy with predominant
　cerebellar ataxia(MSA-C) ･･････ 186
multiple system atrophy with predominant
　parkinsonism(MSA-P) ･･････････ 183
muscular dystrophy(MD) ･･････････ 192
muscular weakness ･･････････････････ 191
myotonic dystrophy(MyD) ･･････････ 192

N

nasal emission(NE) ･･････････････････ 96
nasal speaking valve(NSV) ･･････････ 168
nasalance score ･･････････････････････ 106
nasopharyngeal articulation(NA) ･･････ 48, 98
noise-to-harmonics ratio(NHR) ･･････ 284
non-speech oral motor exercises(NSOME)
　････････････････････････････････････ 212
Norris bulbar scale(NBS) ･･････････ 208

O

olivopontocerebellar atrophy(OPCA) ･･････ 186
oral diadochokinesis(O-DDK) ･･････ 41, 143
oral myofunctional therapy(MFT) ･･････ 71

P

palatal augmentation prosthesis(PAP) ･･････ 166
palatal lift prosthesis(PLP) ･･････ 106, 123, 221, 258
palatalized articulation(PA) ･･････････ 98
Parkinson's disease(PD) ･･････ 181, 283
Passavant隆起 ･･････････････････････ 93
perceptual-motor learning ･･････････ 210
performance status ･･････････････････ 133
pharyngeal stop(PS) ･･････････････････ 97

索引

pharyngeal/laryngeal fricative(PF) ·············· 97
predominant-upper motor neuron ·············· 180
primary lateral sclerosis(PLS) ·············· 180
progressive supranucvear palsy(PSP) ·········· 182
PVT-R絵画語い発達検査 ·························· 51

R

Raven's Coloured Progressive Matrices(RCPM)
·· 284
repetitive saliva swallowing test(RSST)
····································· 275 , 278
revised Hasegawa dementia scale(HDS-R)
·· 275

S

sguamous cell carcinoma(SCC) ·············· 265
Shy-Drager syndrome(SDS) ·············· 186
singing speech ·································· 220
soft phonation index(SPI) ·················· 284
SPEAK OUT!® ·························· 220 , 233
spinal and bulbar muscular atrophy(SBMA)
·· 189
spinocerebellar degeneration(SCD) ·········· 186
standard deviation(STD) ···················· 284
striatonigral degeneration(SND) ·········· 183 , 186

T

the revised ALS functional rating scale
（ALSFRS-R) ······················ 208 , 269
T分類 ·· 140

U

unified Parkinson's disease rating scale part III
（UPDRS III) ································ 283
unilateral upper motor neuron(UUMN) ·········· 177

V

videofluoroscopic examination of swallowing
（VF) ·· 265
vital capacity(VC) ························· 38
voice and choral singing treatment(VCST) ·· 233
Voice Handicap Index(VHI) ·········· 207 , 284
voice output communication aid(VOCA) ······ 231

W

Wallenberg症候群 ························· 189
water swallowing test(WST) ·············· 278
Wechsler intelligence scale for children(WISC)
-V知能検査 ······························ 51

その他

50音指差し法 ······························ 225
100単音節発語明瞭度検査 ···· 40 , 156 , 164 , 262 , 266
22q11.2欠失症候群 ························ 90

295

Crosslink 言語聴覚療法学テキスト
構音障害学

2025年3月30日　第1版第1刷発行

■編　集　南都智紀　なんと　ともき

■発行者　吉田富生

■発行所　株式会社メジカルビュー社
　　　　　〒162-0845 東京都新宿区市谷本村町2-30
　　　　　電話　03(5228)2050(代表)
　　　　　ホームページ　https://www.medicalview.co.jp

　　　　　営業部　FAX　03(5228)2059
　　　　　　　　　E-mail　eigyo@medicalview.co.jp

　　　　　編集部　FAX　03(5228)2062
　　　　　　　　　E-mail　ed@medicalview.co.jp

■印刷所　シナノ印刷株式会社

ISBN 978-4-7583-2272-0　C3347

©MEDICAL VIEW, 2025.　Printed in Japan

・本書に掲載された著作物の複写・複製・転載・翻訳・データベースへの取り込みおよび送信
（送信可能化権を含む）・上映・譲渡に関する許諾権は，（株）メジカルビュー社が保有しています．
・ JCOPY〈出版者著作権管理機構 委託出版物〉
本書の無断複製は著作権法上での例外を除き禁じられています．複製される場合は，そのつど事前に，出版者著作権管理機構（電話 03-5244-5088，FAX 03-5244-5089，e-mail：info@jcopy.or.jp）の許諾を得てください．

・本書をコピー，スキャン，デジタルデータ化するなどの複製を無許諾で行う行為は，著作権法上での限られた例外（「私的使用のための複製」など）を除き禁じられています．大学，病院，企業などにおいて，研究活動，診察を含み業務上使用する目的で上記の行為を行うことは私的使用には該当せず違法です．また私的使用のためであっても，代行業者等の第三者に依頼して上記の行為を行うことは違法となります．

理学療法士，作業療法士，言語聴覚士養成校共通の
専門基礎科目に対応したテキストシリーズ

Crosslink basic
リハビリテーションテキスト

学習内容と国家試験を結びつける[学習の要点]，他の専門基礎科目や専門科目との関連を知る[基礎/専門分野へのリンク]，実習や臨床現場にリンクする[臨床に役立つアドバイス]など，臨床とのつながりをイメージしやすい知識を補足し，**用語解説**も適宜追加して，専門基礎科目を"なぜ学ぶのか""将来どう役立つのか"がよくわかる構成。さらに各項目末の[まとめ]では学習の理解度を確認するための簡単な問題を掲載。
噛み砕いた表現と豊富な図表で，視覚的にも理解しやすい紙面に加え各見出し毎の[POINT]で，どこに重点を置いて学習すべきかが一目でわかるテキストシリーズです。

リハビリテーション医学
編集　上月 正博　山形県立保健医療大学 理事長・学長
　　　　　　　　　東北大学 名誉教授
　　　高橋 仁美　福島県立医科大学 保健科学部 理学療法学科 教授

■定価5,720円（本体5,200円+税10%）
B5判・432頁・オールカラー・イラスト323点，写真85点

内科学
編集　角田 亘　　国際医療福祉大学 医学部
　　　　　　　　　リハビリテーション医学教室 教授
　　　岡崎 史子　新潟大学 医学部 医学教育学分野 教授

■定価6,380円（本体5,800円+税10%）
B5判・480頁・オールカラー・イラスト200点，写真150点

人間発達学
編集　浅野 大喜　日本バプテスト病院 リハビリテーション科 室長

■定価4,620円（本体4,200円+税10%）
B5判・288頁・オールカラー・イラスト300点，写真50点

公衆衛生学
監修　安村 誠司　福島県立医科大学 医学部 公衆衛生学講座 教授
編集　浅川 康吉　東京都立大学 健康福祉学部 理学療法学科 教授

■定価3,850円（本体3,500円+税10%）
B5判・308頁・オールカラー・イラスト130点，写真50点

生理学
編集　角田 亘　　国際医療福祉大学医学部
　　　　　　　　　リハビリテーション医学教室 主任教授
　　　後藤 純信　国際医療福祉大学医学部 生理学教室 教授

■定価4,950円（本体4,500円+税10%）
B5判・372頁・オールカラー・イラスト400点，写真50点

心理学・臨床心理学
編集　中川 明仁　　四條畷学園短期大学 ライフデザイン総合学科 准教授
　　　江越 正次朗　広島都市学園大学 健康科学部 リハビリテーション学科 講師
　　　長谷川 裕　　新潟リハビリテーション大学 医療学部 リハビリテーション学科 講師
　　　髙橋 圭三　　日本歯科大学 新潟生命歯学部 耳鼻咽喉科学 講師

■定価3,520円（本体3,200円+税10%）
B5判・164頁・オールカラー・イラスト70点，写真10点

栄養学・生化学
編集　吉村 芳弘　熊本リハビリテーション病院
　　　　　　　　　サルコペニア・低栄養研究センター センター長

■定価3,960円（本体3,600円+税10%）
B5判・224頁・オールカラー・イラスト100点

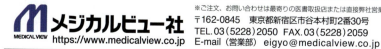

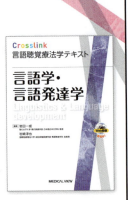

多角的な情報・知識と **結びつけながら** 学習し
臨床に必要な知識を **リンク** させて理解を深め
臨床現場へと **橋渡し** する
広く長く活用できる新しいテキスト

［クロスリンク］
Crosslink
言語聴覚療法学テキスト

言語聴覚士養成校向けの
新シリーズが登場！

講義用のテキストとしてはもちろん，臨床実習
またはその先の臨床の場でも活用できる内容
で，広く長く使えるテキストシリーズです。

- 言語聴覚療法に携わるうえで基盤となる知識を，なぜ重要なのか，臨床のどの場面で役立つのか，根拠を示しながら具体的に解説。
- さまざまな角度からの情報を盛り込んだ囲み記事が充実！本文の内容と **リンクさせて** 学ぶことができ，深く正しい理解につなげます。
- オールカラーで，視覚的にも理解しやすい紙面構成。文字だけの解説ではなく，対応したイラストや写真・図表を豊富に掲載。

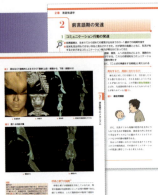

動画　音声
必要に応じて，学習に役立つ動画や
音声を収載。
紙面では表現できない部分のリアルな
知識や体感により，理解を助けます。

やってみよう
学生が自ら体験する
課題を提案。
アクティブラーニング
を導きます。

1冊で複数の講義に対応できます！

シリーズの構成
●体裁：B5判・オールカラー・200頁程度・定価4,000円〜4,500円程度

言語学・言語発達学
編集　岩田　一成　聖心女子大学 現代教養学部 日本語日本文学科 教授
　　　岩﨑　淳也　国際医療福祉大学 成田保健医療学部 言語聴覚学科 准教授

▎定価4,400円（本体4,000円＋税10％）　204頁・イラスト115点，写真5点　ISBN978-4-7583-2070-2

言語学
言語発達学

発声発語・摂食嚥下の解剖・生理学
監修　益田　慎　県立広島病院 小児感覚器科 主任部長
編集　福岡　達之　広島国際大学 総合リハビリテーション学部 リハビリテーション学科 言語聴覚療法学専攻 准教授

▎定価4,620円（本体4,200円＋税10％）　180頁・イラスト200点，写真35点　ISBN978-4-7583-2069-6

解剖学
生理学
発声発語障害学
摂食嚥下障害学
など

音響・音声学
編集　竹内　京子　順天堂大学 スポーツ健康科学部 非常勤講師
　　　稲田　朋晃　十文字学園女子大学 教育人文学部 文芸文化学科 講師

▎定価4,400円（本体4,000円＋税10％）　152頁・イラスト100点　ISBN978-4-7583-2068-9

音響学
音声学

メジカルビュー社
https://www.medicalview.co.jp

※ご注文，お問い合わせは最寄りの医書取扱店または直接弊社営業部まで。
〒162-0845 東京都新宿区市谷本村町2番30号
TEL.03(5228)2050　FAX.03(5228)2059
E-mail（営業部）eigyo@medicalview.co.jp

スマートフォンで
書籍の内容紹介や目次が
ご覧いただけます。